AI+Python
医学数据分析实践

余本国　韩惠蕊　傅渝健◎编著

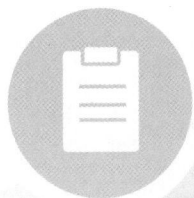

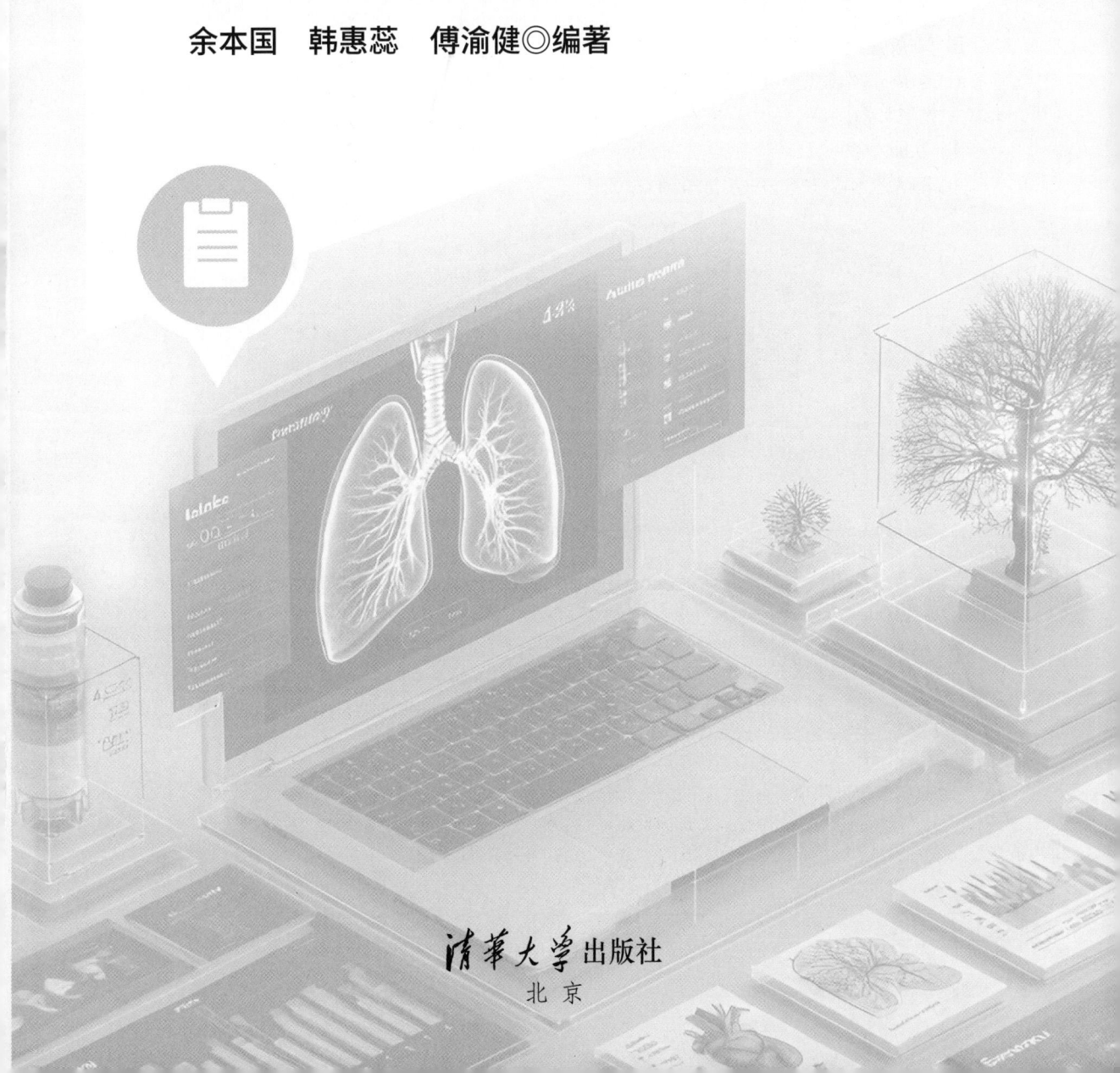

清华大学出版社
北京

内容简介

本书是一本为零编程基础的数据分析人员而编写的科研用书，主要针对拟从事数据分析人员、医学生和医务工作者，是一本全面的医用数据分析与机器学习指南，内容涵盖了 Python 语法基础、数据的处理技巧、数据分析与挖掘、数据可视化等，并选用相应的医疗分析综合案例，帮助大家熟悉数据分析处理的过程。此外，本书还结合前沿大模型技术，详细介绍了如何利用 AI 大模型零代码辅助数据分析的方法。另外，本书还赠送 PPT 课件，方便读者学习和使用。

图书在版编目（CIP）数据

AI+Python医学数据分析实践 / 余本国，韩惠蕊，傅渝健编著.

北京 ：清华大学出版社，2025. 8. -- ISBN 978-7-302-69918-7

Ⅰ. R195.1-39

中国国家版本馆CIP数据核字第2025LL5702号

责任编辑：张　敏
封面设计：郭二鹏
责任校对：胡伟民
责任印制：丛怀宇

出版发行：清华大学出版社

网　　　　址：https://www.tup.com.cn，https://www.wqxuetang.com
地　　　　址：北京清华大学学研大厦A座　　邮　　编：100084
社　总　机：010-83470000　　邮　　购：010-62786544
投稿与读者服务：010-62776969，c-service@tup.tsinghua.edu.cn
质 量 反 馈：010-62772015，zhiliang@tup.tsinghua.edu.cn
课 件 下 载：https://www.tup.com.cn，010-83470236
印 装 者：小森印刷（天津）有限公司
经　　销：全国新华书店
开　　本：185mm×260mm　　印　张：15　　字　数：390千字
版　　次：2025年9月第1版　　印　次：2025年9月第1次印刷
定　　价：79.80元

产品编号：112711-01

前言

　　随着人工智能与大数据的兴起，各个领域与人工智能大数据的融合，使得很多领域有了较新的发展。特别是医疗健康行业，如智能医疗、医疗大数据等，都迎来了一个前所未有的崭新阶段。

　　本书以零编程基础的拟从事科研数据分析的人员为基础，包括医科院校学生、医院医务科研工作者，考虑到读者没有其他计算机基础或者计算机基础较薄弱，我们特别选择了目前比较流行的大数据处理语言——Python。Python 语言简单易学，入门快，只需掌握简单的语法即可上手。本书选用当前比较稳定的 3.12 版本。

　　无论您是刚接触数据分析的新手，还是希望提升机器学习技能的专业人士，本书都能为您提供宝贵的知识和实践指导，尤其对于医学生和医务科研工作者，通过多个具体案例和详细的代码解释，读者可以更好地理解和掌握所学知识，并将其应用到解决实际问题中。

　　书中的内容从基础的 Python 编程语法开始，逐步深入到复杂的数据分析技术和机器学习算法。每一章节都精心设计，旨在帮助读者构建坚实的理论基础，并提供丰富的实战案例，使读者能够将所学知识应用于解决实际问题中。

　　基础篇：介绍了 Python 编程的基础知识，包括语法基础、编辑器使用、数据类型、流程控制等。同时，还深入探讨了 NumPy 和 Pandas 这两个数据分析中不可或缺的库，包括数组和数据的操作、条件筛选、数据的增删改及排序等。

　　进阶篇：聚焦于机器学习的入门知识，包括分类、回归和聚类算法，以及心脏病风险预测分析的案例研究。这一部分还涉及模型的 Shap 解读与保存部署，帮助读者理解模型的工作原理并将其应用于解决实际问题中。

　　实战篇：提供了一个综合应用案例研究，基于期刊论文分析与复现，从读取数据、构建模型，到特征选择和模型重构让读者能够将理论知识应用于实际的数据分析项目中，增强实战能力。

　　高级 AI 篇：介绍了 PandasAI 库的使用方法及零代码 AI 编写编辑器 Trae，实现了不编写一行代码由 AI 对第 7 章进行数据分析的全过程。

　　附录：提供了模型 App 部署和模型评估的额外信息，为读者提供了将模型部署到实际应用中的指导。

特别值得一提的是，书中不仅涵盖了数据处理和可视化的基本技巧，还详细介绍了如何使用 NumPy 和 Pandas 进行高效的数据操作，如何通过 Matplotlib 进行数据可视化，以及如何使用 Shap 值来解读模型，这些都是当前数据分析领域中的热点话题。

随着逐步深入阅读这本书，读者将发现作者不仅提供了理论知识，还提供了大量的代码示例和实战演练，能够帮助读者快速上手并深化理解。本书是数据分析和机器学习领域的宝贵资源。

本书的主要目的是帮助医学专业的本、硕、博学生学以致用，会使用 Python 对数据进行处理分析。

由于作者认知水平有限，书中可能存在错漏之处，恳请广大读者批评指正。

作者对零基础读者的忠告：务必跟着书本亲自上手敲写代码，至少第 1 章中的代码要亲自敲一遍，看书百遍不如上手一遍，以便更好地学习后续高级 AI 篇中的零代码操作。

余本国

2025 年 3 月 25 日

于海口海南医科大学

目录

基 础 篇

进 阶 篇

实 战 篇

高 级 AI 篇

基础篇

第 1 章
Python 语法基础

1.1　引言

　　随着信息技术的发展，新技术正在不断地改变着各行各业的工作方式，尤其是医疗行业。以人工智能、大数据为代表的新一轮科技革命和产业变革，为传统的医疗模式带来了新的机遇和挑战。2025 年春节期间 DeepSeek 的出现，将人工智能推向了一个新的高度。所以新时代下，医务工作者必须具有掌握和使用新技术的能力，从而更好地为病患提供治疗方案。

　　随着云计算、物联网、移动互联网等新兴科技的兴起，各行各业积累的数据量呈现指数级增长，"大数据"时代已真正到来，越来越多的企业开始提供大数据解决方案及大数据分析工具，而数据又是一种非常实用的资源，被誉为"未来的能源"。随着社会信息化水平的进一步提升，海量的数据将通过大数据分析工具进行处理，高质量的大数据分析工具和高质量的人工智能大数据解决方案将会成为人们关注的焦点。

　　本书将带领大家把编程由陌生变成熟悉，由熟悉变成简单，到最后只需要会问问题，即可写出代码，实现真正的零代码编写。但是请注意，零代码并非零基础，基于这一点，我们选择了易学好用的 Python 作为学习医疗大数据处理分析技术的入门语言，主要基于以下几个方面的原因：

　　1. 易于学习和使用

　　Python 具有简洁的语法和丰富的库，这使得它成为易于学习和使用的编程语言。对于医疗领域的研究人员和数据分析师来说，能够快速上手并应用 Python 进行数据处理和分析是至关重要的。Python 的易学易用性降低了学习门槛，而且当前流行的 AI 工具也都能与 Python 语言进行很好的融合。

　　2. 强大的数据处理能力

　　Python 拥有众多强大的数据处理库，如 Pandas、NumPy 等。这些库在处理大规模数据集时表现出色，能够高效地进行数据清洗、转换、集成等操作。

　　3. 丰富的数据分析与挖掘工具

　　Python 在数据挖掘和机器学习领域具有强大的竞争力。通过使用 Scikit-learn、

TensorFlow 等库，Python 可以轻松地完成各种数据挖掘和机器学习任务，如分类、回归、聚类和深度学习等。这些工具在医疗大数据处理分析中具有重要应用，可以帮助研究人员发现数据中的隐藏模式和规律，为医疗决策提供支持。

4. 强大的数据可视化能力

Python 拥有丰富的数据可视化库，如 Matplotlib、Seaborn 等。这些库可以将数据处理结果以直观的方式呈现出来，帮助研究人员更好地理解数据和发现数据中的模式。

5. 广泛的应用场景

Python 在医疗领域的应用场景非常广泛，它不仅可以用于医疗大数据的处理和分析，还可以用于医学图像处理、生物信息学数据分析、药物研发等多个方面。这种广泛的应用场景使得 Python 成为医疗领域不可或缺的工具之一。

综上所述，学习医疗大数据处理分析技术适合用 Python，因为它具有易于学习和使用、强大的数据处理能力、丰富的数据分析与挖掘工具、强大的数据可视化能力、广泛的应用场景及强大的社区支持等优势，这些优势使得 Python 成为医疗领域数据处理和分析的首选编程语言。

1.2　Python 编辑器

在处理和分析数据时，常常需要安装一些软件，这些软件称为编辑器。Python 的编辑器比较多，如 Anaconda、PyCharm 等，当然还有国产 AI 零代码编写工具 Trae。零代码并非零基础，所以尽管 Trae 可以不用逐行编写代码，但读者必须知道代码运行逻辑，有些时候还需要知道如何调试代码，所以在使用 Trae 之前，需要学习 Python 编程的基础知识，并了解相关编辑器的操作。

很多编辑器在处理和分析数据、解决某个问题时，并不需要用户自己去写很多的代码，因为已有 "好事者" 写好了诸多方便好用的库和模块，只需要导入相应的库和模块调用即可。Anaconda 就是这样一款编辑软件，它预装了一些常用的库，真正体现了 "注重解决实际问题，而非语言本身"，其大小约 900MB。现在 Spyder 和 Jupy 已成为数据分析的标准环境，尤其 Jupy 更是数据分析和交流使用得较多的工具之一。

Anaconda 主要用于数据科学和机器学习领域，它包含了大量常用的数据科学包和库，如 NumPy、Pandas、Scikit-learn 等，并且提供了包管理工具 Conda，方便用户安装、更新和管理这些包，所以本书采用 Anaconda 编辑器。Anaconda 有两种编写代码环境，除了常用的 Spyder，还有方便进行交互式编程和数据分析用的 Jupyter Notebook（以下简称 Jupy）。

Anaconda 官方下载网址为 https://www.anaconda.com。下载时请按照计算机的配置情况下载适配（如 Windows、Mac 或 Linux）版本，如图 1-1 所示。Anaconda 更新较快，为了使用稳定的第三方库，本书使用的是目前 Anaconda 官方 Windows 系统 64 位 Python 3.12 版本，下载后直接双击安装，可自选安装位置。安装完成后，在 "开始" 菜单中可以看到如图 1-2 所示的目录。注意在自选安装位置时，尽可能地避免使用中文路径，以防止出现不可预见的意外错误。

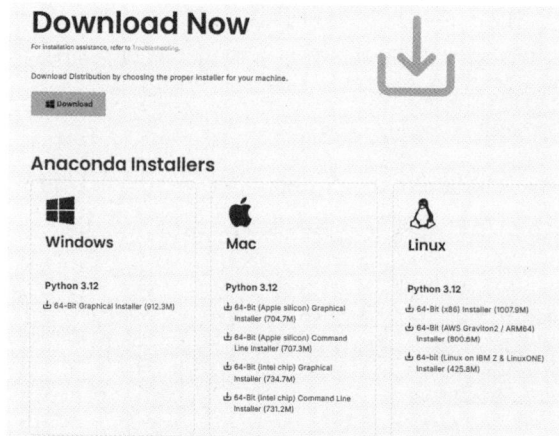

图 1-1　Anaconda 下载界面

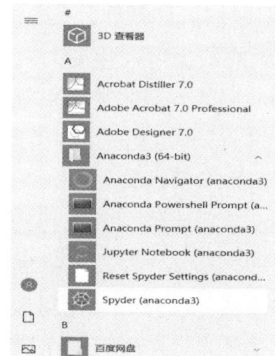

图 1-2　Anaconda 菜单

Anaconda 目录菜单中增加了 Anaconda Prompt 选项，单击它打开命令窗口，输入 conda install 命令，安装第三方库，也可以使用 pip install 命令来安装第三方库。例如，安装 jieba 分词模块的命令为：**pip install jieba**，如图 1-3 所示。

图 1-3　安装第三方库或模块

有时第三方库比较大，下载比较慢，可以增加清华镜像下载安装。

```
pip install jieba -i https://pypi.tuna.tsinghua.edu.cn/simple
```

在图 1-2 中选择 Anaconda Spyder 选项，打开 Spyder，其界面如图 1-4 所示，不同的版本界面略有差异。

在代码编辑区编辑代码，执行代码时选定代码行，按【F9】键或者单击工具栏上的 ⏵ 按钮即可。

Anaconda 是 Python 的一个开源发行版本，主要面向科学计算。本书将采用 Anaconda 下的 Spyder 和 Jupyter Notebook，偶尔会使用 Python 原生编辑器。一般情况下，个人写代码时用 Spyder 比较方便，在进行教学或者演讲交流时，用 Jupy 或许更胜一筹，毕竟它可以在演讲过程中进行代码交互，最后还可以将演讲过程，以及代码和运行结果导出保存为 .html 或 .pdf 格式。

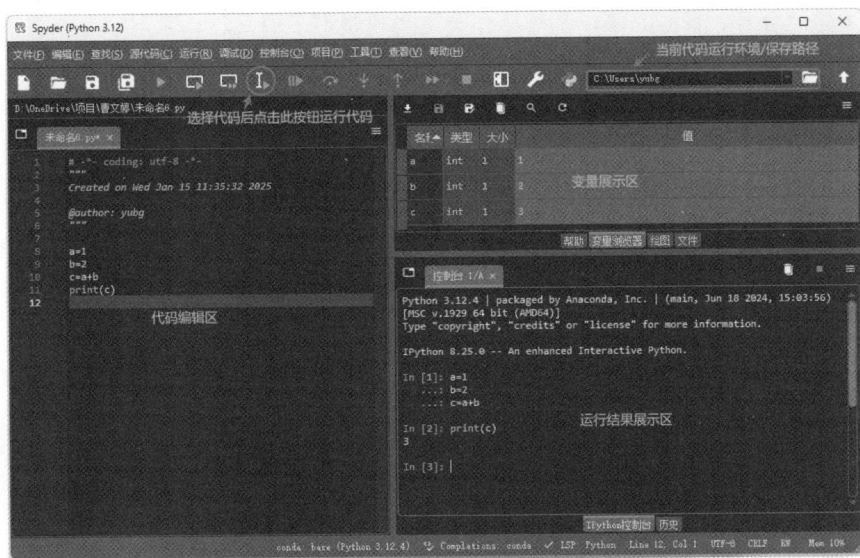

图 1-4　Spyder 界面

1.3　语法规范

在计算机语言中，都有一套代码运行规则。比如在 Python 语言中，一句代码占一行，行尾一般不用什么符号来表示一行结束；再如用"#"表示注释符，意思是在一行中遇到"#"时，该行"#"后的内容都是对该行代码的说明和解释，计算机不会执行"#"后的内容，即注释内容是给程序员看的，不是让机器运行的，这就类似于人们看书时，在书眉上做的批注，不属于书的正式内容。

1. 代码注释方法

（1）通常在一行中，"#"后的语句不再被执行，表示注释，即注释不是写给机器执行的，而是写给程序员看的，如【例 1-1】所示。

【例 1-1】# 号注释行，三引号注释段落。

```
# -*- coding: utf-8 -*-
"""
Created on Sun Mar 13 21:20:06 2024
@author: yubg
"""

for i in range(5):        # 半角状态冒号不能省略，下一行注意缩进
    print(i)              # 注意上一行末尾有冒号，该行要缩进 4 个空格
```

本例中的双三引号（"""）之间（第 3、4 行）被引用的也是注释，与"#"注释不同的是，三引号可以对段落进行注释，即对多行进行注释，而"#"仅注释一行内容。

Python 代码中所涉及的符号，如括号（()[]{}）、引号（单引号、双引号、三引号）和标

点符号（逗号、分号、冒号）等，都需要在英文半角状态下输入。

（2）如果有多行需要注释，可以使用三引号包括三个单引号 (''') 或三个双引号 ("""")，将注释内容包围。单引号和双引号成对使用，单引号和双引号没有本质的差别。

2. 用缩进表示分层

Python 不像其他语言用括号来表示语句块或逻辑层次关系，而是使用代码缩进 4 个空格来表示分层。当然也可以使用【Tab】键来表示缩进 4 个空格，但不要混合使用【Tab】键和空格来进行缩进，这会使得程序在跨平台时不能正常运行，官方推荐的做法是使用 4 个空格。

一般来说，行尾遇到冒号 ":"，就表示下一行缩进的开始，如【例 1-1】中第 6 行 "for i in range(5):" 行尾有冒号，下一行的 "print(i)" 就需要缩进 4 个空格。

3. 语句断行

一般来说，Python 语言中一条语句占一行，在每条语句的结尾处不需要使用分号 ";"。但在 Python 中也可以使用分号，表示将两条简单的语句写在一行。但如果一条语句较长需要分几行来写，可以用 "\" 来进行续行，即续行符，注意在续行符 "\" 之后不能出现其他任何字符，包括空格。

```
In [1]: s = "生如蝼蚁，当有鸿鹄之志。命如纸薄，应有不屈之心。\
   ...: 大丈夫生于天地间，岂能郁郁久居人下。当以梦为马，不负韶华。\
   ...: 乾坤未定，你我皆是黑马！"
   ...: print(s)
生如蝼蚁，当有鸿鹄之志。命如纸薄，应有不屈之心。 大丈夫生于天地间，岂能郁郁久居人下。当以梦为马，不负韶华。 乾坤未定，你我皆是黑马！
```

上面的字符串变量 s 本来是一行写完的，但是为了便于浏览，采用了分行来写，使用了续行符 "\"，效果等同于一行写完。

一般来说，在一对括号中间或三引号之间断行时，系统均能自动识别断行。括号内（包括圆括号、方括号和花括号）断行后的第二行一般空 4 个空格，但有时为了层次清晰，一般采用 "逻辑" 对齐，在 Spyder 下会自动对齐。在括号内断行时不需要再添加续行符。

```
1  import pandas as pd
2  import os
3  path = os.path.join(os.path.expanduser("~"),"desktop") #桌面路径
4  fname = r"d:\OneDrive\统计信息中心\第七次调查\第七次卫生
5        调查准备\code\全部村镇.xlsx"  #  全部村镇.xlsx
6  data = pd.read_excel(fname)
7  print(data.iloc[0:30],
8        "\n%s 共有镇数: "%(os.path.splitext(fname)[0]),
9        len(data))
10 print(data.iloc[30:],
11       "\n%s 共有镇数: "%(os.path.splitext(fname)[0]),
12       len(data))
```

上面代码中第 7 行、第 10 行的 print 代码行比较长，在 print 后的 () 内可以换行，分成两行或者多行来写，其下一行会自动与 data 逻辑对齐。print 代码行及其下两行等价以下两行代码：

```
print(data.iloc[0:30],"\n%s 共有镇数: "%(os.path.splitext(fname)[0]),len(data))
print(data.iloc[30:],"\n%s 共有镇数: "%(os.path.splitext(fname)[0]),len(data))
```

4. print() 函数的作用

print() 函数运行后会在输出窗口中显示一些文本或结果，便于验证和显示数据。

print() 是一个常用函数，其功能就是输出括号中的字符串或变量的值。print() 可以有多

个输出，以逗号分隔。如上面第 7 行、第 10 行代码中的 print() 输出。

当在循环输出中要将多个结果打印在一行并以逗号分隔时，可以在 print() 中添加参数 end=','，如【例 1-1】中的 print 行可以改为 print(i, end=';')。

5. 特殊符号的输出

反斜线 "\" 在行尾时表示续行符，在特殊字符组合中表示转义符。如 "\n" 的组合表示回车换行，"\t" 表示 tab 键制表符。例如：

```
In [1]: path = "d:\OneDrive\news\code\1.xlsx"
   ...: print(path)
d:\OneDrive
ews\code☐.xlsx
```

在上面的代码中，path 想表示的是一个完整的文件路径，但其中包含 "\n" 和 "\1"，分别表示换行和特殊符号，所以在输出时就不再是完整的路径，而是发生了转义。所以路径中的反斜线 "\" 需要处理，在 "\" 前面需要再加一个转义符，即 "\\" 才表示输出一个 "\" 符号，如下：

```
In [2]: path = "d:\\OneDrive\\news\\code\\1.xlsx"
   ...: print(path)
d:\OneDrive\news\code\1.xlsx
```

当然也可以不用这方式，直接在路径字符串之前加一个 "r" 或 "R" 即可，它表示该字符串不要转义，而是按原样输出。

```
In [3]: path = r"d:\OneDrive\news\code\1.xlsx"
   ...: print(path)
d:\OneDrive\news\code\1.xlsx
```

6. 变量

变量类似于数学中的变量的概念，可以给它赋值，如 a = 3。变量的名称只能由数字、字母和下画线构成，数字不能用在开头，字母区分大小写，以下画线开头的变量有特殊含义。变量名不能含有空格和其他标点符号，如括号、引号、逗号、斜线、反斜线、冒号、句号、问号等。在 Python 3.x 中，变量名也可以是中文，但不建议使用。

后续还会学习函数、类等概念，它们也有名称，这些需要命名的对象称为标识符。标识符的命名跟变量的命名一致，但又有一些约定俗成的规则，如全局变量名称中的字母一般全大写，变量或函数名的名称一般使用小写的字母或单词，类的名称一般首字母要大写。

1.4　数据类型

Python 是一种高级编程语言，它支持多种数据类型，这些数据类型使得 Python 非常灵活和强大。Python 的数据类型大致可以分为下列几大类：数值类型、字符串类型（String）、列表（List）、元组（Tuple）、集合（Set）、字典（Dictionary）及布尔类型（Boolean）。

1. 数值类型

整型（int）：用于表示整数，如 1、2、100、-3 等。

浮点型（float）：用于表示浮点数，即带小数点的数字，如 3.14、1.0、-1.2 等。

2. 字符串类型（String）

用于表示文本数据，由字符序列组成，可以是字母、数字、空格、标点符号等。字符串在 Python 中用引号（单引号、双引号、单三引号或双三引号）引起来，如 "hello"、'world'、""" 你好 """。

字符串中的每个字符排列是有顺序的，从左向右，这个顺序称为索引（index）。Python 的索引是从 0 开始的自然数，如字符串"python"中的字母 p 的序号是 0，即索引为 0；字母 n 的序号为 5，即索引为 5。有时为了方便，也可以使用逆序（从右向左，即 -1，-2，…），所以字符串的最后一位索引可以使用 -1 表示。

按照索引可以提取字符串中的字符，在变量或字符串后带上方括号，括号内写索引。如提取字符串 s ="python" 中的字符 p，可以使用 s[0] 表示；提取字符 n，可以使用 s[5] 表示。由于 n 是字符串的最后一位，所以也可以使用 s[-1] 来提取。

```
In [1]: s = "python"

In [2]: print(s[0])
p

In [3]: print(s[5])
n

In [4]: print(s[-1])
n
```

提取字符串中的一个片段称为切片，提取切片需要用到开始和结束的位置索引，但是要注意，Python 的切片范围是取不到右侧值的，即切片 [s1：s2] 类似于数学上的取整区间 [s1：s2)，是左闭右开的，即取不到 s2 位置，如果想取到 s2 位置，则切片需要向后移动一个位置，即 [s1,s2 + 1]。

```
In [5]: print(s[1:4])   # 提取索引号为 1、2、3 位置上字符，所以提取不到 o 字母
yth
```

3. 列表（List）

列表是 Python 中最常用的数据结构之一，它是一个有序的数据集合，可以包含不同类型的元素，并且支持索引和切片操作，也支持添加、删除等操作。列表用方括号 [] 表示，如 L = [1, 2, 'a', 'b']。

向列表中增加元素，一般使用 append() 函数，默认追加在列表的末尾，如向列表 L 追加一个元素 0，可以写作：L.append(0)。

```
In [6]: L = [1, 2, 'a', 'b']

In [7]: L.append(0)

In [8]: L                    # 在 Spyder 或 Jupy 中可直接输出变量，等同于 print() 功能
```

```
Out[8]: [1, 2, 'a', 'b', 0]
```

要删除一个元素，可以使用 pop(index) 函数，参数 index 是指拟删除的元素的索引号，默认删除最后一个元素。

```
In [9]: L.pop()                    # 删除 L 最后一个元素，并将被删除的元素抛出（输出）
Out[9]: 0

In [10]: L
Out[10]: [1, 2, 'a', 'b']
```

4. 元组（Tuple）

元组与列表类似，与列表不同的是，元组一旦创建就不能被修改（即不可变），且用圆括号 () 表示，如 T = (1, 2, 'a', 'b')。元组没有删除和修改功能。

列表和元组之间可以相互转化，例如，将元组 T 转化为列表：list(T)；将列表 L 转化为元组：tuple(L)。

```
In [11]: T = (1, 2, 'a', 'b')

In [12]: list(T)
Out[12]: [1, 2, 'a', 'b']

In [13]: tuple(L)
Out[13]: (1, 2, 'a', 'b', 0)
```

列表和元组中元素的索引用法都与字符串的使用方法一致。

```
In [14]: print(L[:2])              # 从 0 开始的切片 0 可以省略
[1, 2]

In [15]: print(T[2:])              # 切片至最后一个字符，最后一个字符的索引可以省略
('a', 'b')
```

5. 集合（Set）

集合是一个无序的、不包含重复元素的数据集合。集合主要用于数学上的集合运算，如并集、交集、差集等。集合用花括号 {} 表示（注意，空集合不能用 {} 表示，因为这会与字典的语法冲突，应该使用 set() 来创建空集合），如集合 a = {1, 2, 3}, 集合 b = {0,2,3}。求集合的并集用符号 "a|b"，求交集用 "a&b" 符号。集合的一个重要功能就是过滤重复值。

```
In [16]: a = {1, 2, 3}
   ...: b = {0, 2, 3}

In [17]: a & b                     # 求交集
Out[17]: {2, 3}

In [18]: a | b                     # 求并集
Out[18]: {0, 1, 2, 3}

In [19]: set([1,2,3,1,2])          # 过滤列表 [1,2,3,1,2] 中的重复值
Out[19]: {1, 2, 3}
```

6. 字典（Dictionary）

字典是 Python 中另一个非常重要的数据结构，它用于存储键（key）值（value）对。比

如手机存储电话号码，既要存储姓名，还要存储号码，这就需要存储类似于"姓名：号码"这样的一个冒号对，冒号前面的部分称为键（key），后面的部分称为值（value），所以叫作键值对。

字典是可变且无序的。字典也用花括号 {} 表示，其每个元素就是一个键值对，元素之间用逗号分隔，如 d={'name': 'Alice', 'age': 25} 有两个元素，分别是 'name': 'Alice' 和 'age': 25。

字典若增加一个元素（即键值对）或者修改一个键值对的值，都是直接给键名赋值，如给字典 d 增加一个元素 "'sex': 'female'"，则可写成 d['sex']= 'female'。若对已有的键值对修改键值，则直接给键名赋值即可，如把 'age' 的值修改为 30，则为 d['age']= 30。

```
In [20]: d={'name': 'Alice', 'age': 25}
   ...: d
Out[21]: {'name': 'Alice', 'age': 25}

In [22]: d["sex"] = "female"              # 增加一个元素
   ...: d
Out[23]: {'name': 'Alice', 'age': 25, 'sex': 'female'}

In [24]: d["age"] = 30                     # 修改一个键的值
   ...: d
Out[24]: {'name': 'Alice', 'age': 30, 'sex': 'female'}
```

7. 布尔类型（Boolean）

布尔类型只有两个值：True 和 False，分别用于表示真（1）和假（0）。布尔类型常用于条件判断、循环控制等场景。

上面介绍的几种类型除了数值型和布尔型，都可以使用 len() 函数查看变量的长度，即所包含的字符串、元素的个数，并且变量的数据类型都可以使用 type() 查看。

```
In [25]: type(d)
Out[25]: dict
```

Python 的这些数据类型提供了丰富的数据结构，使得 Python 在处理各种复杂的数据时非常灵活和强大，各种类型的其他用法在后续章节中将陆续介绍。

1.5　运算符

在 Python 语言中，符号"="表示赋值，而双等于号"=="表示判断其两侧的值是否相等。

运算符加、减、乘、除、乘方的符号分别为：+、−、*、/、**。

```
比较符号为：大于      >
            小于      <
            ==      相等
            !=      不等于
//      取商的整数部分
%       取余数
```

```
In [1]: 2 ** 3              # 2的三次方
Out[1]: 8

In [2]: 8 // 3              #取商
Out[2]: 2

In [3]: 3 == 2              # 判断3和2是否相等
Out[3]: False

In [4]: 3 != 2              # 3不等于2
Out[4]: True
```

1.6　流程控制

　　Python 语言的流程控制是编程中非常基础且重要的概念，它允许程序根据条件或循环执行不同的代码块。Python 中的流程控制主要包括 3 种类型：顺序结构、选择结构（条件判断）和循环结构。

　　顺序结构是最简单的程序结构，程序按照代码的顺序从上到下依次执行。一般代码都是按照顺序结构逐行执行的，但是遇到选择结构（也称条件判断）和循环结构时，将按照条件来执行。

1.6.1　选择结构

　　选择结构允许程序根据条件表达的真假来决定执行哪一部分的代码。在 Python 中，如果是二分支，则使用 if/else 结构即可；如果是多分支，则在 if 和 else 之间增加 elif 语句来实现多分支选择结构，elif 按照分支的需要而增加。

　　例如，下面的代码实现了新冠病毒检测分类，采用荧光定量 PCR 的界限值通常为 40，即 Ct 值超过 40 则判定为阴性，反之则为阳性。

```
In [1]: x = 37
   ...: if x > 40:
   ...:     print("测试结果为阴性。")
   ...: else:
   ...:     print("测试结果为阳性。")
测试结果为阳性。
```

　　乳腺癌的评估是很重要的，其预后有 4 种结果，可采用 if/elif/else 结构，除了 if 和 else，还有两种结果，所以需要增加两个 elif 语句。

```
In [2]: x = "HER-2 阳性 "
   ...: y = ["Luminal A型 ","HER-2 阳性 ","Luminal B型 "," 三阴 "]
   ...: if x == y[0]:
   ...:     print(f" 结果为：{y[0]}")
   ...: elif x == y[1]:
```

```
   ...:     print(f" 结果为: {y[1]}")
   ...: elif x == y[2]:
   ...:     print(f" 结果为: {y[2]}")
   ...: else:
   ...:     print(f" 结果为: {y[3]}")
结果为: HER-2 阳性
```

print() 函数代码内的语句 f" 结果为: {y[1]}" 为格式化输出的一种表达方式,称为 f 格式输出,其中 {} 表示占位符,表示此处显示花括号内的变量值,即此处将显示 y[1] 的值。

1.6.2　循环结构

循环结构允许程序重复执行某段代码,直到满足特定的条件为止。Python 中主要有两种循环结构:for 循环和 while 循环。

1. for 循环

for 循环用于遍历任何序列(如列表、元组、字典、集合或字符串)或其他可迭代对象,即每次从序列中取出一个元素,并执行一次其下方的代码块,直到所有的元素都被取完。

下面的例子是将元组 fruits 中的元素挨个添加到空列表 fr 中。

```
In [3]: fruits = ("apple", "banana", "cherry")
   ...: fr = []
   ...: for i in fruits:
   ...:     fr.append(i)          # 将取出来的元素添加到 fr 中
   ...: print(fr)

['apple', 'banana', 'cherry']
```

2. while 循环

while 循环在给定条件为真时重复执行其下方的代码块,直到条件为假则终止执行其下的代码块。所以一般 while 循环都需要添加控制语句,以满足终止条件,否则将形成"死循环"。

下面的例子是先给出一个数 n,再循环计算从 1 加到 n 的总和,最后输出该总和。

```
In [4]: n = 5
   ...:                          # 使用 while 循环计算从 1 加到 n 的总和
   ...: i = 1
   ...: sum = 0
   ...: while i <= n:
   ...:     sum += i
   ...:     i += 1               # 控制语句,以满足终止条件
   ...:                          # 输出结果
   ...: print(f" 从 1 加到 {n} 的总和是: {sum}")

从 1 加到 5 的总和是: 15
```

在此例子中,当 i 的值小于 n 的值 5 的时候,即运行其下方的两行代码,其中 sun += i 等同于 sun = sum + i,即每执行一次就将 sum 和 i 的值相加;下面的 i += 1 等同于 i = i + 1,即每执行一次就自动增加 1,该行是条件终止控制语句。

i += 1 比 i = i + 1 要便于计算机内部计算,所以在循环代码中自身加 1 时一般采用 i += 1,当自身减 1 时用 i -= 1,同理,自身乘以 j 时用 i *= j。

1.7　常用函数

在 Python 程序代码中，除了 len()、print()、type() 等常见的最基本的函数，还有几个常用的函数，如 range、map、zip 及自定义函数等。

1. range() 函数

range() 函数是产生一个整数序列的函数，如 1，2，3，4…。该函数有 3 个参数 start、stop、step，即起止位置及步长，range(start,stop,step)。例如 range(3,7,1) 会产生一个包含 3、4、5、6 共 4 个元素的序列，也就是说 range() 函数和字符串的切片有相似之处，都是左闭右开，即右边的 stop 是取不到的。当 step 是 1 时可以省略不写，所以 range(3,7,1) 也可以写作 range(3,7)。

```
In [1]: a = range(3,7,1)

In [2]: print(a)
range(3, 7)

In [3]: list(a)
Out[3]: [3, 4, 5, 6]

In [4]: list(range(3))
Out[4]: [0, 1, 2]
```

从上面的 In[2] 代码行可以看出，range(3,7,1) 和 range(3,7) 是一致的，而且 range() 函数的结果是一个容器，不是一个列表，也不是一个元组，但可以使用 list() 或 tuple() 函数去调用它。

```
In [5]: tuple(a)
Out[5]: (3, 4, 5, 6)
```

range() 函数常与 for 循环一起使用。

2. map() 函数

map() 函数是一个内置函数，用于将指定的函数应用于可迭代对象中的每个元素，并返回一个迭代器。

```
map(func, iter)
```

func：应用到每一个元素上的函数。

Iter：一个序列（如列表、元组等）。

例如将列表 [1,2.0,3.0,4,0] 中的每个元素转为整型 int。

```
In [6]: b = [1,2.0,3.0,4,0]

In [7]: m = map(int, b)    # 是 int，不是 int()

In [8]: print(m)
<map object at 0x0000021B19DFC250>

In [9]: list(m)                # 可用 list() 或 tuple() 调用
Out[9]: [1, 2, 3, 4, 0]
```

3. zip() 函数

zip() 函数也是一个内置函数，它用于将多个可迭代对象中的对应元素打包在一起，返回一个迭代器。这个迭代器生成的元组包含从每个传递的可迭代对象中获取的元素。

例如，可以将列表 ["a","b","c"] 和 [1,2,3,4] 对应组合起来做成列表或元组，如 [('a', 1), ('b', 2), ('c', 3)]。

```
In [10]: c = ["a","b","c"]

In [11]: d = [1,2,3,4]

In [12]: z = zip(c,d)

In [13]: print(z)
<zip object at 0x0000021B19A97880>

In [14]: list(z)          # 用 list() 或者 tuple() 函数调用
Out[14]: [('a', 1), ('b', 2), ('c', 3)]
```

有时候需要将打包的两个序列解开，也就是 [('a', 1), ('b', 2), ('c', 3)] 解开为 ["a","b","c"] 和 [1,2,3,4]，只需将打包的结果放在 zip(*) 中的星号之后即可。

```
In [15]: list(zip(*[('a', 1), ('b', 2), ('c', 3)]))
Out[15]: [('a', 'b', 'c'), (1, 2, 3)]

In [16]: cc , dd = _       # _ 表示上一步的结果

In [17]: cc
Out[17]: ('a', 'b', 'c')

In [18]: dd
Out[18]: (1, 2, 3)
```

In[15] 代码行是 zip() 打包的解包过程。

4. def 自定义函数

def 是用于自定义函数，其格式如下：

```
def name(par):
    block
    return
```

其中的 def 类似于声明，这里是在进行自定义函数，name 是要定义的函数的名称，par 是函数中需要赋值（传递值）的参数，block 是一个代码块，也就是要实现该函数功能的代码，return 是返回该函数最后需要的结果。比如，现在要自定义一个函数名为 cj 的函数，它的功能是将传递进去的数值进行平方后减 1，并将结果返回。运行 cj(5) 后返回结果为 24。

```
In [19]: def cj(x):
    ...:     c = x * x - 1
    ...:     return c
In [20]: cj(5)
Out[20]: 24
```

自定义函数在使用时，必须先运行该函数。

5. lambda 匿名函数

lambda 函数用于需要处理一个小功能的地方,而且这个功能只使用一次,所以不需要定义一个完整的函数,故不必为它命名。格式如下:

```
lambda arg: expression
```

这里 arg 是传入 lambda 函数的参数,而 expression 是功能表 x^2+y^2 x^2+y^2。例如定义一个 x^2+y^2:

```
In [21]: f = lambda x,y: x**2 + y**2

In [22]: f(2,3)
Out[22]: 13
```

如果改用 def 来自定义函数 f,则如下:

```
In [28]: def f(x,y):
   ...:     c = x**2 + y**2
   ...:     return c
In [29]: f(2,3)
Out[29]: 13
```

通过对比匿名函数和自定义函数可以发现,对于小功能、使用一次的函数,使用匿名函数要简单得多。

在 Python 中,有很多常用的功能都已经被各领域的学者写成了函数,有的"工程"较大的函数则被写成了模块、包或库,那么,这些已经写好的现成函数、模块、包或库该怎么使用呢?

首先,对于已有的第三方的函数、模块、包和库(为了方便,本书统一称之为库),需要下载安装或者在线安装,在线安装用 pip install XXX 方式。安装完成后在使用时,需要先导入该库,如使用 math 模块时,需要在使用前先执行 import math。

```
In [1]: a = [1.2e+18, 1, -1.2e+18]
   ...: sum(a)
Out[1]: 0.0
```

在这个 sum() 求和函数中,结果本应该为1,但是由于计算机浮点数的问题,导致精确度不高,使得其结果为0,这在金融或医学中是非常致命的问题。所以我们的第三方开放库 math 已经解决了这个问题,在 math 这个文件中,就已经包含了类似于 sum() 函数功能的 fsum() 函数。

```
In [2]: import math

In [3]: math.fsum(a)
Out[3]: 1.0
```

这里首先导入了 math 文件 import math,在这个文件下有一个 fsum() 函数,所以在调用时就写成 math.fsum()。当然,有的文件名和函数名称很长,多的达到 20 多个字母,所以每次调用时很不方便,这时可以给该文件名或者函数名用 as 取个别名。

```
In [4]: import math as m
   ...: m.fsum(a)
Out[4]: 1.0
```

但是每次都要写一个 "m." 有时候也很不方便，所以就有了 from 方式，表示从 math 中导入 fsum 函数，这样就不用每次都写 "math." 了。

```
In [5]: from math import fsum
   ...: fsum(a)
Out[5]: 1.0
```

如果要使用该库下较多的函数，也可以一次性导入——直接使用 * 代替全体函数，如 from math import *，即从 math 中导入其下的所有函数。但是不建议这样使用，避免引起一些函数之间的冲突，从而导致程序无法正常运行。

```
In [6]: from math import *
   ...: fsum(a)
Out[6]: 1.0
```

为了更好地掌握 python 基础知识，尝试理解下面几个代码程序。

程序 1：定义一个整数变量和一个浮点数变量，然后将它们相加并输出结果。

```
# 代码框架:
integer_var = 10
float_var = 5.5
result = integer_var + float_var
print(f"结果是: {result}")
```

程序 2：编写一个程序，让用户输入一个数字，判断这个数字是正数、负数还是零，并给出相应的提示。

```
# 代码框架:
number = float(input("请输入一个数字: "))
if number > 0:
    print("这是一个正数。")
elif number < 0:
    print("这是一个负数。")
else:
    print("这是零。")
```

程序 3：编写一个程序，打印从 1 到 10 的所有整数，但是当数字为 5 时，输出 "Lucky Number!"。

```
# 代码框架:
for i in range(1, 11):
    if i == 5:
        print("Lucky Number!")
    else:
        print(i)
```

程序 4：定义一个函数，接收一个字符串，返回该字符串的反转字符串。

```
# 代码框架:
def reverse_string(s):
    return s[::-1]

original_string = "Hello, World!"
reversed_string = reverse_string(original_string)
print(reversed_string)
```

第2章
NumPy 和 Pandas

    NumPy 和 Pandas 是 Python 中非常重要的两个库，特别是在数据科学领域。尽管 NumPy 和 Pandas 都有各自的特点和适用场景，但它们通常是协同工作的。通常情况下，如果只需要进行简单的数学运算或者处理数值型数组，NumPy 可能是更好的选择。然而，当涉及复杂的数据处理、分析和转换任务时，Pandas 提供的功能就显得更为强大。实际上，在许多数据科学项目中，NumPy 和 Pandas 都会被一起使用，NumPy 用来处理数值计算，而 Pandas 用来管理和分析数据。Pandas 的数据结构可以很容易地转换成 NumPy 数组，以便利用 NumPy 提供的高效计算能力。

    在使用 NumPy 和 Pandas 时，一般先导入，并分别取别名为 np 和 pd，如下：

```
import numpy as np
import pandas as pd
```

    NumPy 和 Pandas 的别名为 np 和 pd 是约定俗成的，当然也可以用其他的字母或单词来表示别名，但不建议这么做。

2.1 NumPy

    NumPy 是一个开源的 Python 科学计算库，它提供了大量的功能来处理向量、矩阵及 n 维数组（ndarray）。NumPy 的设计是为了处理大量的数值数据，因此它非常适合进行数学和逻辑运算，如矩阵乘法、傅里叶变换、统计运算等。

    数组与 Python 内置的列表 List 相比，NumPy 数组的计算速度更快，占用内存更少，非常适合处理大量的数据。

2.1.1 数组的创建

    数组的创建方法比较随意，可以是列表、元组，也可以直接用函数生成。

    用一个列表或元组通过 array 函数创建一维数组的代码如下：

```
In [1]: import numpy as np

In [2]: lis = [1, 2, 3, 4, 5]
   ...: arr1 = np.array(lis)
   ...: arr1
Out[2]: array([1, 2, 3, 4, 5])

In [3]: tup = tuple(lis)
   ...: np.array(tup)
Out[3]: array([1, 2, 3, 4, 5])
```

同理，二元的列表和元组可以创建二维数组。

```
In [4]: lis2 = [[1, 2, 3], [4, 5, 6], [7, 8, 9]]
   ...: arr2 = np.array(lis2)
   ...: arr2
Out[4]:
array([[1, 2, 3],
       [4, 5, 6],
       [7, 8, 9]])
```

也可以用数组函数创建数组，如使用 numpy.zeros() 函数创建一个全零数组。

```
In [5]: arr3 = np.zeros((3, 3))      # 全零数组
   ...: arr3
Out[5]:
array([[0., 0., 0.],
       [0., 0., 0.],
       [0., 0., 0.]])

In [6]: arr4 = np.full((3,3),2)      # 创建一个 3×3 的全为 2 的数组
   ...: arr4
Out[6]:
array([[2, 2, 2],
       [2, 2, 2],
       [2, 2, 2]])
```

在 NumPy 中有多种创建 ndarray 数组的函数，常用的几个函数如表 2-1 所示。

数组的大小、形状可以使用 shape 来查看，返回的是数组的维度大小，即一个表示各维度长度的元组。数组也可以使用 len()，返回第一维度的长度，即行数。要想查看数组共有多少个数值，可使用 size。注意这里的 shape 和 size 都不需要带括号。

```
In [7]: arr4.shape
Out[7]: (3, 3)
```

表明 arr4 是 3 行 3 列的数组，有 9 个数值。

```
In [8]: len(arr4)
Out[8]: 3

In [9]: arr4.size
Out[9]: 9
```

表 2-1　创建数组的常用函数

函　　数	功　　能	参数说明
np.array(object,dtype)	从列表或元组创建数据	object: 列表或元组 dtype: 数据类型（可选项）
np.arange(start,stop,step)	创建一个一维数组	start: 起始值，可选项，默认为 0 stop: 终止值（不包含） step: 步长，可选项，默认为 1
np.random.rand(shape)	随机产生一个元素值为 [0,1) 的随机数的数组	shape: 数组形状
np.random.randn(shape)	随机产生一个元素值服从正态分布的随机数的数组	shape: 数组形状
np.random.randint(start,stop,shape)	随机产生一个元素值离散均匀分布的整数数组	start: 起始值（包含） stop: 终止值（不包含） shape: 数组形状
np.random.uniform(start,stop,shape)	随机产生一个元素值服从均匀分布的浮点数数组	start: 起始值（包含） stop: 终止值（不包含） shape: 数组形状
np.ones(shape,dtype)	创建全 1 数组	shape: 数组形状 dtype: 数据类型（可选项）
np.zeros(shape,dtype)	创建全 0 数组	shape: 数组形状 dtype: 数据类型（可选项）
np.full(shape,val)	创建全 val 的数组	shape: 数组形状 val: 数组元素值
np.eye(shape)	创建对角线元素值为 1 的单位矩阵	shape: 数组形状
np.linspace(start,stop, n)	创建一个一维等差数列数组	start: 序列的起始值 stop: 序列的终止值 n: 数组元素个数
np.logspace(start, stop, n)	创建一个一维等比数列数组	start: 序列的起始值 stop: 序列的终止值 n: 数组元素个数

　　表 2-1 中表示数组形状的 shape 参数若只有 1 个数值，则为一维数组；若给出 2 个数值，则为二维数组，如 (3,4)，表示 3 行 4 列的数组；若给出 3 个数值，则为三维数组，以此类推。

　　函数 np.arange(start,stop,step) 类似于 range() 函数，只是 np.arange() 的步长可以是小数，如 0.5、1.1 等。

```
In [10]: aa = np.arange(1,11,0.2)  # 在 1 到 11 之间生成一个步长为 0.2 的数组

In [11]: aa
```

```
Out[11]:
array([ 1. , 1.2, 1.4, 1.6, 1.8, 2. , 2.2, 2.4, 2.6, 2.8, 3. ,
       3.2, 3.4, 3.6, 3.8, 4. , 4.2, 4.4, 4.6, 4.8, 5. , 5.2,
       5.4, 5.6, 5.8, 6. , 6.2, 6.4, 6.6, 6.8, 7. , 7.2, 7.4,
       7.6, 7.8, 8. , 8.2, 8.4, 8.6, 8.8, 9. , 9.2, 9.4, 9.6,
       9.8, 10. , 10.2, 10.4, 10.6, 10.8])
```

np.random 可按要求生成随机数组，如产生一个从 0 到 100 之间的 2×3 的数组，或者产生一个 0 到 1 之间服从正态分布的 10 个浮点数，可以使用 np.random.rand()、np.random.randn()、np.random.randint() 创建随机数组，它们之间的区别如下：

np.random.rand()：用于生成指定形状的 [0, 1) 的均匀分布的随机数。它接收多个参数来指定返回数组的形状，每个参数对应于生成数组的一个维度。例如，np.random.rand(3, 2) 将生成一个形状为 (3, 2) 的二维数组。

np.random.randn()：用于生成指定形状的标准正态分布（平均值为 0，标准差为 1）的随机数。与 np.random.rand() 类似，它也接收多个参数来指定返回数组的形状。例如，np.random.randn(3, 2) 将生成一个形状为 (3, 2) 的二维数组。

np.random.randint()：用于生成指定范围内的随机整数，默认为 int。它接收 3 个参数，分别为最小值、最大值和返回数组的形状。例如，np.random.randint(0, 10, (3, 2)) 将生成一个形状为 (3, 2) 的二维数组，其中的元素是 0 到 9（不包括 10）之间的随机整数。

```
In [12]: np.random.rand()          # 随机产生 [0, 1) 的 1 个均匀分布的随机数
Out[12]: 0.9636627605010293

In [13]: np.random.rand(2)          # 随机产生 [0, 1) 的 2 个均匀分布的随机数
Out[13]: array([0.38344152, 0.79172504])

In [14]: np.random.rand(2,3)        # 随机产生 [0, 1) 的 2×3 形状均匀分布的随机数
Out[14]:
array([[0.52889492, 0.56804456, 0.92559664],
       [0.07103606, 0.0871293 , 0.0202184 ]])
```

np.random.rand() 用于生成 [0, 1) 的均匀分布的随机数。

```
In [15]: np.random.randn()
Out[15]: 0.48431215412066475

In [16]: np.random.randn(3)
Out[16]: array([ 0.57914048, -0.18158257,  1.41020463])

In [17]: np.random.randn(3,2)
Out[17]:
array([[-0.37447169,  0.27519832],
       [-0.96075461,  0.37692697],
       [ 0.03343893,  0.68056724]])
```

np.random.randn() 用于生成标准正态分布的随机数。

```
In [18]: np.random.randint(0, 10, (3, 2))
Out[18]:
array([[0, 0],
       [4, 5],
       [5, 6]])
```

np.random.randint() 用于生成指定范围内的随机整数。其参数可以是 1 个或 2 个。

np.random.randint(10) 生成一个 0 到 10 之间（不含 10）的随机整数。

np.random.randint(5, 10) 生成一个 5 到 10 之间（不含 10）的随机整数。

```
In [19]: np.random.randint(10)          # 生成一个 0 到 9 之间的随机整数
Out[19]: 8

In [20]: np.random.randint(0, 10, 5)
Out[20]: array([4, 1, 4, 9, 8])
```

需要注意的是，这些函数生成的随机数都具有随机性，但也可以通过设置种子数来保证可重复性，即每次运行代码时生成的随机数都是相同的，如 np.random.seed(0)。

```
In [21]: np.random.seed(0)
   ...: np.random.rand()
Out[21]: 0.5488135039273248

In [22]: np.random.seed(0)
   ...: np.random.rand()
Out[22]: 0.5488135039273248
```

上面运行两次的随机种子数均为 0，其结果也均一致。所以从某种意义上说，用这种方式生成的是伪随机数，因为真正的随机数是不可重复的。

2.1.2　数组的操作

创建好数组后，可根据需求改变数组的基础形态，如改变形状、转置、展平、数组的元素类型转换等操作。表 2-2 列出了常用的数组变换方法。

表 2-2　常用的数组变换方法

函　　数	说　　明
ndarray.reshape(m,n)	将原数组变为 m 行 n 列，操作不影响原数组
ndarray.resize(m,n)	直接将原数组形状修改为 m 行 n 列
ndarray.flatten()	不改变原数组，返回原数组展平成一维数组的副本
ndarray.transpose()	数组转置，将数组的行变成列；也可以用 .T 来完成转置

使用 reshape() 方法改变数组形状，不会修改原始数组，而是生成了一个新的数组，而使用 resize() 方法的效果与 reshape() 相同，但会直接在原始数组上进行操作。对于 reshape() 和 resize() 方法，若将参数 m 和 n 其中的一个设置为 -1，则表示数组的维度通过数组元素的个数自动计算。

```
In [1]: import numpy as np
   ...: narr1 = np.arange(12)
   ...: narr1
Out[1]: array([ 0,  1,  2,  3,  4,  5,  6,  7,  8,  9, 10, 11])
```

```
In [2]: narr1.reshape(3,4)          # 将一维 narr1 修改为 3 行 4 列的数组
Out[2]:
array([[ 0,  1,  2,  3],
       [ 4,  5,  6,  7],
       [ 8,  9, 10, 11]])

In [3]: narr1                        # narr1 本身没有被改变
Out[3]: array([ 0,  1,  2,  3,  4,  5,  6,  7,  8,  9, 10, 11])

In [4]: narr1.reshape(6,-1)          # 自动计算列数
Out[4]:
array([[ 0,  1],
       [ 2,  3],
       [ 4,  5],
       [ 6,  7],
       [ 8,  9],
       [10, 11]])
```

虽然数组要求所有元素的数据类型必须相同，但在需要时也可以通过 astype() 方法对数组中元素的数据类型进行转换。需要注意的是，如果将浮点数转换为整数，则小数部分会被截断。

例如，创建一个元素全为字符串的数组，先将其转换浮点数，再转换为整数。

```
In [5]: narr2 = np.full((3,3),"1.1")
   ...: narr2
Out[5]:
array([['1.1', '1.1', '1.1'],
       ['1.1', '1.1', '1.1'],
       ['1.1', '1.1', '1.1']], dtype='<U3')

In [6]: nar = narr2.astype(float)    # 将数组 narr2 的数据类型转换为 float
   ...: nar
Out[6]:
array([[1.1, 1.1, 1.1],
       [1.1, 1.1, 1.1],
       [1.1, 1.1, 1.1]])

In [7]: nar.astype(int)              # 将数组 nar 的数据类型转换为整数
Out[7]:
array([[1, 1, 1],
       [1, 1, 1],
       [1, 1, 1]])
```

在 NumPy 中，可以使用 sort() 函数和方法对数组进行按行或按列排序，还可以使用 argsort() 函数获得数组元素排序后的索引位置。基本使用方法如下：

np.sort(a,axis)：对数组 a 按行或者列排序，生成一个新的数组。当 axis=1 时，按行排序；当 axis=0 时，按列排序。

a.sort(axis)：对数组 a 使用 sort() 方法进行排序，因 sort() 方法是直接作用在数组对象上的，所以会改变原始数组。

np.argsort(a)：返回对数组 a 的元素进行排序后的索引位置。

```
In [8]: narr1 = np.array([[1,4,3,2],[11,10,9,12],[7,6,5,8]])
   ...: narr1
Out[8]:
array([[ 1,  4,  3,  2],
```

```
        [11, 10,  9, 12],
        [ 7,  6,  5,  8]])

In [9]: np.sort(narr1,axis = 1)          # 对数组按行排序，原数组不发生改变
Out[9]:
array([[ 1,  2,  3,  4],
       [ 9, 10, 11, 12],
       [ 5,  6,  7,  8]])

In [10]: narr1                           # 原数组没有改变
Out[10]:
array([[ 1,  4,  3,  2],
       [11, 10,  9, 12],
       [ 7,  6,  5,  8]])

In [11]: narr1.sort(axis = 0)            # 对数组按列进行排序，直接在原数组上修改

In [12]: narr1                           # 原数组被改变
Out[12]:
array([[ 1,  4,  3,  2],
       [ 7,  6,  5,  8],
       [11, 10,  9, 12]])

In [13]: np.argsort(narr1)               # 返回对数组 narr1 中的元素进行排序后的索引位置
Out[13]:
array([[0, 3, 2, 1],
       [2, 1, 0, 3],
       [2, 1, 0, 3]], dtype=int64)
```

2.1.3　条件筛选

数组中的元素可以通过索引和切片进行访问或修改，其操作同列表。

对数组元素进行筛选可以通过条件表达式、where() 和 extract() 函数实现。

1. 条件表达式筛选

例如，创建一个范围在 32 到 56 之间的随机整数数组，表示 12 岁儿童的体重（kg）。分别筛选出其中体重低于 35kg 和体重在 40 ～ 50kg 的数据。

```
In [1]: import numpy as np
   ...: np.random.seed(2025)
   ...: w = np.random.randint(33,56,(3,5))      # 创建随机数据
   ...: w
Out[1]:
array([[51, 45, 36, 52, 45],
       [33, 55, 38, 43, 47],
       [34, 41, 38, 38, 48]])
```

获取体重小于 35kg 的数据。

```
In [2]: w < 35                                 # 获得体重低于 35kg 的布尔数组
Out[2]:
array([[False, False, False, False, False],
       [ True, False, False, False, False],
       [ True, False, False, False, False]])
```

返回的是逻辑值，从一堆逻辑之中很难发现要找的数据，但是逻辑值可以作为索引使用。

```
In [3]: w[w<35]                        # 筛选出体重低于35kg的数组元素
Out[3]: array([33, 34])
```

逻辑值作为索引时仅返回真值。

```
In [4]: cond = (w>40) & (w<50)         # 获得体重在40~50kg的布尔数组
   ...: cond
Out[4]:
array([[False,  True, False, False,  True],
       [False, False, False,  True,  True],
       [False,  True, False, False,  True]])

In [5]: w[cond]
Out[5]: array([45, 45, 43, 47, 41, 48])
```

2. where() 函数筛选

在 NumPy 中使用 where() 函数返回数组中满足给定条件的元素的索引，基本格式为：

```
np.where(condition)
```

condition 为筛选条件，返回结果以元组的形式给出，原数组有多少维，输出的元组中就包含多少个数组，分别对应符合条件元素的各维度索引。

例如，使用 where() 函数筛选上述儿童体重在 40 ～ 50kg 的数据。

```
In [6]: idx = np.where((w>40)&(w<50))  # 获得体重在40~50kg的元素的索引
   ...: idx
Out[6]:
(array([0, 0, 1, 1, 2, 2], dtype=int64),
 array([1, 4, 3, 4, 1, 4], dtype=int64))
```

注意，这里返回的结果元组中的第一个元素 array([0, 0, 1, 1, 2, 2], dtype=int64) 是满足条件的行索引，第二个元素 array([1, 4, 3, 4, 1, 4], dtype=int64) 是满足条件的列索引，如果元组 idx[0][0] 是 0，idx[1][0] 是 1，组合起来就是（0，1）索引位置，该位置上的元素为 44。

根据数组元素的索引，筛选出体重在 40 ～ 50kg 的数组元素。

```
In [7]: w[idx]
Out[7]: array([45, 45, 43, 47, 41, 48])
```

3. extract() 函数筛选

按某条件查找，返回元素，格式为：extract(condition, arr)。

上面筛选出体重低于 35kg 和体重在 40 ～ 50kg 的数据，也可以一步筛选到位，如下：

```
In [8]: np.extract(((w>40) & (w<50))| (w<35), w)
Out[8]: array([45, 45, 33, 43, 47, 34, 41, 48])
```

"&" 符号便是 "且" 的关系，是交集的关系；"|" 符号是 "或" 的关系，是并集的关系。

2.2　Pandas

　　Pandas 是一个基于 NumPy 的库，它为数据处理和分析提供了更加灵活和强大的数据结构。Pandas 主要有两个核心的数据结构：Series 和 DataFrame。Series 是一种一维数组，它可以容纳任何数据类型（如整数、字符串、浮点数、Python 对象等），并且提供"显性"的轴索引（或标签）index。DataFrame 是一个二维的表格型数据结构，可以看作是由多个 Series 组成的，其中每一列可以有不同的数据类型。DataFrame 支持按标签或位置索引数据，并且提供了大量的方法来进行数据清洗、处理和分析，如排序、选择、过滤、分组、合并等。Pandas 的一个重要特点是不同列可以有不同的数据类型，并且提供了标签化索引的能力，使得数据检索更为方便。

2.2.1　Series 的创建与访问

　　Series 是一维数组序列，也称为序列，存储一行或一列数据。它由一组数据和相应的数据索引 index 组成。Series 的索引不局限于整数，还可以自定义为字符串，如 a、b、c、d，像这样不是默认的从开始的自然数索引，习惯称之为标签，再如 first、second、third 等。使用索引可以非常方便地在 Series 序列中取值。

　　Series 对象使用 pd.Series() 函数创建，使用方式如下：

```
pd.Series(data, index, dtype)
```

　　参数说明：

data：序列数据，可以是 list、dict 或 NumPy 中的一维 ndarray 数组。

index：序列索引（标签），可以用列表表示，默认为从 0 开始的自然数索引。

dtype：序列的数据类型，默认根据 data 中的数据自动设置。

　　例如，分别通过 list、dict 和一维 ndarray 数组创建 Series 对象。

```
In [1]: import numpy as np
   ...: import pandas as pd
   ...: # 直接给定列表创建序列 series1
   ...: series1 = pd.Series([45,12,56,24,35],['a','b','c','d','e'])
   ...: series1
Out[1]:
a    45
b    12
c    56
d    24
e    35
dtype: int64

In [2]: narr1 = np.array(['father','mother','brother','sister','son','daughter'])
   ...: cn = pd.Series(narr1)        # 通过数组 narr1 创建序列 cn
   ...: cn
Out[2]:
```

```
0       father
1       mother
2       brother
3       sister
4          son
5       daughter
dtype: object

In [3]: dict1 = {'orange':4.0,'pear':3.5,'apple':6,'grape':12.5}
   ...:                        # 通过字典 dict1 创建序列 price，索引为字典的键
   ...: price = pd.Series(dict1)
   ...: price
Out[3]:
orange    4.0
pear      3.5
apple     6.0
grape     12.5
dtype: float64
```

Series 对象的访问是通过对其所在的位置、对应的索引进行的，还可以进行切片和按条件筛选访问。

```
In [1]: import pandas as pd
   ...: L_1 = ['aa','bb','cc','dd','ee']
   ...: s1 = pd.Series(L_1)
   ...: s1
Out[1]:
0    aa
1    bb
2    cc
3    dd
4    ee
dtype: object

In [2]: s1[3]
Out[2]: 'dd'

In [3]: s2 = pd.Series(L_1,index=list("abcde"))
   ...: s2
Out[3]:
a    aa
b    bb
c    cc
d    dd
e    ee
dtype: object

In [4]: s2["d"]
Out[4]: 'dd'
```

访问的方式同列表的方式，其切片也一致。

```
In [5]: s1[:3]
Out[5]:
0    aa
1    bb
2    cc
dtype: object
```

```
In [6]: s1[::2]
Out[6]:
0    aa
2    cc
4    ee
dtype: object

In [7]: s1[::-1]
Out[7]:
4    ee
3    dd
2    cc
1    bb
0    aa
dtype: object
```

2.2.2　DataFrame 的创建与访问

DataFrame 称为数据框，是带索引（标签）的二维表格数据结构，存储多行和多列数据集合，由多个 Series 组成，是 Series 的容器，其数据结构如图 2-1 所示。

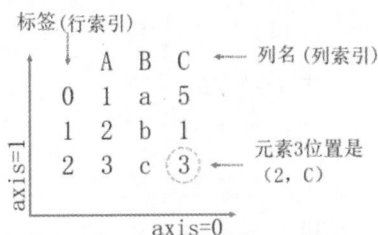

图 2-1　数据框结构示意图

使用 DataFrame() 函数来创建数据框对象，格式如下：

```
pd.DataFrame(data,index,columns,dtype)
```

参数说明：

data：数据内容，可以是二维数组、Series 序列、列表、字典、数据框对象等。

index：数据框的行索引，如果没有指定行索引，默认为从 0 开始的自然数索引。

columns：数据框的列名，即列索引，如果没有指定列索引，默认为从 0 开始的自然数索引。

dtype：指定数据框的数据类型，默认为 None，数据类型根据创建数据框对象的数据内容自动设置。

```
In [1]: import pandas as pd
   ...: dic = {'A': [1,2,3], 'B': list("abc"),"C":[5,1,3]}
   ...: df = pd.DataFrame(dic)        # 按字典创建数据框
   ...: df
```

```
Out[1]:
   A  B  C
0  1  a  5
1  2  b  1
2  3  c  3

In [2]: import numpy as np
   ...:
   ...: arr = np.random.randint(0,10,(3,4))
   ...: df1 = pd.DataFrame(arr,columns=list("ABCD"))  # 由数组创建数据框
   ...: df1
Out[2]:
   A  B  C  D
0  0  9  4  6
1  7  2  1  4
2  8  7  8  5
```

查看数据框的行数（数据条数）跟 Series 一致，使用 len() 函数；查看数据框的列名用 df.columns；提取数据框的行索引用 df.index；获取数据框的形状（行数与列数）用 df.shape。

```
In [3]: len(df)
Out[3]: 3

In [4]: df.columns        # 提取列名
Out[4]: Index(['A', 'B', 'C'], dtype='object')

In [5]: df.index          # 提取行索引
Out[5]: RangeIndex(start=0, stop=3, step=1)

In [6]: df.index.tolist()  # 转化为列表
Out[6]: [0, 1, 2]

In [7]: df.shape
Out[7]: (3, 3)
```

iloc[] 和 loc[] 是 Pandas 中常用的两种索引方式，可以查看数据框中的某个元素或某个块元素，它们的主要区别在于索引时所用的对象不同。为了方便描述，这里做一个约定，当行索引 index 为自定义的类型时，如 a、b、c，或标签不是从 0 开始的，如 1，2，3…等，称之为"标签"；默认的从 0 开始的自然数索引，称之为索引号。

iloc[] 通过索引号（行号和列号）来进行索引，它使用整数位置来确定位置。这意味着给定的索引号是一个自然数列，即从 0 开始，如 0，1，2，…，15。

loc[] 通过行标签或列标签来进行索引，它使用标签名字来确定位置。这意味着给定的索引必须是行（列）的标签，可以是 a,b,c,…或 first，second，…等。

df.iloc[] 格式为：**df.iloc[m:n,p:q]**，其中：m、n 为行索引；p、q 为列索引。

df.loc[] 格式为：**df.loc[M:N,P:Q]**，其中：M:N 为行标签；P:Q 为列标签。

```
In [1]: import numpy as np
   ...: import pandas as pd
   ...: arr = np.random.randint(0,10,(3,4))
   ...: df1 = pd.DataFrame(arr,columns=list("ABCD"))
   ...: df1
Out[1]:
   A  B  C  D
```

```
0    3    4    9    6
1    2    9    4    4
2    8    5    8    0

In [2]: df1.iloc[:2,1:3]
Out[2]:
    B  C
0   4  9
1   9  4

In [3]: df1.loc[1:2,"B"]
Out[3]:
1    9
2    5
Name: B, dtype: int32

In [4]: df1.loc[:2,"A":"C"]           # 提取 A 到 C 列
Out[4]:
    A  B  C
0   3  4  9
1   2  9  4
2   8  5  8

In [5]: df1.loc[:2,["A","C"]]         # 按给定的列名（做成了列表）提取
Out[5]:
    A  C
0   3  9
1   2  4
2   8  8

In [6]: df1.iloc[1]                   # 提取行索引为 1 的行
Out[6]:
A    2
B    9
C    4
D    4
Name: 1, dtype: int32

In [7]: df1.loc[2]                    # 提取行标签为 2 的行
Out[7]:
A    8
B    5
C    8
D    0
Name: 2, dtype: int32
```

注意，上面代码中的 "A":"C" 和 ["A","C"] 提取的结果差异。

提取整行和整列的代码如下：

```
In [8]: df2 = pd.DataFrame(arr,columns=list("ABCD"),index=list("abc"))
   ...: df2
Out[8]:
    A  B  C  D
a   3  4  9  6
b   2  9  4  4
c   8  5  8  0
```

```
In [9]: df2.loc["c"]                    # 按编号提取 c 行
Out[9]:
A    8
B    5
C    8
D    0
Name: c, dtype: int32

In [10]: df2.iloc[1]                     # 按索引号提取 b 行
Out[10]:
A    2
B    9
C    4
D    4
Name: b, dtype: int32

In [11]: df2["B"]                        # 提取 B 列
Out[11]:
a    4
b    9
c    5
Name: B, dtype: int32
```

提取列时，直接在数据框变量后跟列名，如 df[" 列名 "]，也可以写成：df. 列名。

```
In [12]: df2.B
Out[12]:
a    4
b    9
c    5
Name: B, dtype: int32
```

有时，为了方便查阅数据框的开头部分和结尾部分，可以使用 head() 和 tail() 函数。

```
In [13]: df2.head(2)                     # 查看 df2 的前 2 行数据，默认是 5 行
Out[13]:
   A  B  C  D
a  3  4  9  6
b  2  9  4  4

In [14]: df2.tail(2)                     # 查看 df2 的末尾 2 行数据，默认是 5 行
Out[14]:
   A  B  C  D
b  2  9  4  4
c  8  5  8  0
```

head() 和 tail() 函数默认只查看 5 行数据。

2.2.3　条件筛选

选取 DataFrame 中的数据除了使用索引和切片，还可以根据条件筛选满足条件的数据。根据一定的条件，对数据进行提取，使用方式如下：

```
dataframe[condition]
```

其中：condition 是过滤条件，返回值是 DataFrame。

常用的 condition 类型如下：

比较运算：==、<、>、>=、<=、!=，如：df[df.column_A>1000)]。

范围运算：between(left,right)，如：df[df. column_A.between(100,1000)]。

空置运算：pandas.isnull(column)，如：df[df.title.isnull()]。

字符匹配：str.contains(patten,na = False)，如：df[df.title.str.contains(' 电台 ',na=False)]。

逻辑运算：&（与），|（或），~（取反）；如：df[(df. column_A >=100)&(df. column_A <=1000)]，与 df[df. column_A.between(100,1000)] 等价。

```
In [1]: import numpy as np
   ...: import pandas as pd
   ...: np.random.seed(20231005)          # 随机种子，保证每次取随机数相同
   ...: arr = np.random.randint(0,50,(4,3))   # 产生随机的数组
   ...: df3 = pd.DataFrame(arr,columns=list("ABC"),index=list("abcd"))
   ...: df3
Out[1]:
    A   B   C
a   4  46  41
b  48  13  38
c  38  47  29
d  46  35  38
In [2]: df3.B.between(10,40)          # 筛选出 B 列位于 10 到 40 之间的数据，返回逻辑值
Out[2]:
a    False
b     True
c    False
d     True
Name: B, dtype: bool
In [3]: df3[df3.B.between(10,40)]          # 筛选出符合条件的数据行
Out[3]:
    A   B   C
b  48  13  38
d  46  35  38
```

df3.B.between(10,40) 表示选出 B 列中位于 10 到 40 之间的数据值，返回的是逻辑值，逻辑真假均返回，见上面代码 Out[2]，故没有筛选出需要的数据。但逻辑值可以作为索引，所以可以将选出的结果作为索引在 df3 中进行提取，即 df3[df3.B.between(10,40)] 的作用就是利用逻辑值筛选出符合条件的数据行，见上面代码 Out[3]。

```
In [4]: df3[~df3.B.between(10,40)]          # 筛选出介于 10 到 40 之间以外的数据行
Out[4]:
    A   B   C
a   4  46  41
c  38  47  29

In [5]: df3[~(df3.C>40)]          # 筛选出 C 列中 >40 的数据并取反
Out[5]:
    A   B   C
b  48  13  38
c  38  47  29
d  46  35  38
```

2.2.4　数据的增删改

数据的增删改是数据处理的基本操作，DataFrame 的增删改操作方法丰富，灵活多样。

1.　增加行列数据

增加列的方法十分简单，直接在数据框对象后增加列名赋值列数据即可。

```
df[" 列名 "] = column_data
In [6]: df3["D"] = range(len(df3["B"]))# len(df3["B"]) 表示 B 列的元素个数

In [7]: df3
Out[7]:
    A   B   C  D
a   4  46  41  0
b  48  13  38  1
c  38  47  29  2
d  46  35  38  3
```

len(df3["B"]) 表示提取 df3 中 B 列的行数（B 列的元素个数），range(len(df3["B"])) 表示产生 B 列行数个数据，这样做成跟 B 列一样长度的数据，成为新的 D 列数据，即 df3["D"] = range(len(df3["B"]))。注意：若列名 D 存在，则 D 列原数据将被覆盖；若列名为 D 的列不存在，则表示新增列，并且新增作为最后一列。

增加一行数据可以使用 loc[] 的方式，例如增加标签为 4，数据为列表 [1,2,3,4,5]。

```
In [10]: w = [1,2,3,4,5]
    ...: df3.loc[4] = w                              # 在原数据框上增加行

In [11]: df3
Out[11]:
    A  D2   B   C  D
a   4   0  46  41  0
b  48   1  13  38  1
c  38   2  47  29  2
d  46   3  35  38  3
4   1   2   3   4  5
```

合并两个数据框可以使用 concat() 函数。concat() 函数用于将多个数据结构（如 Series、DataFrame）水平连接或垂直堆叠在一起。其基本语法如下：

```
pandas.concat(objs, axis=0, join='inner', ignore_index=False, **kwargs)
```

参数说明：

objs：要连接的对象序列，可以是 Series 或 DataFrame。

axis：连接轴，默认为 0（垂直叠加）、1（水平连接）。

join：连接方式，默认为 'inner'，也可以是 'outer'。

ignore_index：是否重置索引，默认为 False；当设置为 True 时，返回的 DataFrame 的索引将重新排序。

```
In [9]: d ={'A':11, 'D2':12, 'B':13, 'C':14, 'D':15}
    ...: d0 = pd.DataFrame(d,index=[0])              # 给出了索引值 index=[0]
    ...: pd.concat([df3,d0],ignore_index=True)       # 生成一个新的数据框
```

```
Out[9]:
     A  D2   B   C   D
0    4   0  46  41   0
1   48   1  13  38   1
2   38   2  47  29   2
3   46   3  35  38   3
4   11  12  13  14  15
```

请注意，用字典做成数据框时，当字典的键值不是列表或元组，而是数值型或者字符型时，需要给出 index。

2．删除数据

使用 drop() 函数可以删除 DataFrame 中的数据，使用方式如下：

```
df.drop(标签,axis,inplace)
```

参数说明：

标签：表示待删除的行索引名或列索引名。

axis：axis=0 表示删除行，axis=1 表示删除列，默认为 0，即删除行。

inplace：布尔值，表示操作是否对原数据生效，默认为 False，表示不修改原数据，返回的是一个原数据的复制；若设置 inplace = True，则直接修改原数据。

```
In [12]: df3.drop(4,inplace=True)                    # 在数据框上直接删除行标签为 4 的行

In [13]: df3
Out[13]:
     A  D2   B   C   D
a    4   0  46  41   0
b   48   1  13  38   1
c   38   2  47  29   2
d   46   3  35  38   3
In [14]: df3.drop("D2",axis=1)                        # 删除列 D2 并生成新的数据框
Out[14]:
     A   B   C   D
a    4  46  41   0
b   48  13  38   1
c   38  47  29   2
d   46  35  38   3

In [15]: df3.drop(["D2","D"],axis=1,inplace=True)     # 在原数据框上删除 D2 和 D 列

In [16]: df3
Out[16]:
     A   B   C
a    4  46  41
b   48  13  38
c   38  47  29
d   46  35  38
```

3．修改数据

对于 DataFrame 中的数据，可以根据需求修改某一个值、修改某一列、替换单个或多个值等。修改数据可以理解为赋值覆盖，所以可以使用 iloc[] 或者 loc[] 方法对已有的值直接赋值覆盖，以达到修改的目的。

若替换单个和多个值，也可以使用 replace() 函数，使用方式为：

```
df.replace(old_value,new_value,inplace)
```

参数说明：

old_value：需要替换的值。当需要同时替换多个值时，使用字典数据即可。

New_value：替换后的值。

inplace：布尔值，表示操作是否对原数据生效，默认为 False，表示不修改原数据，返回的是一个原数据的复制；若设置 inplace = True，则直接修改原数据。

```
In [17]: df3.loc["c","B"] = 0          # 将df3中c行B列交叉位置上的数据修改为0

In [18]: df3                           # 原数据框被修改
Out[18]:
    A   B   C
a   4   46  41
b   48  13  38
c   38  0   29
d   46  35  38

In [19]: df3["A"] = [0,1,2,3]          # 修改df3的A列
    ...: df3
Out[19]:
    A   B   C
a   0   46  41
b   1   13  38
c   2   0   29
d   3   35  38

In [20]: df3.loc["d"] = [2,3,0]        # 修改df3的d行
    ...: df3
Out[20]:
    A   B   C
a   0   46  41
b   1   13  38
c   2   0   29
d   2   3   0

In [21]: df3.replace(0,99,inplace=True) # 将df3中所有的0修改为99

In [22]: df3
Out[22]:
    A   B   C
a   99  46  41
b   1   13  38
c   2   99  29
d   2   3   99

In [23]: df3.replace({1:88,2:77})       # 将df3中所有的1换成88，2换成77
Out[23]:
    A   B   C
a   99  46  41
b   88  13  38
c   77  99  29
d   77  3   99
```

2.2.5　排序

数据框的排序分为两类，一类是对索引的排序，另一类是针对某行某列值的排序。
标签索引排序：sort_index(axis,ascending,inplace)
行列的值排序：sort_values(by,axis,ascending,inplace)
参数说明：
axis：控制排序的轴方向，axis=0 按行排序，axis=1 按列排序，默认为 0。
ascending：默认为 True，升序；为 False 时则按降序排序。
by：按指定关键字排序，由行索引名或列索引名组成的列表。

```
In [24]: df3
Out[24]:
    A   B   C
a  99  46  41
b   1  13  38
c   2  99  29
d   2   3  99

In [25]: df3.sort_index(axis=0,ascending=False)      # 按行索引降序排
Out[25]:
    A   B   C
d   2   3  99
c   2  99  29
b   1  13  38
a  99  46  41

In [26]: df3.sort_values(by="B")                     # 按照 B 列升序排
Out[26]:
    A   B   C
d   2   3  99
b   1  13  38
a  99  46  41
c   2  99  29
```

2.2.6　索引重置

将行索引设置为默认从 0 开始的自然数索引，或者替换成数据框中的某列或其他列表、序列为索引。常用的有 reset_index() 和 set_index() 等方式。
reset_index() 用于替换数据框中的行索引为默认的从 0 开始的自然数索引，使用方式如下：

```
reset_index（drop,inplace）
```

参数说明：
drop：表示是否删除原索引，默认为 False，即保留原索引作为一个新的列存在。
inplace：表示是否在原数据框上操作，默认为 False，生成一个新的数据框。

```
In [27]: df3.reset_index()                    # 直接换成默认的索引，原索引保存为一列
```

35

```
Out[27]:
   index   A    B    C
0     a   99   46   41
1     b    1   13   38
2     c    2   99   29
3     d    2    3   99

In [28]: df3.reset_index(drop=True,inplace=False)  # 启用了 drop 参数为 True
Out[28]:
     A    B    C
0   99   46   41
1    1   13   38
2    2   99   29
3    2    3   99
```

set_index() 用于将数据框中的某列替换为行索引。

```
set_index(keys, drop=True, append=False, inplace=False)
```

参数说明：

keys：列标签或列标签的列表，将被用作新索引。

drop：布尔值，默认为 True，即设置新索引后，原索引列将从数据框中删除。如果为 False，则原索引列将保留为数据框的一个普通列。

append：布尔值，默认为 False。如果为 True，则将新的列添加到现有索引中，形成多重索引。

inplace：布尔值，默认为 False。如果为 True，则修改原数据框，否则返回一个新的数据框。

```
In [29]: df3.set_index("B")                         # 将原数据框中的 B 列设置为新的索引
Out[29]:
      A    C
B
46   99   41
13    1   38
99    2   29
3     2   99
```

其实，也可以直接对 df3.index 赋值。

```
In [30]: df3.index = [1,2,3,4]

In [31]: df3
Out[31]:
     A    B    C
1   99   46   41
2    1   13   38
3    2   99   29
4    2    3   99
```

2.3　读存数据

对于一些二维的数据表格，如 CSV、Excel、TXT 等格式的数据，如何读取到 Pandas 中作为数据框格式使用呢？反过来，已经处理好的数据框格式的数据又如何进行保存呢？

2.3.1　读取数据

1. 读取 CSV 与 TXT 文件

CSV（Comma-Separated Values，逗号分隔值）是一种纯文本格式的文件，用来存储表格数据（数字和文本）。在 CSV 文件中，记录是由字段组成的，字段之间由某种字符或字符串分隔，最常见的是逗号或制表符（\t）。记录之间则以某种换行符分隔。CSV 文件可以由任意数目的记录组成，所有记录都有完全相同的字段序列。

在 Pandas 中使用 read_csv() 函数将 CSV 或 TXT 文件中的数据读取到数据框数据结构，其使用方式如下：

```
pd.read_csv(filename,sep,header,index_col,nrows,skiprows,encoding)
```

参数说明：

filename：表示要读取的文件名（或含有路径的文件名），类型可以是 .txt 或 .csv。

sep：指定数据的分隔符，默认为逗号 ","。

header：指定将哪一行作为列索引，默认为 infer，表示自动识别。当 header = 0 时，表示将文件的第一行作为数据框数据的列索引。

index_col：指定列作为行索引，index_col=0 表示将第一列作为行索引。

nrows：设置需要读取数据中的前 n 行数据。

skiprows：需要跳过的行数。

encoding：设置文本编码格式，默认值为 "utf-8"，中文系统中 ANSI 类型的编码应设置为 "gbk"。

例如，读取如图 2-2 所示的内容数据表。CSV 格式可以用记事本或者 Excel 打开显示内容。

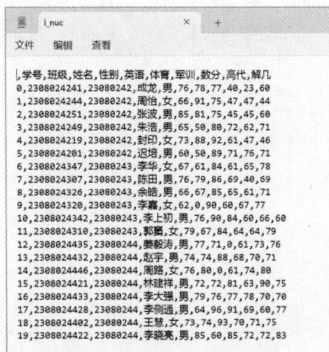

图 2-2　CSV 文件内容

```
In [1]: import pandas as pd
   ...: path_csv = r"d:\OneDrive\i_nuc.csv"
   ...: df = pd.read_csv(path_csv)
   ...: df.head()
Out[1]:
    Unnamed: 0        学号        班级      姓名  性别  英语  体育  军训  数分  高代  解几
0            0  2308024241  23080242  成龙  男   76   78   77   40   23   60
1            1  2308024244  23080242  周怡  女   66   91   75   47   47   44
2            2  2308024251  23080242  张波  男   85   81   75   45   45   60
3            3  2308024249  23080242  朱浩  男   65   50   80   72   62   71
4            4  2308024219  23080242  封印  女   73   88   92   61   47   46

In [2]: df = pd.read_csv(path_csv,index_col=0)
   ...: df.tail()
Out[2]:
         学号        班级      姓名  性别  英语  体育  军训  数分  高代  解几
15  2308024421  23080244  林建祥  男   72   72   81   63   90   75
16  2308024433  23080244  李大强  男   79   76   77   78   70   70
17  2308024428  23080244  李侧通  男   64   96   91   69   60   77
18  2308024402  23080244  王慧   女   73   74   93   70   71   75
19  2308024422  23080244  李晓亮  男   85   60   85   72   72   83
```

从上面的两种读取方式来看，默认的读取方式会将行索引做成一列，而参数 index_col=0 声明将第一列作为行索引后，则是正常显示的数据表。

读取如图 2-3 所示的 TXT 文本表格内容。

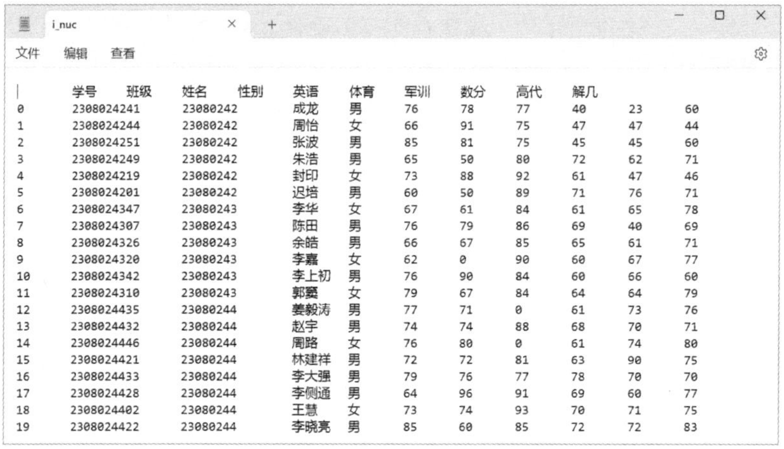

图 2-3　TXT 文本内容

```
In [3]: path_txt = r"d:\OneDrive\i_nuc.txt"
   ...: df = pd.read_csv(path_txt,sep="\t",index_col=0,encoding="gbk")

   ...: df.head()
Out[3]:
         学号        班级      姓名  性别  英语  体育  军训  数分  高代  解几
0   2308024241  23080242  成龙  男   76   78   77   40   23   60
1   2308024244  23080242  周怡  女   66   91   75   47   47   44
2   2308024251  23080242  张波  男   85   81   75   45   45   60
3   2308024249  23080242  朱浩  男   65   50   80   72   62   71
4   2308024219  23080242  封印  女   73   88   92   61   47   46
```

此外，还可以使用 pd.read_table() 函数打开 TXT 文本文件。

```
In [4]: pd.read_table(path_txt,index_col=0,encoding="gbk")
Out[4]:
         学号          班级      姓名  性别  英语  体育  军训  数分  高代  解几
0   2308024241   23080242    成龙   男    76    78    77    40    23    60
1   2308024244   23080242    周怡   女    66    91    75    47    47    44
2   2308024251   23080242    张波   男    85    81    75    45    45    60
3   2308024249   23080242    朱浩   男    65    50    80    72    62    71
4   2308024219   23080242    封印   女    73    88    92    61    47    46
5   2308024201   23080242    迟培   男    60    50    89    71    76    71
6   2308024347   23080243    李华   女    67    61    84    61    65    78
7   2308024307   23080243    陈田   男    76    79    86    69    40    69
8   2308024326   23080243    余皓   男    66    67    85    65    61    71
9   2308024320   23080243    李嘉   女    62     0    90    60    67    77
10  2308024342   23080243  李上初   男    76    90    84    60    66    60
11  2308024310   23080243    郭窦   女    79    67    84    64    64    79
12  2308024435   23080244  姜毅涛   男    77    71     0    61    73    76
13  2308024432   23080244    赵宇   男    74    74    88    68    70    71
14  2308024446   23080244    周路   女    76    80     0    61    74    80
15  2308024421   23080244  林建祥   男    72    72    81    63    90    75
16  2308024433   23080244  李大强   男    79    76    77    78    70    70
17  2308024428   23080244  李侧通   男    64    96    91    69    60    77
18  2308024402   23080244    王慧   女    73    74    93    70    71    75
19  2308024422   23080244  李晓亮   男    85    60    85    72    72    83
```

2. 读取 Excel 文件

Excel 是常见的存储和处理数据的软件，可以使用 read_excel() 函数从 Excel 文件中读取数据，其使用方式如下：

```
pd.read_excel (filename,sheet_name,header,shiprows,index_col)
```

参数说明：

filename：表示要导入 Excel 文件的路径和文件名，支持 .xlsx 格式。

sheet_name：指定 Excel 文件的工作表名称，默认工作表名称为 Sheet1。

header、shiprows、index_col 这 3 个参数的使用方式与 read_csv() 函数相同。

例如，读取如图 2-4 所示的 Excel 文件中的 Sheet4 表格内的数据内容。

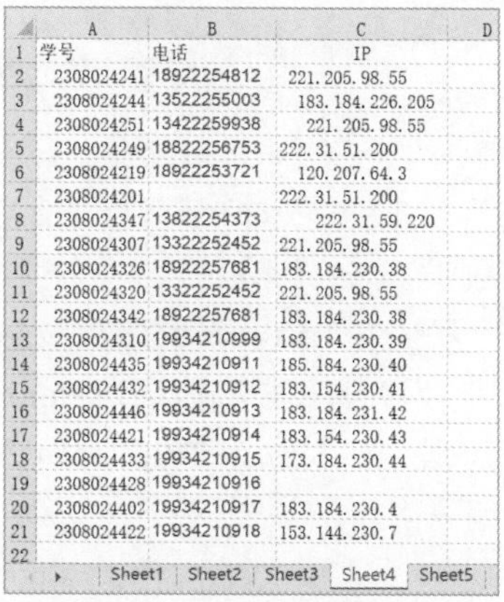

	A	B	C	D
1	学号	电话	IP	
2	2308024241	18922254812	221.205.98.55	
3	2308024244	13522255003	183.184.226.205	
4	2308024251	13422259938	221.205.98.55	
5	2308024249	18822256753	222.31.51.200	
6	2308024219	18922253721	120.207.64.3	
7	2308024201		222.31.51.200	
8	2308024347	13822254373	222.31.59.220	
9	2308024307	13322252452	221.205.98.55	
10	2308024326	18922257681	183.184.230.38	
11	2308024320	13322252452	221.205.98.55	
12	2308024342	18922257681	183.184.230.38	
13	2308024310	19934210999	183.184.230.39	
14	2308024435	19934210911	185.184.230.40	
15	2308024432	19934210912	183.154.230.41	
16	2308024446	19934210913	183.184.231.42	
17	2308024421	19934210914	183.154.230.43	
18	2308024433	19934210915	173.184.230.44	
19	2308024428	19934210916		
20	2308024402	19934210917	183.184.230.4	
21	2308024422	19934210918	153.144.230.7	
22				

图 2-4　Excel 文件表格内容

```
In [5]: path_xlsx = r"d:\OneDrive\i_nuc.xlsx"
   ...: df = pd.read_excel(path_xlsx,sheet_name="Sheet4")
   ...: df.head()
Out[5]:
        学号        电话              IP
0  2308024241  1.892225e+10    221.205.98.55
1  2308024244  1.352226e+10    183.184.226.205
2  2308024251  1.342226e+10    221.205.98.55
3  2308024249  1.882226e+10    222.31.51.200
4  2308024219  1.892225e+10    120.207.64.3
```

注意：当前的版本号支持 .xlsx 格式，对于早期的 Excel 的 .xls 格式，需要安装 xlrd 模块。

2.3.2　保存数据

1. 保存为 Excel 文件

使用 to_excel() 方法可将数据框对象数据写入 Excel 文件中，其使用方式如下：

```
df.to_excel (filename, sheet_name, columns,index)
```

参数说明：

filename：表示要导出为 Excel 文件的文件名（可含路径），支持 .xlsx 格式。

sheet_name：指定 Excel 文件的工作表名称，默认工作表名称为 Sheet1。

columns：指定写入文件的列，为列表类型，默认为 None，表示写入所有列。

index：表示是否将行索引写入文件，默认为 True，表示写入。

例如，2.3.1 节的 df 可以保存为 Excel，文件名为 1.xlsx。

```
In [6]: df.to_excel("c:/Users/yubg/Desktop/1.xlsx")          # 保存在桌面上
```

注意：必须写全文件扩展名，即 .xlsx。

2. 保存为 CSV/TXT 文件

使用 to_csv() 方法将数据框对象的数据导出到 TXT 和 CSV 格式的文件中，其使用方式如下：

```
df.to_csv(filename,sep,header,columns,index,encoding)
```

参数说明：

filename：表示要导出为 CSV 或 TXT 的文件名（可以含路径）。

sep：指定数据的分隔符，默认为逗号","。

header：表示是否写入列名，默认为 True，表示写入。

columns：指定写入文件的列，为列表类型，默认为 None，表示写入所有列。

index：表示是否将行索引写入文件，默认为 True，表示写入。

encoding：设置写入文件的编码格式。

例如，2.3.1 节的 df 可以保存为 CSV 和 TXT 文件。

```
In [7]: df.to_csv("c:/Users/yubg/Desktop/2.csv")

In [8]: df.to_csv("c:/Users/yubg/Desktop/3.txt")
```

用 Excel 和记事本打开 2.csv 文件，发现 Excel 打开后的表格中的中文是乱码，如图 2-5 所示，所以在保存的时候需要用 encoding 参数声明保存编码格式。

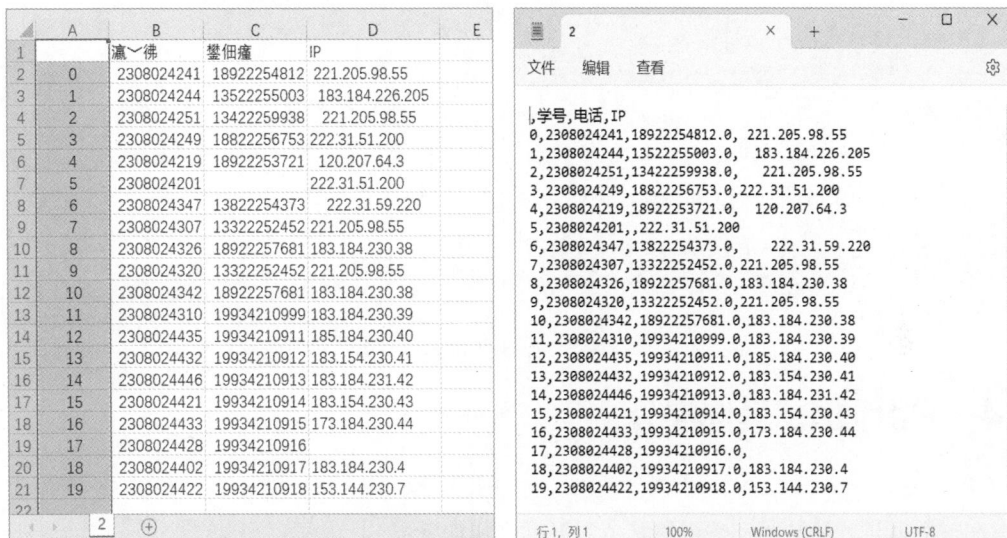

图 2-5　用 Excel 和记事本分别打开 CSV 文件

增加保存编码格式为 gbk 后，再打开 22.csv 文件，其显示变为正常，如图 2-6 所示。

```
In [9]: df.to_csv("c:/Users/yubg/Desktop/22.csv",encoding="gbk)
```

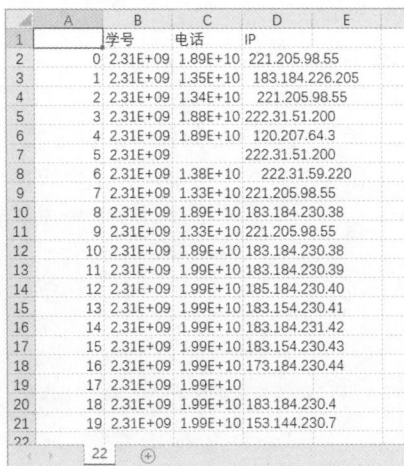

图 2-6　Excel 打开 gbk 编码格式

3. 保存变量

joblib 是一个为 Python 设计的模块，主要用于并行计算和存储大型 NumPy 数组。joblib

提供了一个高效的存储和加载机制，特别是针对大型的 NumPy 数组。它使用 .gz 压缩格式来存储数据。joblib 的并行处理和高效存储功能使其成为了数据科学和机器学习领域中一个非常有用的工具。使用时需要先导入。

```
from joblib import dump, load
import numpy as np

# 创建一个大的 NumPy 数组
big_array = np.random.rand(10000, 10000)

# 保存数组
dump(big_array, 'big_array.joblib')
```

当重新开机需要打开 big_array 数据时，运行下面的代码可加载数组。

```
from joblib import dump, load
loaded_array = load('big_array.joblib')
```

2.4 Pandas 其他操作

在对数据进行清洗时，常用的几个数据框操作如下：

astype()：将指定列的数据类型转换为另一种数据类型。

apply()：将指定的函数应用于指定行/列或者及其行/列中的每个元素。

map()：将指定的函数应用于行/列中的元素。

unique()：返回指定列中的唯一值。

nunique()：返回指定列中不同值的数量。

value_counts()：返回指定列中每个唯一值的计数。

isnull()：返回指示缺失值的布尔值。

例如，现有数据框中的"班级"列数据是数值型，需要将其班级号（班级列数据的后两位）提取出来，这就需要将该数值型转化为字符型，再从字符串中利用切片提取即可。

```
In [1]: import pandas as pd
   ...:
   ...: path_xlsx = r"d:\OneDrive\i_nuc.xlsx"
   ...: df = pd.read_excel(path_xlsx,sheet_name="Sheet3")
   ...: df.head()
Out[1]:
        学号          班级      姓名 性别 英语 体育 军训   数分   高代   解几
0  2308024241   23080242   成龙  男  76  7.8  77  40.0  23.0  60
1  2308024244   23080242   周怡  女  66  9.1  75  47.0  47.0  44
2  2308024251   23080242   张波  男  85  8.1  75  45.0  45.0  60
3  2308024249   23080242   朱浩  男  65  5    80  72.0  62.0  71
4  2308024219   23080242   封印  女  73  8.8  92  61.0  47.0  46

In [2]: df.班级.dtype          # 查看班级列数据类型
Out[2]: dtype('int64')
```

```
In [3]: bj = df.班级.astype("str").map(lambda x:x[-2:])

In [4]: bj
Out[4]:
0     42
1     42
2     42
3     42
4     42
5     42
6     43
7     43
8     43
9     43
10    42
11    43
12    43
13    44
14    44
15    44
16    44
17    44
18    44
19    44
20    44
Name: 班级 , dtype: object
```

　　df.班级.astype("str") 的作用是将班级列拿出来，将其中的每个元素都转化为 str 字符型，再对该列使用 map() 对每个元素提取后两位，这里用到了匿名函数 lambda。

　　其实，这里也可以使用 apply()。apply() 函数的作用是将一个函数应用到数据框或 Series 的每个元素或行/列上。

```
In [5]: df.班级.apply(lambda x:str(x)[-2:])
Out[5]:
0     42
1     42
2     42
3     42
4     42
5     42
6     43
7     43
8     43
9     43
10    42
11    43
12    43
13    44
14    44
15    44
16    44
17    44
18    44
19    44
20    44
```

```
Name: 班级 , dtype: object
```

已经将班级号提取出来做成了一个序列 bj。现在需要知道在这个序列中有几个班级，是哪几个班级，分别出现了几次。

```
In [6]: bj.unique()                    # 找出不同班级
Out[6]: array(['42', '43', '44'], dtype=object)

In [7]: bj.nunique()                   # 找出不同班级，给出不同班级数
Out[7]: 3

In [8]: bj.value_counts()              # 找出不同班级号出现的次数
Out[8]:
44    8
42    7
43    6
Name: 班级 , dtype: int64
```

注意 unique() 和 nunique() 的区别。

为了统计成绩需要，除了知道有"缺考"和"作弊"，还需将数据为空的成绩找出来。

```
In [9]: df.isnull().tail(6)
Out[9]:
      学号    班级    姓名    性别    英语    体育    军训    数分    高代    解几
15  False  False  False  False  False  False  False  True   False  False
16  False  False  False  False  False  False  False  False  False  False
17  False  False  False  False  False  False  False  True   False  False
18  False  False  False  False  False  False  False  False  False  False
19  False  False  False  False  False  False  False  False  False  False
20  False  False  False  False  False  False  False  False  False  False
```

从上面密密麻麻的 False 中很难发现 True，最好能直接给出含有空值的行。这就需要使用 any() 函数。

在 Pandas 库中，any() 函数是 Series 方法之一，用于验证给定系列对象中是否存在任何非零值。此外，any() 函数也可以应用于数据框对象。当应用于数据框时，它将返回一个布尔值，指示数据框中是否存在任何非零值。

```
In [10]: df[df.isnull().any(axis=1)]
Out[10]:
        学号         班级      姓名  性别  英语  体育  军训   数分    高代   解几
15  2308024446  23080244  周路  女   76   8   77   NaN   74.0  80
17  2308024433  23080244  李大强 男   79  7.6  77   78.0  NaN   70
```

any() 返回的是每行或每列是否含有全零的值，当某行/列全部为 0 时，则返回 False。例如：

```
In [11]: data = pd.DataFrame(data={"A":[1,2,3],"B":[0,0,0],"C":[0,2,0]})
    ...: data
Out[11]:
   A  B  C
0  1  0  0
1  2  0  2
2  3  0  0

In [12]: data.any()      # B 列全部为 0
```

```
Out[12]:
A      True
B      False
C      True
dtype: bool
```

所以，对于上述 df 中的空值行，需要知道哪些行有空值，再把这些行的行号或者逻辑值作为索引提取出含有空值的数据行。df.isnull().any(axis=1) 就是判断哪些行有空值，返回的是一个逻辑值，所以 df[df.isnull().any(axis=1)] 就可以提取出含有空值的行。

下面需要将数据中的"班级"列名修改为"班级名"，使用 rename() 函数即可。

```
In [13]: df.rename(columns={" 班级 ":" 班级名 "}).head()
Out[13]:
        学号        班级名    姓名 性别  英语  体育  军训  数分   高代   解几
0  2308024241  23080242  成龙  男   76  7.8  77  40.0  23.0  60
1  2308024244  23080242  周怡  女   66  9.1  75  47.0  47.0  44
2  2308024251  23080242  张波  男   85  8.1  75  45.0  45.0  60
3  2308024249  23080242  朱浩  男   65   5   80  72.0  62.0  71
4  2308024219  23080242  封印  女   73  8.8  92  61.0  47.0  46
```

第 3 章
数据可视化 Matplotlib

　　数据可视化是将数据转换为图形或信息图表形式的过程，以便更容易地识别模式、趋势和异常值。通过使用视觉元素，如图表、地图、信息图等，数据可视化工具提供了访问大量数据集的直观方式，这不仅有助于决策者快速理解复杂的分析结果，也使得没有技术背景的人能够洞察数据背后的故事。

　　数据可视化的关键步骤如下：

　　（1）数据准备：在开始可视化之前，需要确保数据的质量，包括清洗、转换和格式化数据使其适合分析。

　　（2）选择合适的图表类型，分别如下：

　　线图：显示随时间变化的趋势。

　　柱状图/条形图：比较不同类别之间的数值差异。

　　饼图：展示部分与整体之间的关系。

　　散点图：探索两个变量之间的关系及其分布。

　　热力图：显示矩阵数据的密度或强度。

　　箱形图：展示数据分布的五数概括（最小值、下四分位数、中位数、上四分位数、最大值）。

　　地理信息系统（GIS）：用于绘制地图上的数据，帮助识别地理模式。

　　（3）工具和技术：有许多工具可以帮助实现数据可视化，Python 的库有 Matplotlib、Seaborn、Plotly、Bokeh 等。

　　（4）设计原则：良好的数据可视化不仅仅是选择正确的图表类型，还包括如何呈现数据以确保清晰度和可读性。这可能涉及颜色的选择、标签的使用、图例的位置等方面。

3.1　Matplotlib 基本绘图

　　Matplotlib 是一个用于 Python 的强大的绘图库，可以用来创建静态、动态及交互式的图形。它非常适合用于数据分析和科学计算中的数据可视化任务。下面是关于 Matplotlib 的一些基本介绍，以及如何使用它来创建一些基本图表的方法。

3.1.1　基本操作

首先导入 Matplotlib。

```
import matplotlib.pyplot as plt
```

这里 plt 是 pyplot 模块的一个常用别名。

绘制简单的线图。如图 3-1 所示。

```
In [1]: import matplotlib.pyplot as plt
   ...:
   ...: # 数据点
   ...: x = [1, 2, 3, 4]
   ...: y = [1, 4, 9, 16]
   ...:
   ...: # 使用 plot 方法绘制曲线
   ...: plt.plot(x, y)
   ...:
   ...: # 显示图形
   ...: plt.show()
```

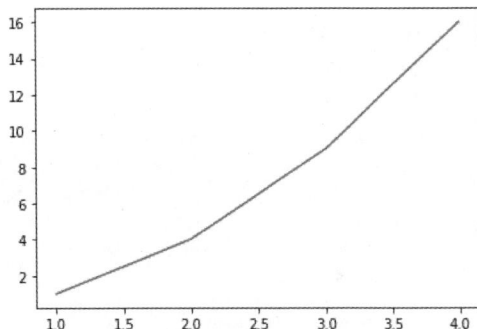

图 3-1　绘制线图

　　plot 是描点法绘图,可以自行设置点和连接线的一种绘图方法。所以上面的 plot() 函数中需要给定数据 x 和对应的 y。

　　可以对图 3-1 中的线条样式和颜色进行修改。例如将线条修改为红色 r,将曲线修改为虚线 --,点用小圆点"o"表示等,可修改 plot() 函数,增加一些属性参数,如图 3-2 所示。

```
In [2]: plt.plot(x, y, 'r--o') #'r' 表示红色, '--' 表示虚线, 'o' 表示小圆点
   ...: plt.show()
```

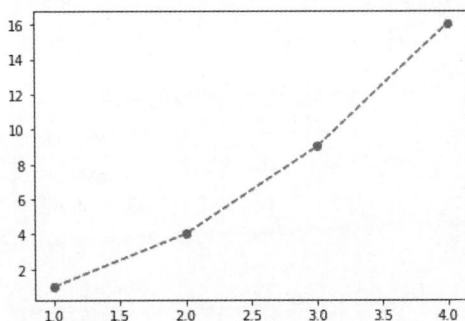

图 3-2　修改线条的颜色和样式

　　在 Matplotlib 的 plot() 函数中,marker 属性用于指定绘制数据点时使用的符号或标记。以下是一些常用的标记符及它们代表的符号:

```
'.' : 点(point)
',' : 像素(pixel)
'o' : 圆圈(circle)
'*' : 星号(star)
'D' : 菱形(diamond)
'd' : 细长菱形(thin diamond)
```

在 Matplotlib 的 plot() 函数中，linestyle（或简称 ls）属性用于控制线条的样式。以下是可用的一些线条样式：

```
'-' 或 'solid'：实线
'--' 或 'dashed'：虚线
'-.' 或 'dashdot'：点画线
':' 或 'dotted'：点线
```

关于线条和点的更多属性方法的使用如下所示，效果如图 3-3 所示。

```
In [3]: plt.plot(x, y,
   ...:          linestyle='-',              # 实线
   ...:          linewidth=2,                # 宽度为 2
   ...:          color='blue',               # 蓝色线条
   ...:          marker='d',                 # 圆形标记
   ...:          markersize=5,               # 标记大小
   ...:          markerfacecolor='red',      # 标记填充颜色
   ...:          markeredgecolor='black',    # 标记边缘颜色
   ...:          alpha=0.6                   # 半透明
   ...:          )
   ...: plt.show()
```

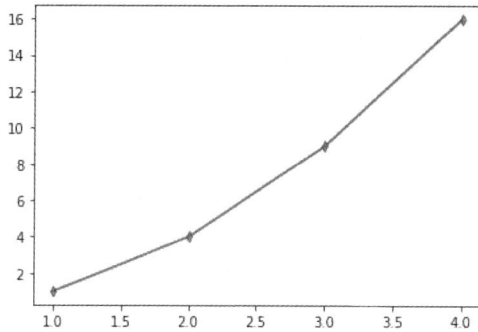

图 3-3 修改点和线的属性

为了完善图表的信息，需要为图表添加标题和横轴、纵轴的标签。

要想添加标题和横轴、纵轴的标签，直接增加代码行 plt.title()、plt.xlabel()、plt.ylabel() 即可，输出效果如图 3-4 所示。

```
In [4]: plt.plot(x, y, "g:D")            # 绿色虚线条，菱（钻石）形状点
   ...: plt.title('A simple line plot')   # 添加标题
   ...: plt.xlabel('X Axis Label')        # 添加 x 轴标签
   ...: plt.ylabel('Y Axis Label')        # 添加 y 轴标签
   ...: plt.show()
```

有时候需要在同一窗口中显示多个图，可添加代码行 plt.subplot(m, n, i)，其中的 m、n、i 分别表示行、列及显示的位置。例如 plt.subplot(2, 3, 5) 表示图形分为 2 行 3 列，共有 6 个显示图表的区域（子图），该图形显示在第 5 个区域上，即第二行的中间位置。

```
In [5]: plt.figure()              # 创建一个新的图形
   ...: plt.subplot(1, 2, 1)      # 创建一个 1*2 的子图，并选择第一个子图
   ...: plt.plot(x, y)
   ...: plt.subplot(1, 2, 2)      # 选择第二个子图
```

```
    ...: plt.plot(y, x)
    ...: plt.show()
```

上述代码创建的图形效果如图 3-5 所示。

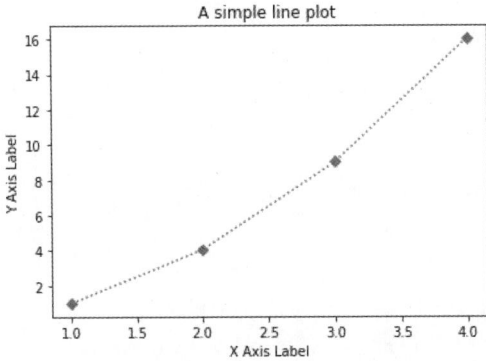

图 3-4　为图表添加标题、横轴标签和纵轴标签
的输出效果

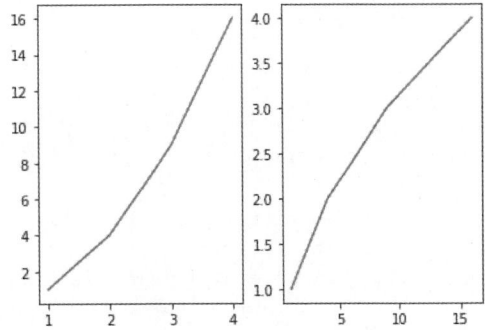

图 3-5　创建子图

plt.figure() 函数用于创建一个新的图像（figure）窗口。当调用 plt.figure() 时，默认情况下会创建一个新的空白图像窗口。如果没有提供任何参数，Matplotlib 会使用默认的设置来创建这个图像。plt.figure() 函数支持多个参数，其中最常用的是 figsize 和 dpi。

figsize：一个元组（width, height），用于指定图像的宽度和高度（单位通常是英寸）。

dpi：每英寸的点数（dots per inch），用于确定图像的分辨率。

```
In [6]: plt.figure(figsize=(8, 6), dpi=80)   # 宽为8，高为6，分辨率为80dpi
    ...: plt.plot(x,y,"b-3")
    ...: plt.show()
```

上述代码创建的图形效果如图 3-6 所示。

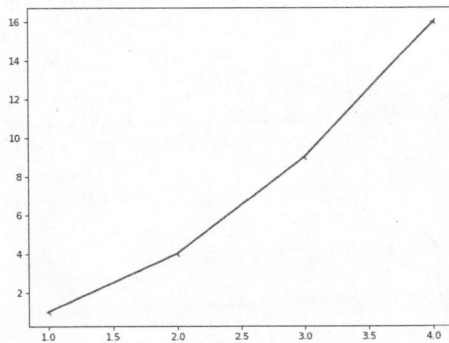

图 3-6　创建新的图形

有时图表中显示有多条曲线，这时候需要用 plt.legend() 方法在图表上添加图例，图例是用来标识数据系列的标签，如图 3-7 所示。图例对于包含多个数据集的图表特别有用，因为它可以帮助区分不同的线条或数据点代表的意义。plt.legend() 可以通过 loc 参数来指定图例的位置。

常见的位置包括：

```
'best' 或 0 （默认值）
'upper right' 或 1
'upper left' 或 2
'lower left' 或 3
'lower right' 或 4
'right' 或 5
'center left' 或 6
'center right' 或 7
'lower center' 或 8
'upper center' 或 9
'center' 或 10
In [7]: plt.plot(x, y, label='Dataset 1')
   ...: plt.plot(y, x, label='Dataset 1')
   ...: plt.legend(title="Data Sets", fontsize=6, loc='upper center')
Out[7]: <matplotlib.legend.Legend at 0x24d5ac55a10>
```

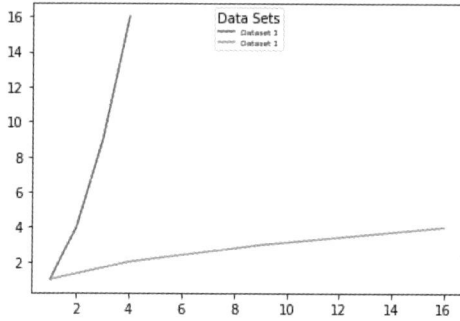

图 3-7　创建图例

plt.legend() 的参数 title 表示图例上的说明文字，frontsize 表示图例的文字大小，这里用整数表示，也可以用相对大小表示，如 'x-small'、'small'、'medium'、'large'、'x-large' 等，如图 3-8 所示。

```
In [8]: plt.plot(x, y, label=' 数据 1')
   ...: plt.plot(y, x, label=' 数据 1')
   ...: plt.legend(title=" 数据示例 ", fontsize='small',loc='upper center')
```

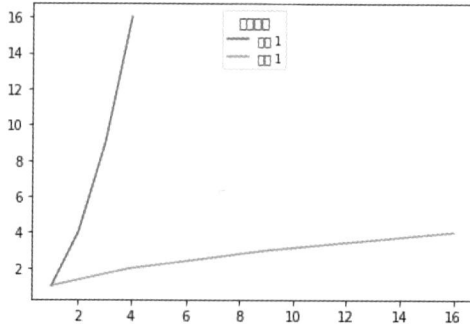

图 3-8　标注说明文字并设置文字大小

图中出现的中文字符不显示，需要对字体进行设置。

3.1.2　中文符号的显示

当图表中出现中文字符时，会发现中文不能正常显示，这是因为没有指定正确的中文字体。

此时需要增加下列两行代码：

```
plt.rcParams['font.sans-serif'] = ['SimHei']          # 用黑体显示中文（需安装有）
plt.rcParams['axes.unicode_minus'] = False            # 正常显示负号
```

当然，确保系统中安装了支持中文的字体（如 SimHei、Microsoft YaHei 等，一般情况下，Windows 系统都默认自带），如图 3-9 所示。

```
In [9]: plt.rcParams['font.sans-serif'] = ['SimHei']   # 用黑体显示中文
   ...: plt.rcParams['axes.unicode_minus'] = False      # 正常显示负号
   ...: plt.plot(x, y, label=' 数据 1')
   ...: plt.plot(y, x, label=' 数据 1')
   ...: plt.legend(title=" 数据示例 ", fontsize='small',loc='upper center')
Out[9]: <matplotlib.legend.Legend at 0x24d5be12410>
```

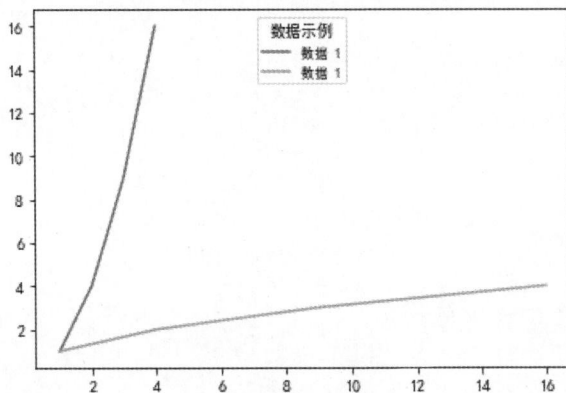

图 3-9　显示中文符号

3.2　绘图

Matplotlib 支持许多作图功能，包括但不限于：

- 直方图（histogram）。
- 散点图（scatter plot）。
- 饼图（pie chart）。

- 条形图（bar chart）。

可以通过查阅 Matplotlib 的官方文档来了解更多详细信息和高级特性。这里以饼图和散点图为例。

3.2.1　饼图

饼图是一种用于展示各部分占总体比例的图表，非常适合用来表示数据的比例分布。绘制饼图使用 plt.pie() 函数，并提供了多种定制选项，可以用来调整饼图的外观，例如：

- explode：突出显示某一部分。
- colors：自定义颜色。
- shadow：显示阴影。
- labels：饼图的标签。
- startangle：饼图的起始角度。
- radius：饼图的半径。
- counterclock：是否逆时针绘制。
- wedgeprops：设置楔形的属性。
- textprops：设置文本的属性。

```
In [1]: import matplotlib.pyplot as plt
   ...: plt.rcParams['font.sans-serif'] = ['SimHei']          # 用黑体显示中文
   ...: plt.rcParams['axes.unicode_minus'] = False            # 正常显示负号
   ...:
   ...: # 数据
   ...: sizes = [215, 130, 245, 210]
   ...: labels = 'Frogs', 'Hogs', 'Dogs', 'Logs'
   ...:
   ...: # 突出显示 "Dogs" 部分
   ...: explode = (0, 0, 0.1, 0)  # "Dogs" 突出显示
   ...:
   ...: # 自定义颜色
   ...: colors = ['gold', 'yellowgreen', 'lightcoral', 'lightskyblue']
   ...:
   ...: # 绘制饼图
   ...: plt.pie(sizes,
   ...:         explode=explode,
   ...:         labels=labels,
   ...:         colors=colors,
   ...:         autopct='%1.1f%%',
   ...:         shadow=True,
   ...:         startangle=140)
   ...:
   ...: # 显示图例
   ...: plt.legend(title="Animals")
```

```
...:
...: # 设置标题
...: plt.title(' 饼图示例 ')
...:
...: # 设置饼图的半径
...: plt.axis('equal')   # 确保饼图是一个完美的圆形，而不是椭圆
...:
...: # 显示图形
...: plt.show()
```

上述代码绘制的饼图如图 3-10 所示。

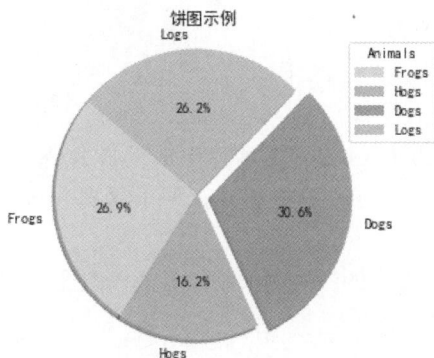

图 3-10　绘制饼图

3.2.2　散点图

散点图（Scatter Plot）是一种展示两个变量（或多个变量，称为气泡图）之间关系的图表，通常用于查看变量之间是否存在某种关联或趋势。它由一系列点组成，每个点代表一个数据点的两个变量值。在散点图中，横轴和纵轴分别表示两个变量。点的大小、颜色可以作为第三、第四维变量，即气泡图可以表示多维数据，并且可以通过对颜色和大小的编码来表示不同的维度数据。例如，使用颜色对数据分组，使用大小来映射相应值的大小。可以通过 scatter() 函数得到。

```
scatter(x,y,s=None,c=None,marker=None,cmap=None,alpha=None,**kwargs)
```

x, y：对应平面点的位置。

s：控制点的大小。

c：设置颜色，b 表示 blue，c 表示 cyan，g 表示 green，k 表示 black，r 表示 red，w 表示 white，y 表示 yellow。也可设置颜色指示值，如果采用了渐变色，就能使每个点的颜色根据所给的值显示。

cmap：调整渐变色或者颜色列表的种类。

marker：控制点的形状，"."表示点，"o"表示圆圈，"D"表示钻石，"*"表示五角星。

53

alpha：控制点的透明度，如果在数据量大的时候设置较小的 alpha 值，然后调整一下 s值，可以产生重叠效果，使数据聚集。

例如，下面是一般简单的显示数据的散点图的代码，效果如图 3-11 所示。

```
In [1]: import matplotlib.pyplot as plt
   ...: import numpy as np
   ...: plt.rcParams['font.sans-serif'] = ['SimHei']     # 用黑体显示中文
   ...: plt.rcParams['axes.unicode_minus'] = False        # 正常显示负号
   ...:
   ...: # 示例数据
   ...: x = np.random.rand(50)
   ...: y = np.random.rand(50)
   ...: # 显示数据简单的散点图
   ...: plt.scatter(x,y, c='b', marker='d')
   ...: plt.savefig('d:/test2.pdf')                        # 将图片保存在当前的环境目录下
   ...: plt.show()
```

在代码中加入 plt.savefig() 函数，表示将生成的图片保存下来，其参数 'd:/test2.pdf' 是保存的位置和名称。这里保存的是 PDF 格式，便于保真分辨率，也可以保存为图片格式，如 'd:/test2.jpg' 等。

也可以在此散点图上增加点的颜色和大小，做成气泡图，如图 3-12 所示。

```
In [2]: sizes = np.random.rand(50) * 1000           # 气泡大小
   ...: colors = np.random.rand(50)                  # 颜色值
   ...: plt.scatter(x, y, s=sizes, c=colors, alpha=0.5, edgecolors='w', linewidth=2)
   ...: plt.title(' 自定义气泡图 ')
   ...: plt.xlabel('X 轴 ')
   ...: plt.ylabel('Y 轴 ')
   ...: plt.show()
```

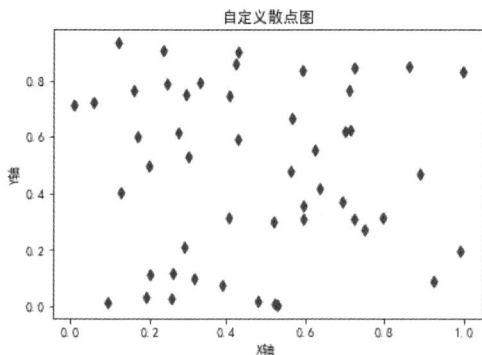

图 3-11　创建散点图

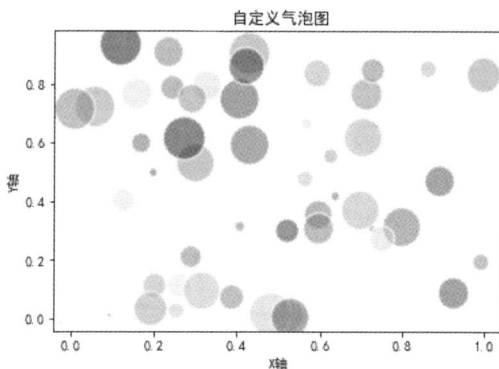

图 3-12　创建气泡图

scatter() 函数中的参数 edgecolors='w' 表示设置气泡的边缘颜色为白色，linewidth=2 表示设置气泡边缘的线宽。

第 4 章
数据处理

数据处理是数据分析的核心环节，旨在提高数据质量并适应分析工具。它包括数据清洗、数据集成、数据变换和数据规约，目的是去除不完整、不一致和异常数据，确保分析结果的准确性。因此，在数据分析过程中，数据处理占据了很大的工作量，也是整个数据分析过程中特别重要的环节。数据处理包括处理缺失数据及清除无意义的数据，如删除原始数据集中的无关数据和重复数据，平滑噪声数据，处理异常值等。

4.1 统计性描述

在数据分析的过程中，快速掌握数据集的基本特征是必不可少的一步。为了对数据做一个全面的了解，就需要对数据特征进行简单的统计性描述，如数据有多少行、多少列（特征），数据都是什么类型，有没有空值数据等。可以使用 Pandas 提供的 df.describe() 方法来生成对数据的统计描述。

```
In [1]: import numpy as np
   ...: from pandas import DataFrame
   ...: from pandas import Series
   ...: df = DataFrame({'age':Series([26,55,np.nan,85,85]),
   ...:                 'name':Series(['Yubg','Cd','Jerry','John','John']),
   ...:                 'birth':Series(['1976-09','1977-01','2005-05','2017-09',
   '2017-09'])})
   ...: df
Out[1]:
    age   name    birth
0  26.0   Yubg  1976-09
1  55.0     Cd  1977-01
2   NaN  Jerry  2005-05
3  85.0   John  2017-09
4  85.0   John  2017-09

In [2]: df.describe()
Out[2]:
           age
count  4.00000
```

```
mean    62.75000
std     28.28869
min     26.00000
25%     47.75000
50%     70.00000
75%     85.00000
max     85.00000
```

从上面的 df.describe() 结果可以看出，给出了 age 列的信息条数的总数、平均数、最大最小值等信息，但是却没有 name 列的信息。这是因为 df.describe() 仅对数值型数据进行统计分析。为了更全面地了解整个数据的情况，一个轻量级的数据探索工具 SkimPy，为 Pandas 数据框提供了详尽的统计摘要。

需要先安装并导入 SkimPy 库。

```
In [3]: from skimpy import skim
   ...: skim(df)
```

输出结果如图 4-1 所示。

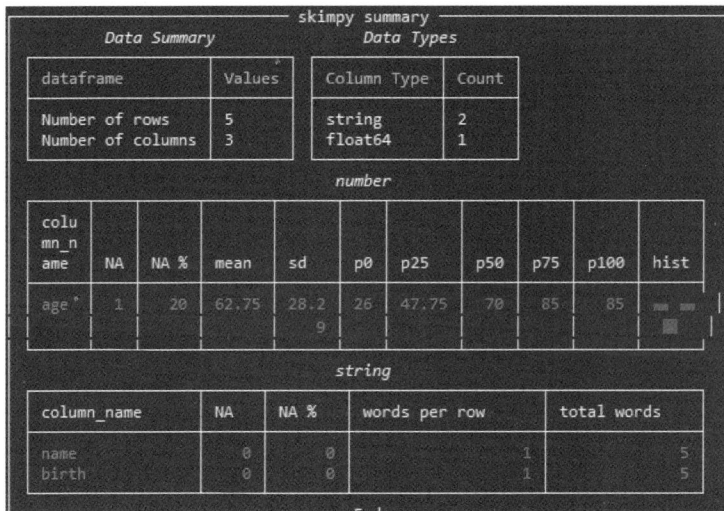

图 4-1　Skimpy 数据摘要

Skimpy 支持更多数据类型，如类别型（categorical）、布尔型（bool）、日期时间型（datetime）等，能够对不同类型的数据进行相应的统计分析。Skimpy 自动识别并报告每一列的缺失值数量及其比例。

Skimpy 不仅统计唯一值的数量，还分析每个类别的频次分布，甚至可以识别有序类别。这些信息对于理解分类变量的分布和结构非常有价值。

Skimpy 对布尔型数据提供详细的真值和假值的比例分析，并通过直方图直观展示分布情况，这在 df.describe() 中并未涉及。

对于日期时间型数据，Skimpy 提供最早和最晚的时间点，以及数据的时间频率分布。

Skimpy 能够分析字符串列中的词数和总词数。

4.2　异常值处理

异常值处理包括重复值和缺失值的处理，尤其对缺失值的处理要谨慎。当数据量较大时，并且在删除缺失值后不影响结论时，可以删除；当数据量较少时，删除后可能会影响数据分析的结果时，则最好对缺失值进行填充。

4.2.1　重复值的处理

使用 Python 中的 Pandas 模块去除重复数据的操作步骤如下：

（1）利用数据框中的 duplicated 方法返回一个布尔型的 Series，显示是否有重复行，没有重复行显示为 False，有重复行则从重复的第二行起，重复的行均显示为 True。

（2）利用数据框中的 drop_duplicates 方法，用于返回一个移除了重复行的数据框。

（3）使用 df[df.a.duplicated()] 显示重复值。

查找重复值的 duplicated() 函数格式如下：

```
duplicated(self, subset=None, keep='first')
```

其中的相关参数解释如下：

subset：用于识别重复的列标签或列标签序列，默认为所有列标签。

keep：'frist' 表示除了第一次出现，其余相同的被标记为重复；'last' 表示除了最后一次出现，其余相同的被标记为重复；False 表示所有相同的都被标记为重复。

drop_duplicates()：把数据结构中行相同的数据去除（保留其中的一行）。

如果 duplicated 方法和 drop_duplicates 方法中没有设置参数，则这两个方法默认判断全部列；如果在这两个方法中加入了指定的属性名（列名），如 df.drop_duplicates(['state'])，则指定部分属性（state 列）进行重复项的判断。

```
In [4]: df.duplicated()
Out[4]:
0    False
1    False
2    False
3    False
4     True
dtype: bool

In [5]: df[df.duplicated()]            # 显示重复行
Out[5]:
    age   name    birth
4  85.0   John   2017-09

In [6]: df.duplicated('name')
Out[6]:
0    False
1    False
2    False
```

```
3     False
4      True
dtype: bool

In [7]: df[~df.duplicated('name')]        # 先取反再取布尔值真，即删除 name 的重复行
                                          #（保留第一次出现的）
Out[7]:
    age   name   birth
0  26.0   Yubg  1976-09
1  55.0     Cd  1977-01
2   NaN  Jerry  2005-05
3  85.0   John  2017-09

In [8]: df.drop_duplicates('age')          # 删除 age 列中的重复行（默认保留第一个出现的值）
Out[8]:
    age   name   birth
0  26.0   Yubg  1976-09
1  55.0     Cd  1977-01
2   NaN  Jerry  2005-05
3  85.0   John  2017-09
```

波浪线符号 "~" 表示取反，df.duplicated('name') 表示显示重复行为 True，~df.duplicated('name')
表示取 df.duplicated('name') 的反，即其 False 为 True，True 为 False，所以 df[~df.duplicated('name')]
表示删除 name 的重复行，但是默认会保留第一次出现的数据。

4.2.2　缺失值的处理

从统计上说，缺失的数据可能会产生有偏估计（即统计量偏离总体的真实参数值，存在
系统性的高估或者低估情况），从而使样本数据不能很好地代表总体，而现实中绝大部分数据
都包含缺失值，因此如何处理缺失值很重要。

一般来说，缺失值的处理包括两个步骤，即缺失数据的识别和缺失值处理。

1. 缺失数据的识别

Pandas 使用浮点值 NaN 表示浮点和非浮点数组里的缺失数据，并使用 .isnull() 和
.notnull() 函数来判断缺失情况。

```
In [9]: np.where(df.isnull())
Out[9]: (array([2], dtype=int64), array([0], dtype=int64))

In [10]: df[df["age"].isnull()]
Out[10]:
    age   name   birth
2   NaN  Jerry  2005-05
```

np.where(df.isnull()) 返回的结果是行和列分开的，第一个数组 array([2], dtype=int64) 表示
行，第二个数组 array([0], dtype=int64) 表示列，即行索引为 2、列索引为 0 的位置上为空值。

df["age"].isnull() 返回的是一个逻辑值，逻辑值可以作索引，仅显示值为 True 的索引行，
所以 df[df["age"].isnull()] 仅显示有空值的行。

2. 删除缺失数据

对数据结构中有值为空的行进行删除，使用 dropna() 函数。

pandas 使用浮点值 NaN 表示浮点和非浮点数组里的缺失数据，并使用 .isnull() 和 .notnull() 函数来判断缺失情况。

```
In [11]: df.dropna()                          # 删除有空值行
Out[11]:
     age   name     birth
0   26.0   Yubg   1976-09
1   55.0     Cd   1977-01
3   85.0   John   2017-09
4   85.0   John   2017-09
```

索引为 2 的行中有 NaN 值，此行已经被删除。也可以指定参数 how='all'，表示当行里的数据全部为空时才删除，如 df.dropna(how='all')，如果想以同样的方式全空时按列删除，可以引入参数 axis=1，如 df.dropna(how='all',axis=1)。

3. 填充缺失数据

有些时候，直接删除空数据会影响分析的结果，可以对空数据进行填补，如使用数值或者任意字符替代缺失值。填充数据使用 df.fillna() 函数，如以 0 填充 df.fillna(0)，以字符￥填充 df.fillna('￥') 等。

```
In [12]: df.fillna(0)                         # 用 0 填充空值
Out[12]:
     age   name     birth
0   26.0   Yubg   1976-09
1   55.0     Cd   1977-01
2    0.0  Jerry   2005-05
3   85.0   John   2017-09
4   85.0   John   2017-09

In [13]: df.fillna(' 缺失 ')                   # 用字符串 '缺失' 填充空值
Out[13]:
     age   name     birth
0   26.0   Yubg   1976-09
1   55.0     Cd   1977-01
2   缺失  Jerry   2005-05
3   85.0   John   2017-09
4   85.0   John   2017-09

In [14]: df.fillna(df["age"].mean())          # 用 age 列的均值填充空值
Out[14]:
      age   name     birth
0   26.00   Yubg   1976-09
1   55.00     Cd   1977-01
2   62.75  Jerry   2005-05
3   85.00   John   2017-09
4   85.00   John   2017-09

In [15]: df.ffill()                           # ffill 表示用前一个数据代替 NaN
Out[15]:
     age   name     birth
0   26.0   Yubg   1976-09
1   55.0     Cd   1977-01
2   55.0  Jerry   2005-05
3   85.0   John   2017-09
4   85.0   John   2017-09
```

```
In [16]: df.bfill()                          # bfill 表示用后一个数据代替 NaN
Out[16]:
     age   name   birth
0   26.0   Yubg   1976-09
1   55.0     Cd   1977-01
2   85.0  Jerry   2005-05
3   85.0   John   2017-09
4   85.0   John   2017-09
```

4.3 数据列计算

在进行数据分析之前，会对数据进行一些处理，将其处理成所需要的形式。例如，对列数据进行替换，数据类型转换，数据分组、排序，以及列之间的四则运算等。

4.3.1 对数据进行替换

将数据 df 中的 gender 列对应的 male 和 female 替换成 1 和 0，并做成 df 新的列。

```
In [1]: import pandas as pd
   ...: d = {"gender":["male", "female", "male","female","female"],
   ...:      "color":["red", "green", "blue","green","yellow"],
   ...:      "age":[25, 30, 15, 32, 64] }
   ...:
   ...: df = pd.DataFrame(d)
   ...: df
Out[1]:
   gender   color  age
0    male     red   25
1  female   green   30
2    male    blue   15
3  female   green   32
4  female  yellow   64
```

为了将数据中的 gender 列用 1 和 0 来替换，需要先做个字典，再利用 map() 函数来做映射替换。

```
In [2]: d = {"male": 1, "female": 0}

In [3]: df["gender2"] = df["gender"].map(d)
   ...: df
Out[3]:
   gender   color  age  gender2
0    male     red   25        1
1  female   green   30        0
2    male    blue   15        1
3  female   green   32        0
4  female  yellow   64        0
```

对于数据框中的某一列，也就是 Series，在使用 map() 函数时，其内部的参数可以是一个字典，也可以是一个功能函数，如 df 中的 age 列都加上 1 岁：df.age.map(lambda x: x+1)。

```
In [4]: df.age.map(lambda x:x+1)
Out[4]:
0    26
1    31
2    16
3    33
4    65
Name: age, dtype: int64
```

也可以使用 replace() 函数来解决。

```
In [5]: df.age.replace(d)
Out[5]:
0    25
1    30
2    15
3    32
4    64
Name: age, dtype: int64
```

map() 函数也可以使用 apply() 来解决。

```
In [6]: df["mal_n"]=df.gender.apply(lambda x: "1" if x=="male" else "0")
   ...: df
Out[6]:
   gender   color  age   gender2  mal_n
0    male     red   25         1      1
1  female   green   30         0      0
2    male    blue   15         1      1
3  female   green   32         0      0
4  female  yellow   64         0      0
```

此处使用匿名函数 lambda 定义了一个功能函数，当 x 等于 male 时，就用 "1" 替换，否则就用 "0" 替换，即 lambda x: "1" if x=="male" else "0"。注意，此处的 "1" 和 "0" 是加了引号的字符型。

4.3.2　数据分组

将 df 数据按照 age 列进行分组，小于 18 的属于青少年，18（含）到 60 岁的为中年，60 岁及以上的为老年。可采用 cut(df,bins,labels) 函数来处理，但需要先指定分组标准 bins 及分组后的标签 labels 两个参数。

```
pd.cut( x, bins, right=True, labels=None)
```

x：需要进行离散化的数据。

bins：可以是整数，表示分成多少个等宽的桶；也可以是序列，表示自定义分组边界。

right：表示每个区间是左开右闭（True）还是左闭右开（False）。

labels：自定义标签，每个组一个名称，长度比分区数少 1。

```
In [7]: bins = [0, 18, 60, 100]
```

```
...: labels = ['青少年', '中年', '老年']
...: df["class_data"] = pd.cut(df.age, bins=bins, labels=labels, right=True)
...: print(df)
   gender  color  age  gender2  mal_n  class_data
0   male    red   25      1       1        中年
1  female  green  30      0       0        中年
2   male    blue  15      1       1       青少年
3  female  green  32      0       0        中年
4  female yellow  64      0       0        老年
```

上面的数据还可以进行分组归类，如按照 class_data 列进行数据归类，可使用 groupby() 函数。

```
In [26]: df.groupby("class_data")["age"].mean()  # 根据 class_data 对 age 分组
Out[26]:
class_data
青少年     15.0
中年      29.0
老年      64.0
Name: age, dtype: float64

In [27]: df.groupby("class_data")["gender2"].count()
                              # 根据 class_data 对 gender2 分组归类统计
Out[27]:
class_data
青少年      1
中年       3
老年       1
Name: gender2, dtype: int64
```

4.3.3 数据排序

下面对 df 按照 mal_n 列进行排序，由于前面在处理数据时，此列数据被处理成了字符型，为了按升序或者降序排列，需要对数据类型进行转换，先转换为数值型，再进行排序。

```
In [8]: df["mal_n"] = df.mal_n.astype(int)   # 将该列数据类型转换为 int

In [15]: df.sort_values("mal_n", ascending=False, inplace=True)

In [16]: df
Out[16]:
   gender  color  age  gender2  mal_n  class_data
0   male    red   25      1       1        中年
1   male    blue  15      1       1       青少年
2  female  green  30      0       0        中年
3  female  green  32      0       0        中年
4  female yellow  64      0       0        老年
```

对于 Series 数据类型转换时使用 astype() 函数。

对数据按某列排序，使用函数 sort_values(col, ascending, inplace)，其中 3 个参数的含义如下：

col：表示排序的列。

ascending：表示按升序（True）或降序（False）排列。

inplace：表示在原数据上进行该操作，不生成新的数据。

第 5 章
基因序列查找与翻译

本案例的目标是在给定的序列信息中查找基因序列，并将其序列中的片段序列翻译为蛋白质序列。

5.1 读取查找基因序列

将路径 path 下的 fna 文件读取并做成字典，字典键名为序列的名称，键值为序列。字典的格式如下：

```
{ " 张三 " : " 海南医科大学生物医学信息与工程学院老师男 1976 年生人 ",
 " 李四 " : " 海南医科大学热检学院老师男 1986 年生人 "
 }
```

这里的姓名就是字典的键名，其对应的信息就是键值。现在需要将基因序列名作为键名，将序列内容作为键值，如图 5-1 所示。后续只要输入键名就能快速查到键值。

fna 文件内容中包含了较多的基因序列，现在就将它们全部做成基因序列字典，以便于查询和使用。

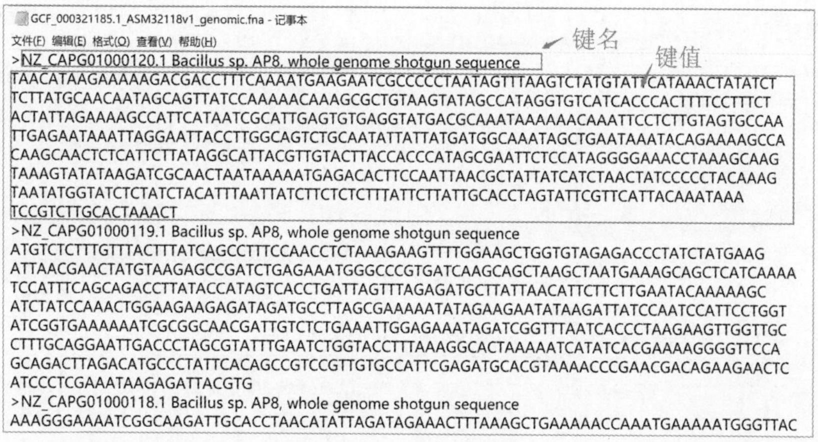

图 5-1　fna 文件内容

实现代码如下：

```
In [1]: def read_gen(path):
   ...:     '''
   ...:     读取需要读取的基因文件的名称，含完整的路径
   ...:     读取的是 fna 格式的文本文件
   ...:     输出的是已经读取的基因名称和编码构成的字典 diction
   ...:     '''
   ...:
   ...:     # 读取文件：完整的文件名和路径
   ...:     a_a = open(path)
   ...:     originaltext = a_a.read()
   ...:     a_a.close()
   ...:
   ...:     # 将原始文件中的基因序列进行切割做成字典
   ...:     c=originaltext.split('>')
   ...:     print(f' 本次共读取了 {len(c)} 个基因序列 .')
   ...:     c.remove('')
   ...:
   ...:     diction = {}
   ...:     for i in c:
   ...:         k = i.split('\n')
   ...:         if '' in k:
   ...:             k.remove('')
   ...:         content = ''.join(k[1:])
   ...:         name = k[0]
   ...:         dic ={name:content}
   ...:         diction.update(dic)
   ...:     return diction
```

执行代码后的结果如下：

```
In [2]: path = r'd:\OneDrive\ 出版 \2025 卫生出版社 \GCF_genomic.fna'
   ...: diction = read_gen(path)
本次共读取了 121 个基因序列 .

In [3]: diction
Out[3]:
{'NZ_CAPG01000120.1 Bacillus sp. AP8, whole genome shotgun sequence':
'TAACATAAGAAAAGACGACCTTTCAAAATGAAGAATCGCCCCCTAATAGTTTAAGTCTATGTATTCATAAACTATAT
CTTCTTATGCAACAATAGCAGTTATCCAAAAACAAAGCGCTGTAAGTATAGCCATAGGTGTCATCACCCACTTTTCCTT
TCTACTATTAGAAAAGCCATTCATAATCGCATTGAGTGTGAGGTATGACGCAAATAAAAAACAAATTCCTCTTGTAGTG
CCAATTGAGAATAAATTAGGAATTACCTTGGCAGTCTGCAATATTATTATGATGGCAAATAGCTGAATAAATACAGAAA
AGCCACAAGCAACTCTCATTCTTATAGGCATTACGTTGTACTTACCACCCATAGCGAATTCTCCATAGGGGAAACCTAA
AGCAAGTAAAGTATATAAGATCGCAACTAATAAAAATGAGACACTTCCAATTAACGCTATTATCATCTAACTATCCCCC
TACAAAGTAATATGGTATCTCTATCTACATTTAATTATCTTCTCTCTTTATTCTTATTGCACCTAGTATTCGTTCATTA
CAAATAAATCCGTCTTGCACTAAACT',
 'NZ_CAPG01000119.1 Bacillus sp. AP8, whole genome shotgun sequence': 'ATGTCTCT
TTGTTTACTTTATCAGCCTTTCCAACCTCTAAAGAAGTTTTGGAAGCTGGTGTAGAGACCCTATCTATGAAGATTAACG
AACTATGTAAGAGCCGATCTGAGAAATGGGCCCGTGATCAAGCAGCTAAGCTAATGAAAGCAGCTCATCAAAATCCATT
TCAGCAGACCTTATACCATAGTCACCTGATTAGTTTAGAGATGCTTATTAACATTCTTCTTGAATACAAAAAGCATCTA
TCCAAACTGGAAGAAGAGATAGATGCCTTAGCGAAAAATATAGAAGAATATAAGATTATCCAATCCATTCCTGGTATCA
GTGAAAAAATCGCGGCAACGATTGTCTCTGAAATTGGAGAAATAGATCGGTTTAATCACCCTAAGAAGTTGGTTGCCTT
TGCAGGAATTGACCCTAGCGTATTTGAATCTGGTACCTTTAAAGGCACTAAAAATCATATCACGAAAAGGGGTTCCAGC
AGACTTAGACATGCCCTATTCACAGCCGTCCGTTGTGCCATTCGAGATGCACGTAAAACCCGAACGACAGAAGAACTCA
TCCCTCGAAATAAGAGATTACGTG',
 ...
（篇幅过长，此处省略）
```

按照名称找出基因组序列编码。找出名称为 "NZ_CAPG01000107.1" 中的 194 到 604 的序列编码，代码如下：

```
In [4]: def gen_name_search(diction,name):
   ...:         '''
   ...:         给出序列名称搜索序列编码
   ...:         '''
   ...:         keys = diction.keys()
   ...:
   ...:         for i in keys:
   ...:             if name in i:
   ...:                 print(i,":", diction[i])
   ...:         return diction[i]

In [5]: st = gen_name_search(diction,"NZ_CAPG01000107.1")
   ...: s = st[194:605]
   ...: print('s:', s)
NZ_CAPG01000107.1 Bacillus sp. AP8, whole genome shotgun sequence : TGGTATGTCAA
CACTAAACTGGACAAAAATTATAAGGTCTGTTGCTTGAATTCCACAGGTGTTAAATAGCCCAGTGTTCCGTGAATTCGA
ATATTGTTGAACCAATGAACATAATCATCAAGTTCAAGAGCGAGCTGTTCAAGTGAAGAGAAGTGCGCTCCGTTAGCGA
ATTCTGTTTTAAATACCTTAAATGTCGCTTCAGCCACGGCATTATCATAAGGGCATCCTTTCATGCTCAGTGATCGCTG
GATACCAAATGCTTCAAGAGCCTCTGAAATTAGTTTATTATCAAACTCTTTTCCTCGGTCTGTATGAAACATTTTGACA
TTATTTAAATTCGCCTGGATGCTCGCAATCGCTTGATACACAAGCTCTGCCGTTTTGTTTACGCCTGTACTATGACCGA
TGATTTCACGATTGAAAAGGTCGACAAATAGGCATACATAGTGCCATTTTTTCCGACACGGACGTATGTTAAATCGCT
TACAATAACCGCTAATTGTTCATCCTGCTTGAATTGACGCTGTAGTTCATTTTTTACTGGCGCTTCGTTACAACTGGAT
TTATGTGGCTTAAATTGAGCCACCGTATAGTTTGACACCAGCCCTAGTTCATTCATTAGGCGCCCTATACGACGACGGG
AAACTTGTTTTGGTTGAGGTAATTTGGCCAACTCTTTCTTGATTTTACGTGTGCCATAATTATTACGGCTCTCTTTAAA
AATACGAGCAATTTCCTTTGAAATCTCTGTATCTTCGGCTTTTTTCACACGTTTGCTAGATAGATTGGCATGATAATAA
TACGTACTCGTTGGTAGATTAAGGACGTTACACATTGCTGATACTGAATATTTGTGAGCGTTATTTCGAATCACATCTA
TTTTCGTCCCATGATCAGCGCCGCTTGCTTTAAAATATCGTTCTCCATCAATAATCTTTGATTTTCTTTACGTAATCGA
GCCAGTTCATTTTCTTCTTCTGTTCGATTATCTTTGGCTGCGAAAGAGCCTGTTTCTTATGATTTTTAATCCAACGAT
CTAACGCAGAAGGTGTAATATCATATTCTCTGGCAATATCTGTACGAGATTTACCATTTTCATAAAGCTTCACTAATTG
CAGTTTAAATTCGGGTGTAAAAGTTCGACGTTGACGTGTCATAGTAGCACGCTCCCTTTAGTTAATAGTCTAAGTTTAC
AAGCCCTTATTTTATCTGTCCAACTTAGTGTAGCCTATCCA
s: AAATATGTCACATTCTTTTTTATACAATAAACCTTTTTCTCCAAGTTCAACTGAAAATGTACGTTTATCTTCCGTA
TGTTGCTTTCTAACAATATATCCTTCAGCTTCAAGTTTTACTAACTGTTGGCTAATCGCACTCTTGGTTATATTCATTT
TTTCTGACAACTTTGTAGGAGTGGATGATGGGTGTCGAATAATTAATGTTAATATCGAATATTGTTGATTGTTTAATTG
AAAATTTGTATAGTCTCTTTCTTTCGTTTCAAGTAACAGCCATAGTTCTTCAAGTGTTTGATTGATTTTTCC
AGCTATATTTTCATTCTTCATACTTTTGTCTGTCACCTTTTCTTCGCCAGTTTTTTGGATTAACTTACTTTTATATTT
AGTTACCACTTCTTTGCCAACAAAGG
```

按照基因编码片段查找基因编码名称。例如在字典 diction 中找出含有基因片段 'CCTCGGTCTGTATGAAACATTTT' 的编码名称，函数如下：

```
In [6]: def gen_value_search(diction,tar):
   ...:         '''
   ...:         按照给出的基因片段找出基因名，输出结果是一个二元元组，
   ...:         元组的第一个元素是被查找的基因片段和找出来的基因名列表组成的元组元素（也是二元元组）
   ...:         元组中的第二个元素是已经被找到的基因个数
   ...:         '''
   ...:         keys_0=[]
   ...:         for i in diction.values():
   ...:             #l =  [(v,k) for k,v in diction.items()]
   ...:             if tar in i:
   ...:                 key_0 = list(diction.keys())[list(diction.values()).index(i)]
   ...:                 keys_0.append(key_0)
   ...:         return (tar,keys_0),len(keys_0)
```

```
In [7]: gen_value_search(diction,'CCTCGGTCTGTATGAAACATTTT')
Out[7]:
(('CCTCGGTCTGTATGAAACATTTT',
  ['NZ_CAPG01000107.1 Bacillus sp. AP8, whole genome shotgun sequence']),
 1)
```

上面的结果显示，在字典 diction 中查找 'CCTCGGTCTGTATGAAACATTTT' 基因片段，共找到一条，找到的信息为：'NZ_CAPG01000107.1 Bacillus sp. AP8, whole genome shotgun sequence'。

5.2 翻译蛋白质序列

该基因位于该菌株基因组中的"NZ_CAPG01000107.1"这条染色体上，这条染色体中的第 195 个碱基处为起始位置，第 605 个碱基处为终止位置，位于 DNA 链的正链。在基因组序列中将这段序列"截取"下来，并将截取的 DNA 序列中的 CDS 部分翻译为蛋白质序列。

```
In [8]: st = gen_name_search(diction,"NZ_CAPG01000107.1")
NZ_CAPG01000107.1 Bacillus sp. AP8, whole genome shotgun sequence : TGGTATGTCAA
CACTAAACTGGACAAAAATTATAAGGTCTGTTGCTTGAATTCCACAGGTGTTAAATAGCCCAGTGTTCCGTGAATTCGA
ATATTGTTGAACCAATGAACATAATCATCAAGTTCAAGAGCGAGCTGTTCAAGTGAAGAGAAGTGCGCTCCGTTAGCGA
ATTCTGTTTTAAATACCTTAAATGTCGCTTCAGCCACGGCATTATCATAAGGGCATCCTTTCATGCTCAGTGATCGCTG
GATACCAAATGCTTCAAGAGCCTCTGAAATTAGTTTATTATCAAACTCTTTTCCTCGGTCTGTATGAAACATTTTGACA
TTATTTAAATTCGCCTGGATGCTCGCAATCGCTTGATACACAAGCTCTGCCGTTTTGTTTACGCCTGTACTATGACCGA
TGATTTCACGATTGAAAAGGTCGACAAATAGGCATACATAGTGCCATTTTTTTCCGACACGGACGTATGTTAAATCGCT
TACAATAACCGCTAATTGTTCATCCTGCTTGAATTGACGCTGTAGTTCATTTTTTACTGGCGCTTCGTTACAACTGGAT
TTATGTGGCTTAAATTGAGCCACCGTATAGTTTGACACCAGCCCTAGTTCATTCATTAGGCGCCCTATACGACGACGGG
AAACTTGTTTTGGTTGAGGTAATTTGGCCAACTCTTTCTTGATTTTACGTGTGCCATAATTATTACGGCTCTCTTTAAA
AATACGAGCAATTTCCTTTGAAATCTCTGTATCTTCGGCTTTTTCACACGTTTGCTAGATAGATTGGCATGATAATAA
TACGTACTCGTTGGTAGATTAAGGACGTCACATTGCTGATACTGAATATTTGTGAGCGTTATTTCGAATCACATCTA
TTTTCGTCCCATGATCAGCGCCGCTTGCTTTAAAATATCGTTCTCCATCAATAATCTTTGATTTTCTTTACGTAATCGA
GCCAGTTCATTTTCTTCTTCTGTTCGATTATCTTTGGCTGCGAAAGAGCCTGTTTCTTTATGATTTTTAATCCAACGAT
CTAACGCAGAAGGTGTAATATCATATTCTCTGGCAATATCTGTACGAGATTTACCATTTTCATAAAGCTTCACTAATTG
CAGTTTAAATTCGGGTGTAAAGTTCGACGTTGACGTGTCATAGTAGCACGCTCCCTTTAGTTAATAGTCTAAGTTTAC
AAGCCCTTATTTTATCTGTCCAACTTAGTGTAGCCTATCCA

In [9]: dna = st[194:606]
   ...: print('st:',st,'\ndna:',dna)
st: AAGTTTAGTTTTTCACAAATTTAATTAAACTTTAAATACTCCATTTAACGAAAAGTAAGCAATGAACGACAGTTA
GAATTTAATAATCACTACAGTTTATTAATTACTTTCGTTAATTTTTGAAGTGCTGATAAAAAATTGGTTAATTCTTCAG
GTGATAAACTCGCATAATATTTTTCGGAAACCTGTTGCATAAATATGTCACATTCTTTTTTATACAATAAACCTTTTTC
TCCAAGTTCAACTGAAAATGTACGTTTATCTTCCGTATGTTGCTTTCAACAATATATCCTTCAGCTTCAAGTTTTACT
AACTGTTGGCTAATCGCACTCTTGGTTATATTCATTTTTTCTGACAACTTTGTAGGAGTGGATGATGGGTGTCGAATAA
TTAATGTTAATATCGAATATTGTTGATTGTTTAATTGAAAATTTGTATAGTCTCTTTCTTTCGTTTCAAGTAACAGCCA
TAGTTCTTCAAGTGTTTGATTGATTTTTCCAGCTATATTTTCATTCTTCATACTTTTGTCTGTCACCTTTTCTTCGCCA
GTTTTTTGGATTTAACTTACTTTTATATTTAGTTACCACTTCTTTGCCAACAAAGGCAACACCGATCAAGAAAATAATT
TCTCCCACTACTATCAATACAGGAATGACAGTGGCTTTTATGTGGGTTGGCAATGGGGTGAATGGTACGATGGCTGCAA
GCCCCCAAAGTATAGGATAGAGGATTAGAAGTACTATTCCAAGTTTAAAAAGAAATGGTTTCTTTTGTTTATTTTCGTT
TACAACTAGCTTTTTTTCCAATGATAAGCCCCGTATATAAATATAATTTAGTTAACTTAACTAAATTATATTATATACG
GAAGAGGGTTTGATTACAAATATTTAATGCATCATCTTTAATATCAAGTTGTTAGATAAAAACGTTACTACTTTAACATT
```

```
TTCTTTTTGAGCTATCCTGTTCGATAGTTGCATAAAAAAGCGATTCCTCATAACGAAGAATCACTTTAAATATTTAAAT
CCATTTGAATAGTAGCACCTTAATTTTAATCAAAGTATAGATTGAATAATCTTTATATTTACAAAAAGAAGACCTAAAA
CTACTCCATTTTTTATTACATTTAGAGTAAGTCTATTATATTTTAATTCTTTAGTTTTATCCTCATTATGATATATCTT
CAAGTTGATATTTTGTGGAAATTTTTCAAACAAACTAAATACCACCCAAGCCAACAATCCTAAAAAAGGTAAACCTAAA
ATACTTAGTTTATTTCCCCATTTTGAAACATCTCCAACCGAATTATATCCCATAGGAATTTCATCGGGCATATCTGACC
AATTGATAAATATGTATAATAAAATAAGGAAAAGTAAGATTAATGAGATTAAATCTAAAAACCGTTCAAATAAGGTTTT
TTTAATTTTAGTTTTAGTTGAATAATTTAACATTGATGTCCCCCTTTTACATCACTTAGCATCCTCATTTTAGCACAA
TATGAAATAAATGTTATTAAACTAACCTCCCTCAATATTTGAAACGAAATCTCTCGATTTCTCCTGTTTTCTTAGAATT
TCATAGTCATTTGATATCATTAGCTATCTCTTTTATGGCTAAAACTATCTCATAAGGGGAATTTTGGACATTTAAAGAA
AAGACTCATAGCCCACTAGCCAACCTTATACCCAAAA
dna: AAATATGTCACATTCTTTTTTATACAATAAACCTTTTTCTCCAAGTTCAACTGAAAATGTACGTTTATCTTCCG
TATGTTGCTTTCTAACAATATATCCTTCAGCTTCAAGTTTTACTAACTGTTGGCTAATCGCACTCTTGGTTATATTCAT
TTTTTCTGACAACTTTGTAGGAGTGGATGATGGGTGTCGAATAATTAATGTTAATATCGAATATTGTTGATTGTTTAAT
TGAAAATTTGTATAGTCTCTTTCTTTCGTTTCAAGTAACAGCCATAGTTCTTCAAGTGTTTGATTGATTTTT
CCAGCTATATTTTCATTCTTCATACTTTTGTCTGTCACCTTTTCTTCGCCAGTTTTTTGGATTTAACTTACTTTTATAT
TTAGTTACCACTTCTTTGCCAACAAAGGC
```

这行代码从变量 st 中切片取出从索引 194 到 606 的子序列（注意 Python 的切片是左闭右开区间，所以实际取到的是 195 到 605），并将这段 DNA 序列存储在变量 dna 中。

在 Python 中，用于表示和操作的生物序列可导入 Biopython 库中的 Seq 类。Biopython 是一个用于生物计算的第三方库，它提供了许多用于序列处理的工具。可以使用 Biopython 的 Seq 对象和 translate 方法来翻译序列。

安装 Biopython：pip install biopython。

运行结果如图 5-2 所示。

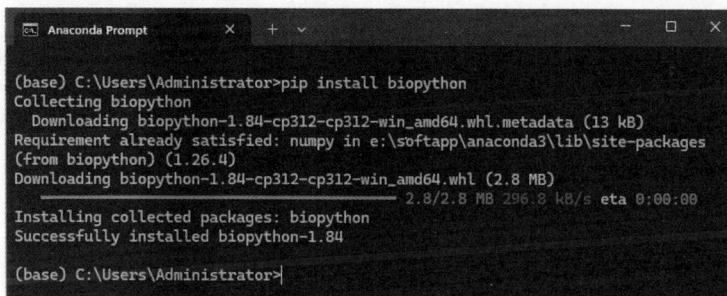

图 5-2　安装 Biopython 库

```
In [10]: from Bio.Seq import Seq
   ...:
   ...: # 翻译序列
   ...: protein_sequence = Seq.translate(dna)
   ...: print(protein_sequence)
KYVTFFFIQ*TFFSKFN*KCTFIFRMLLSNNISFSFKFY*LLANRTLGYIHFF*QLCRSG*WVSNN*C*YRILLIV*LK
ICIVSFFRFK*QP*FFKCLIDFSSYIFILHTFVCHLFFASFLDLTYFYI*LPLLCQQR
```

翻译后的蛋白质序列包含了氨基酸的缩写符号。蛋白质由氨基酸组成，每种氨基酸都由其特定的三字母缩写组成，是一种表示氨基酸的标准代码，方便在蛋白质序列等相关研究和表述中使用。以下是序列中每个氨基酸的全名：

K = Lysine（赖氨酸）

Y = Tyrosine（酪氨酸）

V = Valine（缬氨酸）

T = Threonine（苏氨酸）

F = Phenylalanine（苯丙氨酸）

I = Isoleucine（异亮氨酸）

Q = Glutamine（谷氨酸）

*= Stop（终止密码子，表示蛋白质序列的结束）

L = Leucine（亮氨酸）

S = Serine（丝氨酸）

N = Asparagine（天冬酰胺）

C = Cysteine（半胱氨酸）

R = Arginine（精氨酸）

G = Glycine（甘氨酸）

W = Tryptophan（色氨酸）

M = Methionine（蛋氨酸）

H = Histidine（组氨酸）

P = Proline（脯氨酸）

D = Aspartic Acid（天冬氨酸）

E = Glutamic Acid（谷氨酸）

使用 Seq 类的 translate 方法将 DNA 序列 dna 翻译成蛋白质序列。这个方法会使用标准的遗传密码表将 DNA 序列（每三个核苷酸一组，即一个密码子）翻译成对应的氨基酸。该方法默认使用标准遗传密码表，并且假设 DNA 序列没有内含子和非标准起始密码子，所以它将从第一个密码子开始翻译，直到遇到终止密码子。

进阶篇

第 6 章
机器学习入门

机器学习（Machine Learning）是人工智能的一个分支领域，尤其在医学领域，让计算机从数据中获取知识和经验，并利用这些知识和经验进行模式识别、预测和决策，其核心思想是使用数据来训练计算机算法，这些算法可以分为回归、分类、聚类等。其中，回归和分类是用带有标签（监督学习）的训练数据来训练模型，以预测新数据的标签或目标值，通常分类任务用于预测离散的输出值，而回归预测的是连续的数值；聚类是在没有标签（无监督学习）的情况下，从数据中发现隐藏的结构和模式。

机器学习在医学领域中的应用非常广泛，涵盖了从基础研究到临床应用的多个方面。

分类、回归和聚类是机器学习中的三大核心任务，分别用于解决不同类型的问题。

分类是根据已知的类别标签来预测新数据的类别。例如，有一堆柚子和橘子，是柚子的都贴上柚子标签，是橘子的都贴上橘子标签，当随机给一个柚子或者橘子时，机器会根据前面贴的标签学到的柚子和橘子的特征做出判断这个随机给的物体是柚子还是橘子。

回归是指处理连续数值，模拟一条曲线进行预测。例如，根据房屋面积和位置等因素预测房价。

聚类是指通过分析无标签数据的内在相似性，将样本划分为不同簇群，例如，将客户分组。

分类和回归是有监督的学习，而聚类则是无监督学习。它们各自拥有多种不同的算法，常见的有以下几种：

分类算法：决策树（Decision Trees）、朴素贝叶斯（Naive Bayes）、K- 近邻算法（K-Nearest Neighbors, KNN）、支持向量机（Support Vector Machines，SVM）、逻辑回归（Logistic Regression）、随机森林（Random Forest）、梯度提升决策树（Gradient Boosting Decision Trees，GBDT）、神经网络（Neural Networks）等。

回归算法：线性回归（Linear Regression）、多项式回归（Polynomial Regression）、岭回归（Ridge Regression）、拉索回归（Lasso Regression）、弹性网回归（Elastic Net Regression）等。

聚类算法：K- 均值聚类（K-Means Clustering）、均值漂移聚类（Mean Shift Clustering）、DBSCAN（Density-Based Spatial Clustering of Applications with Noise）、层次聚类（Hierarchical Clustering）、图团体检测（Graph Community Detection）等。

决策树、支持向量机、K- 最近邻、神经网络、GBDT、XGBoost 和 LightGBM 在分类和回归问题上都有应用，但它们在处理不同类型的问题时可能需要不同的配置和调优策略。例如，在分类问题中，可能更关注模型的分类准确率或 AUC 等指标；而在回归问题中，则更关

注模型的预测精度（如 MSE、RMSE 等）和拟合效果。因此，在实际应用中，需要根据具体
问题的需求和数据特点来选择合适的算法和配置。

机器学习的步骤一般为数据处理、训练模型、评估模型和做出预测。

6.1 分类算法

在医疗领域，分类算法被广泛应用于病例诊断、疾病预测和药物毒性评估等多个方面。
下面来看一个分类算法的例子。

问题描述：现在有 768 个糖尿病人的病例信息，如表 6-1 所示。每个病人的信息都记录
了同样的 8 个方面信息（也称属性或者特征），包括：怀孕次数、口服葡萄糖耐量试验中 2 小
时的血浆葡萄糖浓度（mg/dL）、舒张压（mmHg）、三头肌皮褶厚度（mm）、2 小时血清胰
岛素（μU/ml）、体重指数（体重（kg）/[身高（m）]^2）、糖尿病谱系功能、年龄（岁）、是
否阳性。该数据集除了这 8 个描述患者医疗细节的信息，还记录了一个用于指示患者是否会
在 5 年内患上糖尿病的确诊信息。

当新来一个病人时，能否从给定的 768 个病人的信息中，预测该患者是否患有糖尿病？

表 6-1　部分糖尿病人的特征数据

怀孕次数	口服葡萄糖耐量试验中 2 小时的血浆葡萄糖浓度（mg/dL）	舒张压（mmHg）	三头肌皮褶厚度（mm）	2 小时血清胰岛素（μU/ml）	体重指数（体重(kg)/[身高(m)]^2）	糖尿病谱系功能	年龄（岁）	是否阳性
6	148	72	35	0	33.6	0.627	50	1
1	85	66	29	0	26.6	0.351	31	0
8	183	64	0	0	23.3	0.672	32	1
1	89	66	23	94	28.1	0.167	21	0
0	137	40	35	168	43.1	2.288	33	1
5	116	74	0	0	25.6	0.201	30	0
3	78	50	32	88	31	0.248	26	1

该数据是一个二分类问题，即判断该病人是否患有糖尿病，是即为阳性（1），否即为阴
性（0）。

对于该二分类问题，可以采用决策树、逻辑回归、随机森林、XGBoost、LightGBM、
catBoost 等模型来处理。这里采用 XGBoost 算法建模该问题。

首先导入数据。

```
In [1]: import numpy as np
   ...: path = r"d:\2025卫生出版社\pima-indians-diabetes.csv"
```

```
    ...: dataset = np.loadtxt(path, delimiter=",",skiprows=1)
```

这里需要将数据集的特征和对应的结果（标签）分开，即将数据的列分成输入特征（X）和输出标签（Y）。

因为模型是通过给定的数据训练后才符合想要的分类标准，因此必须将 X 和 Y 都拆分为训练集和测试集。训练集将用于训练 XGBoost 模型，测试集将用于了解该模型的精度。

在拆分数据集之前，先拿一条数据当作新来的病人数据，以查看模型预测的结果。这里取最后一条数据作为新来的病人数据。

```
In [2]: X_new = dataset[-1,0:8]
   ...: Y_new = dataset[-1,8]
```

所以，现在的数据集输入特征 X 和输出标签 Y 都是 767 条。代码如下：

```
In [3]: X = dataset[:-1,0:8]
   ...: Y = dataset[:-1,8]
   ...: print(len(X),len(Y))
767 767
```

拆分数据可以使用 scikit-learn 库中的 train_test_split() 函数，该函数可以将数据自动划分为训练集和测试集。为该函数添加两个参数，一个是随机数生成器的种子值 23，这个值可以理解为没有什么实际的意义，随便指定，主要是便于以后每次执行这个例子时，总是得到相同的数据分割；另一个是划分比例 test_size，一般训练集和测试集的划分标准在 3:1 左右，即测试集占 0.25。

```
In [4]: from sklearn.model_selection import train_test_split
   ...: X_train,X_test,y_train,y_test=train_test_split(X,Y,
   ...:                                 test_size=0.25,
   ...:                                 random_state=23)
```

接下来训练模型。

用于分类的 XGBoost 模型使用 XGBClassifier() 函数创建模型，并用 fit() 函数通过训练集来训练或拟合模型。当然，也可以在构造的 XGBClassifier() 函数中添加一些用于训练模型的参数。在这里，使用默认的参数值。

```
In [5]: from xgboost import XGBClassifier
   ...: model = XGBClassifier()
   ...: model.fit(X_train, y_train)
Out[5]:
XGBClassifier(base_score=None, booster=None, callbacks=None,
              colsample_bylevel=None, colsample_bynode=None,
              colsample_bytree=None, device=None, early_stopping_rounds=None,
              enable_categorical=False, eval_metric=None, feature_types=None,
              gamma=None, grow_policy=None, importance_type=None,
              interaction_constraints=None, learning_rate=None, max_bin=None,
              max_cat_threshold=None, max_cat_to_onehot=None,
              max_delta_step=None, max_depth=None, max_leaves=None,
              min_child_weight=None, missing=nan, monotone_constraints=None,
              multi_strategy=None, n_estimators=None, n_jobs=None,
              num_parallel_tree=None, random_state=None, ...)
```

这样，模型就训练好了。那么该模型预测能力到底怎么样呢？这就需要用到测试集了。

因为测试集的每一条数据都有标签（结果），可以将每一条数据测试的结果都进行记录，最后对正确的次数计算百分比，这个百分比就是正确率。

使用测试集对训练好的模型进行测试，通过预测出来的值（结果）与真实的值（标签）进行比较来评估模型的性能。为此，将使用 scikit-learn 中内置的 accuracy_score() 函数计算正确率，以评估模型的性能。

```
In [6]: from sklearn.metrics import accuracy_score
   ...: y_pred = model.predict(X_test)
   ...: predictions = [round(value) for value in y_pred]
   ...: accuracy = accuracy_score(y_test, predictions)
   ...: print("Accuracy: %.2f%%" % (accuracy * 100.0))
Accuracy: 72.40%
```

可以看到输出结果为：**Accuracy: 72.4%**。

其实，上面计算正确率的 5 行代码也可以用一行代码来实现，结果是一样的。

```
In [7]: model.score(X_test , y_test )          # 测试精确度
Out[7]: 0.7239583333333334
```

现在，可以预测新的病例 X_new 是否患有糖尿病了。下面继续使用 model.predict() 来预测。

这里首先需要对数据进行预处理，因为前面预测数据时不是一条一条地输入数据，而是将测试集整体输入，而此处新加入的病例不是一个数据集，而是只有一条信息的数据，所以从形式上首先要符合输入的数据形式。

先来看测试集的数据形式。

```
In [8]: print(X_test,"\n_____\n",X_new)
[[  5.      88.     78.    ...   27.6      0.258  37.  ]
 [ 13.     104.     72.    ...   31.2      0.465  38.  ]
 [  1.     116.     70.    ...   27.4      0.204  21.  ]
 ...
 [  4.     128.     70.    ...   34.3      0.303  24.  ]
 [  7.     103.     66.    ...   39.1      0.344  31.  ]
 [  2.     120.     54.    ...   26.8      0.455  27.  ]]

 _____
 [ 1.      93.     70.     31.     0.    30.4      0.315  23.  ]
```

X_test 和 X_new 数据用下画线隔开。

通过输出的数据形式可以发现 X_test 的形式是每条数据用一个列表表示，再将所有的数据用一个大列表包裹起来，数据形式是列表内的每个元素仍然是列表，即列表套列表。那么如果只有一条数据，那应该也是列表套列表的形式，即列表里只有一个列表元素。而 X_new 只有一层列表，所以需要对新来的这条病人数据 X_new 再套一层列表。

```
In [9]: Y_pred = model.predict(np.array([X_new]))
   ...: print(" 预测结果为: %s"%Y_pred,"\n"," 真实结果为 %s"%Y_new)
预测结果为: [0]
 真实结果为 0.0
```

真实结果（标签）是 0，说明预测结果为阴性，其正确率为 76.04%。

当然，对于这个模型的正确率还有很大的提升空间，这就需要对参数进行设置——调

参，还有可能需要对数据进行标准化，以及对数据特征进行选取等工作。例如本例中，病人的特征信息有 8 个（最后一列是标签），是不是每个特征都有用呢？如有的特征里有姓名，很显然叫什么名字与得病是没有关系的。所以可以对这 8 个特征的重要性进行展示，用条形图来表示，如图 6-1 所示。

```
In [10]: from matplotlib import pyplot
    ...: from xgboost import plot_importance
    ...: plot_importance(model)
    ...: pyplot.show()
```

从图 6-1 中可以看出，f5、f6、f1 的重要性相比于其他几个指标要重要得多。

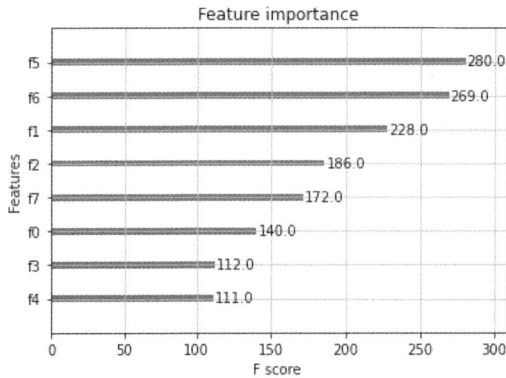

图 6-1　特征的重要性程度

值得注意的是，有些模型并不是靠调参就能解决问题的，所以一般情况下可以多选择几个模型来进行比较。

6.2　回归算法

在医疗领域中，回归算法常被用于预测连续性的医疗指标，如疾病进展的预测、药物剂量的优化、患者生存时间的估计等。下面将以一个简化的医疗领域回归算法案例为例，介绍如何使用 Python 中的线性回归算法来预测患者的某种医疗指标（如预测患者的住院时间）。由于实际医疗数据涉及隐私和复杂性，这里将使用模拟数据。

```
In [1]: import numpy as np
   ...: from sklearn.model_selection import train_test_split
   ...: from sklearn.linear_model import LinearRegression
   ...: from sklearn.metrics import mean_squared_error

In [2]: # 生成模拟数据
   ...: np.random.seed(0)                              # 为了结果的可复现性
   ...: # 假设有 100 个患者
   ...: n_samples = 100
```

```
...: # 特征：年龄（范围 20 ～ 80 岁），病情严重程度（范围 1 ～ 10）
...: X = np.random.rand(n_samples, 2) * [60, 9]    # 乘以系数以调整范围
...: X[:, 0] += 20                                 # 调整为 20 ～ 80 岁
...: X[:, 1] += 1                                  # 调整为 1 ～ 10
...:
...: y = 2 * X[:, 0] + 3 * X[:, 1] + np.random.randn(n_samples) * 10
```

目标变量 y：住院时间（基于年龄和病情严重程度的线性组合，并添加一些噪声），假设平均住院时间与年龄和病情严重程度呈线性关系，并有一定的噪声。

```
In [3]: # 划分训练集和测试集
   ...: X_train, X_test, y_train, y_test = train_test_split(X, y, test_size=0.2,
       random_state=42)
```

创建回归模型并进行训练。

```
In [4]: # 创建线性回归模型
   ...: model = LinearRegression()
   ...:
   ...: # 训练模型
   ...: model.fit(X_train, y_train)
Out[4]: LinearRegression()
```

对模型进行预测效果评估。

```
In [5]: # 使用模型进行预测
   ...: y_pred = model.predict(X_test)

In [6]: y_pred
Out[6]:
array([ 54.86993904, 127.90779394, 157.39321237,  98.9476539 ,
       136.03079324,  81.01137849, 139.299234  , 136.7739567 ,
       178.95178266, 126.90636731, 131.47602049,  64.91708261,
        80.74997924, 141.09421873,  79.87105283, 165.59774933,
        79.45102121,  81.47934814,  75.0193566 , 123.20330244])

In [7]: # 计算并打印均方误差（MSE）
   ...: mse = mean_squared_error(y_test, y_pred)
   ...: print(f"Mean Squared Error: {mse:.2f}")
Mean Squared Error: 71.58
```

利用模型进行预测。

假设有一个新患者的数据：年龄 =50 岁，病情严重程度 =6，预测住院的时间。

```
In [7]: new_patient = np.array([[50, 6]])
   ...: predicted_stay = model.predict(new_patient)
   ...: print(f"Predicted hospital stay for the new patient: {predicted_
       stay[0]:.2f} days")
Predicted hospital stay for the new patient: 116.80 days
```

说明：

数据生成：在这个案例中，使用 NumPy 库生成了 100 个患者的模拟数据，包括将年龄和病情严重程度作为特征，将住院时间作为目标变量。住院时间是根据年龄和病情严重程度的线性组合加上随机噪声生成的。

模型训练：使用 scikit-learn 库中的 LinearRegression 类来训练线性回归模型。首先，将数据集划分

为训练集和测试集，然后使用训练集来训练模型。

模型评估：使用测试集来评估模型的性能，通过计算均方误差（MSE）来量化预测值与实际值之间的差异。

新数据预测：使用训练好的模型来预测一个新患者的住院时间。

请注意，这个案例是高度简化的，实际医疗数据会更加复杂，可能需要更复杂的模型（如多项式回归、决策树、随机森林、梯度提升决策树等）和更精细的数据预处理步骤。此外，还需要考虑数据的隐私性和伦理性问题。

6.3　聚类算法

聚类算法常用于患者分群、疾病亚型识别、基因表达数据分析等场景。

假设有一个医疗数据集，其中包含了不同患者的多种生理指标（如年龄、血压、血糖、胆固醇水平等）。我们的目标是通过聚类算法将这些患者分为几个群组，以便医生能够针对不同群组的患者制定更个性化的治疗方案。

```
In [1]: import pandas as pd
   ...: from sklearn.cluster import KMeans
   ...: from sklearn.preprocessing import StandardScaler
   ...: import matplotlib.pyplot as plt
```

这里，直接创建一个模拟的数据集作为示例。

```
In [2]: data = {
   ...:     '年龄': [45, 55, 65, 35, 40, 50, 60, 70, 30, 48],
   ...:     '血压': [120, 140, 160, 110, 130, 150, 170, 180, 100, 125],
   ...:     '血糖': [90, 120, 150, 80, 100, 110, 140, 160, 70, 95],
   ...:     '胆固醇': [200, 220, 240, 180, 200, 210, 230, 250, 170, 190]
   ...: }
   ...: df = pd.DataFrame(data)
   ...: df
Out[2]:
     年龄    血压    血糖    胆固醇
0    45    120    90    200
1    55    140    120    220
2    65    160    150    240
3    35    110    80    180
4    40    130    100    200
5    50    150    110    210
6    60    170    140    230
7    70    180    160    250
8    30    100    70    170
9    48    125    95    190
```

考虑到数据特征的数值差异，需要对数据进行处理——数据标准化，因为 K-Means 对数据的尺度敏感。

```
In [3]: scaler = StandardScaler()
   ...: X = scaler.fit_transform(df)
```

使用 K-Means 算法进行聚类，假设将患者分为 3 个群组进行处理。

```
In [4]: kmeans = KMeans(n_clusters=3, random_state=42)
   ...: kmeans.fit(X)
Out[4]: KMeans(n_clusters=3, random_state=42)
```

训练结果可用 kmeans.labels_ 调用，将聚类结果标签添加到原始数据框中，并打印数据框。

```
In [5]: df['cluster'] = kmeans.labels_

In [6]:
   ...: print(df)
   年龄    血压    血糖    胆固醇    cluster
0   45    120    90     200       2
1   55    140    120    220       2
2   65    160    150    240       1
3   35    110    80     180       0
4   40    130    100    200       2
5   50    150    110    210       2
6   60    170    140    230       1
7   70    180    160    250       1
8   30    100    70     170       0
9   48    125    95     190       2
```

对聚类结果可视化，这里仅使用前两个主成分进行可视化，如图 6-2 所示。

```
In [7]: from sklearn.decomposition import PCA
   ...: pca = PCA(n_components=2)
   ...: X_pca = pca.fit_transform(X)
   ...:
   ...: plt.scatter(X_pca[:,0],X_pca[:,1],c=kmeans.labels_,cmap='viridis')
   ...: plt.xlabel('Principal Component 1')
   ...: plt.ylabel('Principal Component 2')
   ...: plt.title('Patient Clustering')
   ...: plt.colorbar()
   ...: plt.show()
```

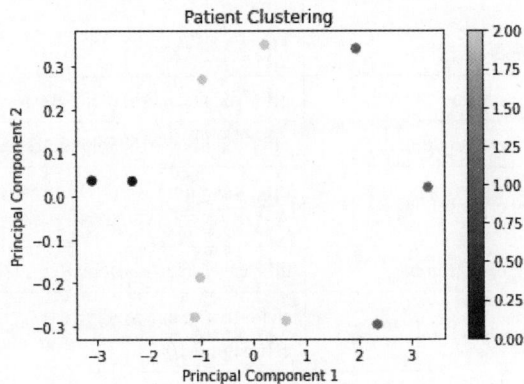

图 6-2　聚类结果可视化

说明：

数据预处理：在这个案例中，使用了 StandardScaler 对数据进行标准化处理，因为 K-Means 聚类算法对数据的尺度非常敏感。标准化可以确保每个特征在聚类过程中具有相同的权重。

聚类算法：选择了 K-Means 算法进行聚类，因为它简单且易于实现。然而，在实际应用中，可能需要考虑数据的分布特性，并尝试其他聚类算法（如层次聚类、DBSCAN 等）。

聚类结果可视化：由于原始数据有多个维度，此处使用了 PCA（主成分分析）将数据降维到二维空间，以便在二维平面上可视化聚类结果。然而，需要注意的是，PCA 降维可能会导致一些信息的丢失。

聚类数量选择：在这个示例中，假设想要将患者分为 3 个群组。但在实际应用中，聚类数量的选择是一个重要问题，通常需要结合领域知识和聚类评估指标（如轮廓系数、Calinski-Harabasz 指数等）来确定。

6.4 常见的算法模型

通过前面的案例，了解了机器学习的一般步骤如下：

（1）清洗数据：整理数据及数据分割。

（2）建立模型：model= 模型函数 ()。

（3）训练模型：model.fit(x,y)。

（4）模型预测：model.predict([[a]])。

（5）模型评估：准确率，模型的优劣。

机器学习算法如 SVM、KNN，以及随机森林、Adaboost 和 GBRT 等，大部分只需替换以上案例代码中导入的模块和实例化模型等，替换内容对应情况如表 6-2 所示。

表 6-2 机器学习算法模块导入与实例化

	导 入 模 块	实例化模型
逻辑回归	from sklearn.linear_model import logstic	model= logstic.LogisticRegression ()
SVM	from sklearn import svm	clf= svm.SVC()
决策树	from sklearn import tree	clf= tree.DecisionTreeRegressor()
KNN	from sklearn import neighbors	clf= neighbors.KNeighborsRegressor()
随机森林	from sklearn import ensemble	clf= ensemble.RandomForestRegressor(n_estimators=20) #这里使用 20 个决策树
Adaboost	from sklearn import ensemble	clf= ensemble.AdaBoostRegressor(n_estimators=50)
GBRT	from sklearn import ensemble	clf= ensemble.GradientBoostingRegressor(n_estimators=100)
XGBoost	from xgboost import XGBClassifier	clf=XGBClassifier()
CatBoost	import catboost as cb	clf=cb.CatBoostClassifier()
LightGBM	import lightgbm as lgb	clf=lgb.LGBMClassifier()

续表

	导　入　模　块	实例化模型
神经网络	from sklearn.neural_network import MLPClassifier	mlp=MLPClassifier(random_state=42)
聚类	from sklearn.cluster import KMeans	model=KMeans(n_clusters=n)

　　具体的应用案例可参考后续章节。

　　针对上述的分类、回归、聚类等模型，在训练完之后，模型的效果到底如何？该怎么评估呢？这会用到一些评估模型的方法，如交叉验证、混淆矩阵、准确率、精确率、召回率、F1 分数、ROC 曲线、AUC、均方误差、均方根误差等。常见的评估方法将在后续的章节中进行介绍。

第7章
心脏病风险预测分析

本章将通过构建一个基于多种机器学习模型来预测心脏病风险的案例，提供从数据科学到机器学习的实战方法，详细解析每一步的技术要点与实现方法。

7.1 准备工作

为了确保后续的代码能够顺利运行，本案例的编程环境、Python 版本及相匹配的主要库、模块的版本描述如下：

1. 编程环境

Python 版本：Python 3.12.3。

2. 部分依赖库安装

本章除了用到 NumPy、Pandas、Matplotlib、Seaborn 等基本的依赖库外，还用到了以下依赖库。

xgboost：用于梯度提升的优化库，广泛用于结构化数据的机器学习任务，版本：xgboost==2.0.3。

scikit-learn：机器学习库，提供模型、评估方法和数据处理工具，用于构建和评估分类、回归和聚类模型，版本：scikit-learn==1.5.1。

catboost：用于处理分类数据的高效梯度提升库，适合处理类别特征的分类和回归任务，版本：catboost==1.2.5。

3. 数据来源

本案例的数据来源于广泛用于机器学习和数据挖掘研究的重要资源库——UCI 数据集（https://archive.ics.uci.edu/dataset/45/heart+disease）。本案例使用的是其 Heart Disease 数据集，包含 76 个属性，数据略有改动，把 target 字段变成了二分类，用 1 表示患有心脏病，用 0 表示没有患病。

以下显示了所需要用到的系统各库和模块的版本号：

```
In [1]: import sys,xgboost,streamlit,joblib,sklearn,shap,catboost
   ...:
```

```
...: print(f"python:{sys.version}")
...: print(f"xgboost:{xgboost.__version__}")
...: print(f"scikit-learn:{sklearn.__version__}")
...: print(f"catboost:{catboost.__version__}")

python:3.12.3 | (main, Apr 15 2024, 18:20:11) [MSC v.1938 64 bit (AMD64)]
xgboost:2.1.0
scikit-learn:1.4.2
catboost:1.2.7
```

为了利用该心脏病数据进行建模训练，以达到预测的效果，本章将选择决策树、随机森林、XGBoost、CatBoost 等算法模型进行训练，并对其预测结果进行比较，选择较好的模型作为最终确定模型，对有心脏病风险的病人进行有效预测评估。

以下将对数据集进行处理，并对上述 4 种算法模型分别进行训练和预测。选择多个模型进行比较，是因为不同的算法在处理数据时可能有不同的表现，通过对比多种模型的效果，可以找到最适合我们的数据模型，从而提高预测的准确性和稳定性。

7.2　数据读取与处理

先导入本地数据 Dataset.csv，用 print(df.head()) 显示数据的前 5 行，并将数据划分为特征数据 X 和目标变量 y，再将 X 和 y 对应划分成训练集和测试集。

```
In [2]: import pandas as pd
   ...: import numpy as np
   ...: import matplotlib.pyplot as plt
   ...: from sklearn.model_selection import train_test_split
   ...:
   ...: # 用黑体显示中文和负号
   ...: plt.rcParams['font.sans-serif'] = 'SimHei'
   ...: plt.rcParams['axes.unicode_minus'] = False
   ...:
   ...: # 导入本地数据
   ...: df = pd.read_csv('Dataset.csv')
   ...: print(df.head())
   ...:
   ...: # 划分特征和目标变量
   ...: X = df.drop(['target'], axis=1)
   ...: y = df['target']
   ...:
   ...: # 划分训练集和测试集
   ...: X_train,X_test,y_train,y_test = train_test_split(X,y,test_size=0.2,
   ...:                                                  random_state=42,
   ...:                                                  stratify=df['target'])
```

	age	sex	cp	trestbps	chol	fbs	...	exang	oldpeak	slope	ca	thal	target
0	63	1	1	145	233	1	...	0	2.3	3	0	1	0
1	67	1	4	160	286	0	...	1	1.5	2	3	0	1
2	67	1	4	120	229	0	...	1	2.6	2	2	2	1
3	37	1	3	130	250	0	...	0	3.5	3	0	0	0

| 4 | 41 | 0 | 2 | 130 | 204 | 0 | ... | 0 | 1.4 | 1 | 0 | 0 | 0 |

```
[5 rows x 14 columns]
```

这段代码的目的是将数据集导入并准备好用于机器学习模型。首先，用 pd.read_csv() 读取文件 Dataset.csv 为数据框格式并赋值给变量 df，然后通过 df.drop(['target'], axis=1) 分离出特征集 X，将目标变量 target 作为标签集 y。接着，使用 train_test_split() 将数据划分为训练集和测试集，其中 test_size=0.2 是将数据集的 20% 划分为测试集，random_state=42 是随机种子数，保证每次随机划分的数据运行结果一致，stratify = df['target'] 的作用是确保分割后的训练集和测试集中各类别的样本比例与原始数据集中的比例保持一致，这样做的目的是让模型通过训练集学习，并通过测试集评估其在新数据上的表现，同时确保实验的可重复性和数据的均衡性。

7.3 模型建立与效果评价

本节将采用决策树、随机森林、XGBoost、CatBoost 等算法模型对数据进行训练，并对模型预测效果进行评价。

7.3.1 决策树模型

决策树（Decision Tree）模型是机器学习中一种常用的分类与回归方法。它通过对数据的训练和分析来学习简单的决策规则，从而构建出一个树状结构的模型，用于对新数据进行分类或预测。决策树模型既可以是分类树（用于分类问题），也可以是回归树（用于回归问题）。下面主要介绍分类决策树的基本概念和构建过程。

决策树模型的优点是可读性强，易于理解和解释，可以自然地处理多变量分类，不需要数据归一化或标准化处理。缺点是容易过拟合，特别是当树的结构过于复杂时，往往忽略了数据之间的相关性，不适合处理高维数据，因为决策树可能会变得非常复杂。

决策树广泛应用于各个领域，如金融、医疗、生物信息学、市场营销等。例如，在金融领域，决策树可以用于信用评分、贷款审批等；在医疗领域，可以用于疾病诊断、治疗方案的选择等。

1. 决策树模型训练与预测

使用 7.2 节划分好的数据集，进行决策树模型的训练与预测。

```
In [3]: # 导入所需的库
   ...: from sklearn.tree import DecisionTreeClassifier # 导入创建决策树分类器
   ...:
   ...: # 创建决策树分类器实例，并设置参数
   ...: dt_classifier = DecisionTreeClassifier(
   ...:     criterion='gini',           # 使用基尼系数作为分裂质量的衡量标准
   ...:     splitter='best',            # 选择最佳分裂 'best' 或随机分裂 'random'
   ...:     max_depth=None,             # 树的最大深度
   ...:     min_samples_split=2,        # 分裂内部节点所需的最小样本数
   ...:     min_samples_leaf=1,         # 在叶子节点处需要的最小样本数
```

```
      ...:        min_weight_fraction_leaf=0.0,        # 在所有叶子节点中的最小加权分数
      ...:        max_features=None,       # 寻找最佳分裂时要考虑的特征数量
      ...:        random_state=42,         # 控制构建树时的随机性，确保结果的可重复性
      ...:        max_leaf_nodes=None,     # 最大叶子节点数，通过该参数来 " 预剪枝 "
      ...:        min_impurity_decrease=0.0            # 大于或等于此值，则节点将被分裂
      ...: )
      ...:
      ...: # 训练模型
      ...: dt_classifier.fit(X_train, y_train)
      ...:
      ...: # 对测试集进行预测
      ...: y_pred_1 = dt_classifier.predict(X_test)

In [4]: print(y_pred_1)
[0 0 1 0 0 0 1 0 0 0 0 0 1 0 1 0 1 1 1 1 0 0 1 0 1 0 1 0 0 0 1 0 0 0 0 0 0 1 0
 1 0 1 1 1 1 1 0 0 1 0 0 1 1 1 0 0 1 1 1 1 0 0]
```

这段代码展示了如何使用决策树分类器（DecisionTreeClassifier）进行机器学习建模，并详细介绍了模型的关键参数及其作用。首先，通过 from sklearn.tree import DecisionTreeClassifier 导入决策树分类器，这是 scikit-learn 库中的一种常用算法，能够通过树状结构逐步划分数据，从而实现分类任务。决策树模型易于理解和解释，因此非常适合初学者和结构化数据的分类。

接下来，通过 DecisionTreeClassifier() 创建了一个决策树分类器实例，并传递了一些重要参数来控制模型的行为。例如，criterion='gini' 指定使用 Gini 不纯度作为拆分标准，也可以选择 'entropy' 使用信息增益；splitter='best' 表示在每个节点选择最佳的拆分点，也可以设为 'random' 进行随机拆分；max_depth=None 意味着不限制树的最大深度，让树完全生长，这可能会导致过拟合（模型在训练数据上表现很好，但在新数据上效果不佳），None 表示节点展开直到所有叶子都是纯净的或者包含少于 min_samples_split 个样本；random_state=42 用于控制随机数生成，使结果具有可重复性，即每次运行都能得到相同的结果。

通过 dt_classifier.fit(X_train, y_train)，让模型在训练集上进行训练。在这个过程中，模型会根据数据特征找到最佳的分裂点，并逐步构建树的结构，让每个节点都尽可能地将数据分开，以实现良好的分类效果。这一步是模型学习的过程，目标是让模型捕捉数据中的模式。

最后，使用 dt_classifier.predict(X_test) 对测试集 X_test 进行预测，并将预测结果存储在变量 y_pred_1 中。这一步是为了评估模型的性能，检查模型在未见过的数据上的表现如何。通过将模型的训练集和测试集分开，可以确保模型不仅在训练数据上表现良好，还能在真实应用中具备良好的泛化能力。

此外，模型还提供了其他参数来进一步控制行为，如 min_samples_split 限制每个节点分裂所需的最小样本数，min_samples_leaf 确保叶子节点包含的最少样本，max_features 控制每次分裂时可用的特征数量，max_leaf_nodes 限制叶子节点的最大数量。这些参数可以帮助用户根据具体需求调整模型的复杂性，避免模型过于简单（欠拟合）或过于复杂（过拟合），从而提升模型的效果。

2. 决策树模型评价指标输出

上一步已经将测试集 X_test 进行了预测，结果保存在 y_pred_1 变量中，可以将预测结果和 y_test 进行对比，计算该模型的准确率及其他评价指标。

```
In [5]: from sklearn.metrics import classification_report
   ...: # 输出模型报告，查看评价指标
   ...: print(classification_report(y_test, y_pred_1))
              precision    recall  f1-score   support

           0       0.71      0.75      0.73        32
           1       0.69      0.64      0.67        28

    accuracy                           0.70        60
   macro avg       0.70      0.70      0.70        60
weighted avg       0.70      0.70      0.70        60
```

使用 scikit-learn 中的 classification_report 函数来生成决策树分类器的模型性能评估报告。classification_report 提供了模型在测试集上的各种评估指标，如精度（precision）、召回率（recall）、F1 分数（f1-score）和支持数（support），用于衡量分类模型的效果。

对于输出结果的具体解释如下：

- Precision（精度）：表示预测为正类的样本中有多少是真正的正类。对于类别 0，精度是 0.71；对于类别 1，精度是 0.69。这意味着，当模型预测类别 0 时，有 71% 的样本是正确的；预测类别 1 时，有 69% 的样本是正确的。

- Recall（召回率）：表示实际为正类的样本中有多少被模型正确预测为正类。类别 0 的召回率是 0.75，类别 1 的召回率是 0.64。这意味着，对于实际类别 0 的样本，模型能正确识别其中的 75%；而对于实际类别 1 的样本，正确识别率为 64%。

- F1-Score（F1 分数）：F1 分数是精度和召回率的调和平均值，用于综合衡量模型的表现。类别 0 的 F1 分数是 0.73，类别 1 的 F1 分数是 0.67。F1 分数的范围为 0 ~ 1，数值越大，表示模型性能越好。

- Support（支持）：表示每个类别在测试集中样本的数量。类别 0 的数量为 32，类别 1 的数量是 28。

- Accuracy（准确率）：整体准确率为 0.70，表示模型在所有测试样本中有 70% 的样本被正确分类。

- Macro Average（宏平均）：对所有类别的精度、召回率和 F1 分数进行简单平均，不考虑类别的不平衡。这里的宏平均值都是 0.70。

- Weighted Average（加权平均）：对所有类别的精度、召回率和 F1 分数进行加权平均，权重为每个类别的数量。这可以在类别分布不均衡时给出更合理的平均结果。加权平均的精度、召回率和 F1 分数同样是 0.70。

这些评估指标为我们提供了模型在测试数据上的分类性能的全面理解，帮助我们评估模型的准确性和改进空间。

3. 决策树模型混淆矩阵热力图

混淆矩阵和热力图是评估分类模型性能的常用方法，能够直观地显示分类结果的准确性。使用 scikit-learn 中的 confusion_matrix 函数来生成决策树分类器的混淆矩阵，并利用 seaborn 库将其可视化为热力图。

```
In [6]: from sklearn.metrics import confusion_matrix
   ...: import seaborn as sns
```

```
    ...:  # 输出混淆矩阵
    ...:  conf_matrix = confusion_matrix(y_test, y_pred_1)
    ...:
    ...:  # 绘制热力图
    ...:  plt.figure(figsize=(5, 3), dpi=120)         # figsize 用于设置画布大小, dpi 为分辨率
    ...:  sns.heatmap(conf_matrix, annot=True, annot_kws={'size':15}, fmt='d',
          cmap='YlGnBu', cbar_kws={'shrink': 0.75})
    ...:  plt.xlabel('Predicted Label', fontsize=12)       # 设置 x 轴标签及字体大小
    ...:  plt.ylabel('True Label', fontsize=12)            # 设置 y 轴标签及字体大小
    ...:  plt.title(' 决策树混淆矩阵热力图 ', fontsize=15)      # 设置图标题及字体大小
    ...:  plt.savefig(" 决策树混淆矩阵热力图 .pdf", format='pdf', bbox_inches='tight')
          # bbox_inches 参数控制保存图像边界框大小
    ...:  plt.show()
```

如图 7-1 所示，输出的热力图显示了决策树模型的混淆矩阵，反映了模型在测试集上的分类表现，图中包括以下信息：模型对测试集上 32 个类别为 0 的预测结果中，有 24 个预测正确，有 8 个错误地预测成了类别 1；对 28 个类别为 1 的预测结果中，有 18 个预测正确，有 10 个错误地预测成了类别 0。这表明该模型在分类任务中具有一定的正确性，但在区分这两个类别时仍存在一些错误分类，其分类效果不是很好。

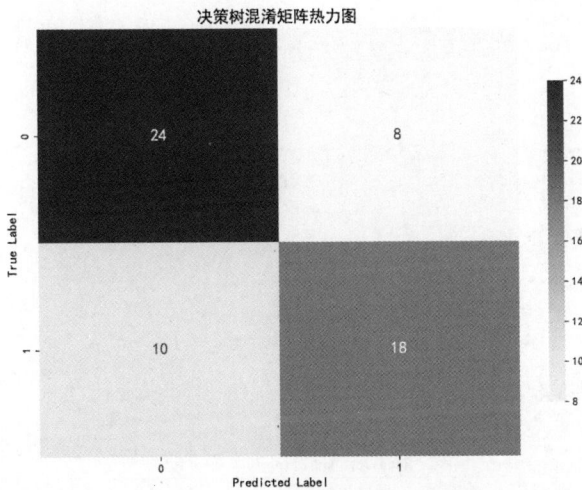

图 7-1　决策树混淆矩阵热力图

代码中 sns.heatmap() 函数的各参数说明如下：

conf_matrix：这是 heatmap 函数的主要输入数据，代表要绘制的矩阵。在这个例子中，它是一个混淆矩阵，通常用于评估分类模型的性能。混淆矩阵的行表示实际类别，列表示预测类别，每个单元格的值表示实际类别被预测为该类别的样本数量。

annot=True：这个参数用于控制是否在每个单元格内注释数字。当设置为 True 时，每个单元格内的值将被显示为文本，便于直接读取矩阵中的数值。

annot_kws={'size':15}：annot_kws 是一个字典，用于指定注释文本的关键字参数。在这个例子中，它设置了注释文本的大小为 15。这个参数仅在 annot=True 时有效。

fmt='d'：这个参数用于控制注释文本的格式。"d" 表示整数格式，这意味着矩阵中的数值将以整数的形式显示。这对于混淆矩阵来说通常是合适的，因为混淆矩阵中的值通常是整数。

cmap='YlGnBu'：cmap 代表 colormap（色图），用于控制热图中单元格的颜色。"YlGnBu"是一个从黄色到绿色再到蓝色的渐变色图，通常用于表示从低到高的数值。

cbar_kws={'shrink': 0.75}：cbar_kws 是一个字典，用于指定颜色条（colorbar）的关键字参数。在这个例子中，它设置了颜色条的缩放比例为 0.75。颜色条用于显示热图中使用的颜色与数值之间的对应关系。通过调整 shrink 参数，可以控制颜色条的大小，使其更适合图表的整体布局。

4. 决策树模型 ROC 曲线

ROC 曲线是一种常用的二分类模型性能评估工具，它反映了模型在不同阈值下的表现。此处使用 scikit-learn 中的 roc_curve 和 auc 函数来计算决策树分类器的 ROC 曲线，并绘制其图形以评估模型的性能。

```
In [7]: from sklearn.metrics import roc_curve, auc
   ...:
   ...: # 预测概率
   ...: y_score_1 = dt_classifier.predict_proba(X_test)[:, 1]
   ...:
   ...: # 计算ROC曲线
   ...: fpr_logistic_1, tpr_logistic_1, _ = roc_curve(y_test, y_score_1)
   ...: roc_auc_logistic_1 = auc(fpr_logistic_1, tpr_logistic_1)
   ...:
   ...: # 绘制ROC曲线
   ...: plt.figure()
   ...: plt.plot(fpr_logistic_1, tpr_logistic_1, color='darkorange', lw=2,
        label='ROC curve (area = %0.2f)' % roc_auc_logistic_1)
   ...: plt.plot([0, 1], [0, 1], color='navy', lw=2, linestyle='--')
   ...: plt.xlim([0.0, 1.0])
   ...: plt.ylim([0.0, 1.05])
   ...: plt.xlabel('False Positive Rate')
   ...: plt.ylabel('True Positive Rate')
   ...: plt.title('Receiver Operating Characteristic')
   ...: plt.legend(loc="lower right")
   ...: plt.savefig("决策树ROC曲线图.pdf", format='pdf', bbox_inches='tight')
   ...: plt.show()      # 输出见图 7-2
```

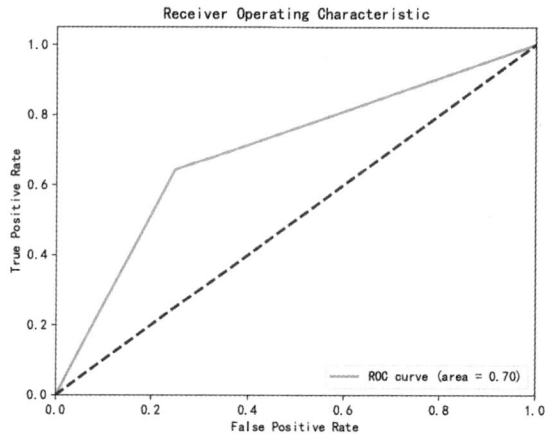

图 7-2　决策树模型 ROC 曲线

ROC 曲线解读：

- 横轴（FPR）：假阳性率，即将实际为负类的样本错误分类为正类的比例。
- 纵轴（TPR）：真阳性率，即将实际为正类的样本正确分类为正类的比例。

ROC 曲线越靠近左上角，说明模型的性能越好。这是因为左上角的点代表了高灵敏度和低假阳性率，即模型能够准确地识别出正样本，同时减少误报。图中用橙色实线表示 ROC 曲线，AUC（曲线下的面积）为 0.70，表示模型有一定的区分能力，但不是特别优秀。随机分类器的表现用蓝色虚线表示，其 AUC 为 0.5，用作对照。

- AUC：AUC 值为 0.70，表示模型具有一定的分类效果，但仍有改进空间。一般来说，AUC 值为 0.7 ～ 0.8 表示模型的表现尚可，0.8 ～ 0.9 为良好，0.9 以上为非常好。

通过这个 ROC 曲线图，可以直观地评估模型的分类效果和改进潜力。

7.3.2　随机森林模型

随机森林（Random Forest）是一种集成学习算法，它结合了多个决策树的预测结果来改进模型的准确性和稳定性。随机森林通过构建多个决策树并输出这些树的模式（通常是通过对类别的预测进行投票或取平均值）来工作。这种方法在处理分类和回归任务时都表现出色，并且对于过拟合（overfitting）有一定的抵抗力。

随机森林模型的优点是比单个决策树具有更高的预测准确性，能够处理高维数据，对缺失值和异常值有较好的容忍度，不易过拟合，很容易并行化以提高计算效率；缺点是对小数据集可能不是最佳选择，参数调优可能耗时，对类别不平衡敏感，即当数据集中的类别分布极不平衡时，随机森林可能会偏向于多数类。

随机森林广泛应用于各种领域，包括金融、医疗、生物信息学、市场营销等，用于分类、回归、特征选择等多种任务。

1. 随机森林模型训练与预测

使用 7.2 节划分好的数据集，使用随机森林分类器（RandomForestClassifier）对数据集进行分类预测，通过训练多棵决策树来提高分类性能和泛化能力。

```
In [8]: from sklearn.ensemble import RandomForestClassifier
   ...:
   ...: # 创建随机森林分类器实例，并设置参数
   ...: rf_classifier = RandomForestClassifier(
   ...:     n_estimators=100,
   ...:     criterion='gini',
   ...:     max_depth=None,
   ...:     min_samples_split=2,
   ...:     min_samples_leaf=1,
   ...:     min_weight_fraction_leaf=0.0,
   ...:     random_state=42,
   ...:     max_leaf_nodes=None,
   ...:     min_impurity_decrease=0.0
   ...: )
   ...:
   ...: # 训练模型
```

```
      ...: rf_classifier.fit(X_train, y_train)
      ...:
      ...: # 对测试集进行预测
      ...: y_pred_2 = rf_classifier.predict(X_test)
```

在随机森林分类器中设置了一些参数，这些参数共同决定了模型的复杂性、灵活性及其在特定数据集上的表现，具体的参数含义说明如下：

（1）n_estimators：随机森林中树（即决策树分类器）的数量。这个参数对随机森林模型的精确性有直接影响。

影响：n_estimators 越大，模型的效果往往越好，但相应的计算量和内存消耗也会增大，训练时间会变长。当 n_estimators 达到一定程度后，模型的精确性可能不再上升或开始波动。

默认值：在 sklearn 的某些版本中，默认值为 10，但在后续版本中可能有所调整（如修正为 100）。

（2）criterion：用于衡量分裂质量的性能参数，决定了节点如何分裂。

选项：常用的有 gini 和 entropy 两种。前者是 Gini 不纯度，后者是信息增益（或称为信息熵）。

默认值：gini。Gini 不纯度通常计算速度更快，而信息增益在达到峰值的过程中可能相对慢一些。

（3）max_depth：决策树的最大深度。

影响：限制树的深度可以防止模型过拟合。如果模型样本量大且特征多，推荐限制这个最大深度。

默认值：None，表示节点将一直扩展，直到所有叶子节点都是纯净的（即只包含一个类别的样本）或者包含少于 min_samples_split 个样本。

（4）min_samples_split：拆分内部节点所需的最少样本数。

影响：如果节点的样本数少于这个值，则不会继续尝试选择最优特征来进行划分。

默认值：2。对于较大的数据集，可能需要增大这个值以防止过拟合。

（5）min_samples_leaf：在叶子节点处需要的最小样本数。

影响：如果分裂后的叶子节点中的样本数少于这个值，则分裂不会发生。这个参数有助于平滑模型，尤其是在回归问题中。

默认值：1。对于较大的数据集，同样可能需要增大这个值。

（6）min_weight_fraction_leaf：在所有叶子节点处的权重总和中的最小加权分数。

影响：这个参数在处理加权样本时很有用。如果不考虑权重问题，通常可以将其设置为默认值。

默认值：0.0。

（7）random_state：控制随机数生成器的种子。

影响：设置这个参数可以确保结果的可重复性。如果不设置，则每次运行代码时可能会得到不同的结果（因为随机数生成器会生成不同的随机数）。

默认值：None，表示使用默认的随机数生成器。

（8）max_leaf_nodes：最大叶子节点数。

影响：限制最大叶子节点数可以防止模型过拟合。

默认值：None，表示不限制叶子节点的数量。

（9）min_impurity_decrease：如果节点的分裂所导致的不纯度的下降程度大于或等于这个值，则节点将被分裂。

影响：这个参数有助于控制模型的复杂度，防止过拟合。

默认值：0.0。

在随机森林模型中还有以下几个常用的参数。

（1）bootstrap：这个参数用于控制是否使用自助法（bootstrap）来构建决策树。自助法是一种有放回的抽样方法，它允许同一样本在构建一棵树时被多次使用。

影响：使用自助法可以增加模型的多样性，因为每棵树都是基于不同的（但可能是重叠的）样本子集构建的。这有助于提高模型的性能，尤其是当数据集较小时。然而，它也可能导致模型在某些样本上过拟合，因为这些样本可能在多棵树中被重复使用。

默认值：在 RandomForestClassifier 中，bootstrap 的默认值为 True，表示使用自助法来构建决策树。

（2）oob_score：控制是否使用袋外样本来评估模型的性能。袋外样本是指在构建某棵树时没有被使用的样本（因为自助法允许样本被重复使用，所以总会有一些样本在每棵树的构建过程中被遗漏）。

影响：使用袋外样本来评估模型可以作为一种简单的交叉验证方法，它不需要额外的数据集，也不需要像传统的交叉验证那样进行多次训练和测试。袋外得分（OOB score）可以提供一个对模型泛化能力的估计。

默认值：在 RandomForestClassifier 中，oob_score 的默认值为 False，表示不使用袋外样本来评估模型。如果设置为 True，则 fit 方法会返回一个额外的属性 oob_score_，表示袋外得分。

（3）n_jobs：控制并行运行的工作（作业）数量。它决定了在构建随机森林时，可以同时构建多少棵树。

影响：增加 n_jobs 的值可以加速模型的训练过程，尤其是在处理大型数据集和构建大量决策树时。然而，这也可能增加内存消耗和处理器负载。

默认值：在 RandomForestClassifier 中，n_jobs 的默认值为 None 或 1（取决于 sklearn 的版本和具体实现）。如果设置为 -1，则表示使用所有可用的处理器核心来并行运行作业。

（4）verbose：控制模型训练过程中的冗余输出。它决定了在训练过程中是否打印额外的信息或进度条。

影响：设置 verbose 为较高的值（如 1 或 2）可以提供有关训练过程的更多信息，这对于调试和了解模型训练进度很有帮助。然而，这也可能会增加输出的冗余性，使控制台或日志文件变得难以阅读。

默认值：在 RandomForestClassifier 中，verbose 的默认值为 0，表示不打印任何额外的信息。

2. 随机森林模型评价指标输出

输出模型的各项评价指标如下：

```
In [9]: # 输出模型报告，查看评价指标
   ...: print(classification_report(y_test, y_pred_2))
            precision    recall  f1-score   support
```

0	0.83	0.91	0.87	32
1	0.88	0.79	0.83	28
accuracy			0.85	60
macro avg	0.85	0.85	0.85	60
weighted avg	0.85	0.85	0.85	60

准确率（accuracy）为 0.85，宏平均（macro avg）和加权平均（weighted avg）的精度、召回率和 F1 分数也均为 0.85。与决策树相比，随机森林的分类性能更优，体现了其集成学习的优势。

3. 随机森林模型混淆矩阵热力图

做出随机森林混淆矩阵热力图，并将生成的图保存成 PDF 格式。

```
In [10]: # 输出混淆矩阵
    ...: conf_matrix = confusion_matrix(y_test, y_pred_2)
    ...:
    ...: # 绘制热力图，结果如图 7-3 所示
    ...: plt.figure(figsize=(10, 7), dpi=1200)  # 参数 dpi 表示分辨率
    ...: sns.heatmap(conf_matrix, annot=True, annot_kws={'size':15}, fmt='d',
        cmap='YlGnBu', cbar_kws={'shrink': 0.75})
    ...: plt.xlabel('Predicted Label', fontsize=12)
    ...: plt.ylabel('True Label', fontsize=12)
    ...: plt.title(' 随机森林混淆矩阵热力图 ', fontsize=15)
    ...: plt.savefig(" 随机森林混淆矩阵热力图 .pdf", format='pdf', bbox_
        inches='tight')
    ...: plt.show()
```

如图 7-3 所示，混淆矩阵热力图显示了模型对类别 0 和类别 1 的预测结果，其中正确分类的样本数为 29+3+6+22=60，其中正确分类的样本数为 51 个，即 29 个（预测为 0，实际为 0）和 22 个（预测为 1，实际为 1）；错误预测的样本数为 3+6=9，即有 3 个类别 0 的样本被错误预测为 1，6 个类别 1 的样本被错误预测为 0。

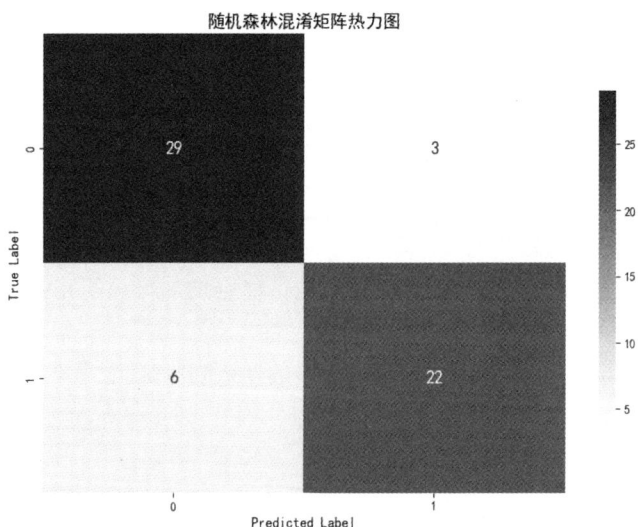

图 7-3　随机森林混淆矩阵热力图

4. 随机森林模型 ROC 曲线

绘制 ROC 曲线，可直观显示模型效果。

```
In [11]: y_score_2 = rf_classifier.predict_proba(X_test)[:, 1]
    ...:
    ...: # 计算 ROC 曲线
    ...: fpr_logistic_2, tpr_logistic_2, _ = roc_curve(y_test, y_score_2)
    ...: roc_auc_logistic_2 = auc(fpr_logistic_2, tpr_logistic_2)
    ...:
    ...: # 绘制 ROC 曲线，结果如图 7-4 所示
    ...: plt.figure()
    ...: plt.plot(fpr_logistic_2, tpr_logistic_2, color='darkorange', lw=2,
         label='ROC curve (area = %0.2f)' % roc_auc_logistic_2)
    ...: plt.plot([0, 1], [0, 1], color='navy', lw=2, linestyle='--')
    ...: plt.xlim([0.0, 1.0])
    ...: plt.ylim([0.0, 1.05])
    ...: plt.xlabel('False Positive Rate')
    ...: plt.ylabel('True Positive Rate')
    ...: plt.title('Receiver Operating Characteristic')
    ...: plt.legend(loc="lower right")
    ...: plt.savefig(" 随机森林 ROC 曲线图 .pdf", format='pdf', bbox_inches='tight')
    ...: plt.show()
```

图 7-4 中显示了 AUC（曲线下面积）为 0.94，接近 1，表示模型具有很强的区分正负类别的能力，说明该模型在分类任务中的表现非常优异。

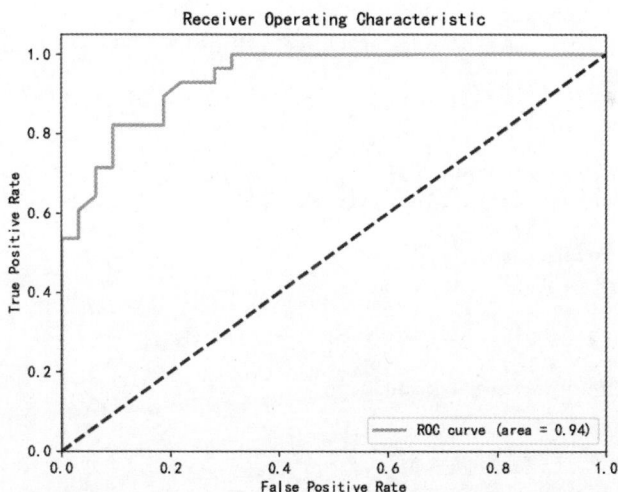

图 7-4　随机森林模型 ROC 曲线（Receiver Operating Characteristic）

7.3.3　XGBoost 模型

XGBoost（eXtreme Gradient Boosting）模型是一种基于梯度提升决策树 GBDT（Gradient Boosting Decision Tree）的集成学习算法，以其卓越的性能和广泛的应用场景在机器学习领域备受瞩目。在算法精度、速度和泛化能力上均优于传统的 GBDT 算法。

XGBoost 模型的优点是准确性高，在处理结构化数据和非结构化数据方面表现出色，计算效率高，可解释性强，能够输出每个特征的重要性程度。缺点是参数调节复杂，对于不同的数据集需要进行不同的参数调节，容易过拟合，对异常值敏感，需要进行异常值处理。

XGBoost 由于能够高效处理分类问题，所以应用场景非常广泛，包括但不限于以下几个方面：

- 金融风控：在金融领域，XGBoost 被广泛应用于信贷审批、反欺诈等风控场景中，帮助金融机构更准确地评估风险。
- 推荐系统：在电商、视频等平台上，XGBoost 可以根据用户的历史行为数据，预测其未来的兴趣偏好，实现个性化推荐。
- 医疗健康：在医疗健康领域，XGBoost 可用于疾病预测、药物研发等多个方面，帮助医生更准确地诊断疾病。
- 模型融合：为了进一步提升模型性能，可以尝试将 XGBoost 与其他算法进行融合，如随机森林、深度学习等。

1. XGBoost 模型训练与预测

继续使用 7.2 节划分好的数据集，进行 XGBoost 模型的训练与预测。对于模型的参数赋值，这里将用到网格搜索 GridSearchCV，网格搜索的作用是对需要优化的参数给出各种可能的值，让它进行自动筛选，并给出最优参数的组合。

```
In [12]: import xgboost as xgb
    ...: from sklearn.model_selection import GridSearchCV
    ...:
    ...: # XGBoost 模型参数
    ...: params_xgb = {
    ...:     'learning_rate': 0.02,
    ...:     'booster': 'gbtree',
    ...:     'objective': 'binary:logistic',          # 当三分类时则用 multi:softmax
    ...:     'max_leaves': 127,
    ...:     'verbosity': 1,
    ...:     'seed': 42,
    ...:     'nthread': -1,
    ...:     'colsample_bytree': 0.6,
    ...:     'subsample': 0.7,
    ...:     'eval_metric': 'logloss'
    ...: }
    ...:
    ...: # 初始化 XGBoost 分类模型
    ...: model_xgb = xgb.XGBClassifier(**params_xgb)
    ...:
    ...: # 定义参数网格，用于网格搜索
    ...: param_grid = {
    ...:     'n_estimators': [100, 200, 300, 400, 500],      # 树的数量
    ...:     'max_depth': [3, 4, 5, 6, 7],                   # 树的深度
    ...:     'learning_rate': [0.01, 0.02, 0.05, 0.1],       # 学习率
    ...: }
    ...:
    ...: # 使用 GridSearchCV 进行网格搜索和 k 折交叉验证
    ...: grid_search = GridSearchCV(
    ...:     estimator=model_xgb,
    ...:     param_grid=param_grid,
```

```
   ...:        scoring='neg_log_loss',            # 评价指标为负对数损失
   ...:        cv=5,                              # 5 折交叉验证
   ...:        n_jobs=-1,                         # 并行计算
   ...:        verbose=1                          # 输出详细进度信息
   ...: )
   ...:
   ...: # 训练模型
   ...: grid_search.fit(X_train, y_train)
   ...:
   ...: # 输出最优参数
   ...: print("Best parameters found: ", grid_search.best_params_)
   ...: print("Best Log Loss score: ", -grid_search.best_score_)
   ...:
   ...: # 使用最优参数训练模型
   ...: best_model_xgboost = grid_search.best_estimator_
   ...: # 对测试集进行预测
...: y_pred_3 = best_model_xgboost.predict(X_test)

Fitting 5 folds for each of 100 candidates, totalling 500 fits
Best parameters found:  {'learning_rate': 0.05, 'max_depth': 5, 'n_estimators': 100}
Best Log Loss score:  0.40727758351836074
```

代码 grid_search.best_params_ 输出了最优模型参数值，并给出了最佳模型得分约为 0.41。最优模型为 grid_search.best_estimator_ 给出。

XGBoost 模型的参数说明如下：

（1）learning_rate：学习率，也称为步长，用于控制每次迭代更新模型时的幅度。设置较小的值则意味着需要更多的迭代次数。

（2）booster：指定使用的基学习器类型。'gbtree' 表示基于树的模型，XGBoost 还支持其他类型的基学习器，如 'gblinear'（线性模型）和 'dart'（一种改进的梯度提升方法）。

（3）objective：指定学习任务的类型及相应的损失函数。'binary:logistic' 表示二分类任务，使用逻辑回归损失函数。对于多分类任务则使用 'multi:softmax'，并设置 num_class 参数。

（4）max_leaves：一棵树的最大叶子节点数。这个参数可以用来控制树的复杂度。设置较大的值可能会使模型更复杂，并可能导致过拟合。

（5）verbosity：模型的详细程度。设置为 1 时，XGBoost 会打印出每次提升的详细信息（如树的深度、叶子节点数等）。设置更高的值可能会打印出更多的信息。

（6）seed：随机数种子。用于确保结果的可重复性。不同的种子可能会导致模型略有不同。

（7）nthread：使用的线程数。设置为 -1 时将使用所有可用的 CPU 核心。

（8）colsample_bytree：构建树时，对特征进行随机采样的比例。这有助于防止模型过拟合到训练数据。

（9）subsample：构建树时，对样本进行随机采样的比例（行采样）。这也是一种防止过拟合的技术。

（10）eval_metric：评估模型性能的指标。'logloss' 表示对数损失，适用于二分类任务。对于其他任务，可能需要使用不同的评估指标。

网格搜索 GridSearchCV() 函数是一个强大的工具，通过在指定的参数网格上进行穷举搜索，自动找到最佳的模型参数组合。然而，随着参数网格的增大和数据集的增加，搜索

过程可能会变得非常耗时。因此，合理使用 n_jobs 和 cv 参数，以及选择合适的评估指标 scoring，都是优化搜索过程和提高模型性能的关键。GridSearchCV() 函数的参数说明如下：

（1）estimator：估计器，即要使用的模型。此处是一个已经初始化的 XGBoost 模型实例。

（2）param_grid：参数网格，是一个字典或字典的列表，指定了要搜索的参数及其候选值。对于每个参数，可以提供一个筛选值的列表，GridSearchCV 将尝试这些值的所有组合。

（3）scoring：评估指标，用于选择最佳模型。在这里，使用的是负对数损失（negative log loss），它适用于二分类任务，并且是逻辑回归等概率预测模型的常用指标。注意，由于在 GridSearchCV() 函数中，越高的分数表示模型越好，因此使用负对数损失（越低越好）时，实际上是在寻找损失最小的模型。

（4）cv：交叉验证策略，指定了要将数据集分成多少部分进行交叉验证。在这里，使用的是 5 折交叉验证，即将数据集分成 5 部分，轮流用其中的 4 部分训练模型，用剩余的 1 部分测试模型，重复这个过程 5 次，每次选择不同的测试集。

（5）n_jobs：指定并行运行的作业数。如果设置为 -1，则表示使用所有可用的 CPU 核心进行并行计算。这可以显著加快 GridSearchCV() 函数的搜索速度，特别是在参数网格很大或数据集很大的情况下。

（6）verbose：日志显示的详细程度。设置为 1 时，GridSearchCV 将输出进度条，显示当前搜索的进度和剩余时间等信息。这对于了解搜索过程的状态非常有用。

2. XGBoost 模型评价指标输出

```
In [13]: # 输出模型报告，查看评价指标
    ...: print(classification_report(y_test, y_pred_3))
              precision    recall  f1-score   support

           0       0.85      0.91      0.88        32
           1       0.88      0.82      0.85        28

    accuracy                           0.87        60
   macro avg       0.87      0.86      0.87        60
weighted avg       0.87      0.87      0.87        60
```

分类报告显示，模型整体准确率为 87%，其中对类别 0 的召回率较高（91%），对类别 1 的精度较高（88%），但对类别 1 的召回率稍低（82%），表明模型在预测类别 1 时略有不足。

3. XGBoost 模型混淆矩阵热力图

```
In [14]: # 输出混淆矩阵
    ...: conf_matrix = confusion_matrix(y_test, y_pred_3)
    ...:
    ...: # 绘制热力图
    ...: plt.figure(figsize=(10, 7), dpi=1200)
    ...: sns.heatmap(conf_matrix, annot=True, annot_kws={'size':15}, fmt='d',
        cmap='YlGnBu', cbar_kws={'shrink': 0.75})
    ...: plt.xlabel('Predicted Label', fontsize=12)
    ...: plt.ylabel('True Label', fontsize=12)
    ...: plt.title('XGBoost混淆矩阵热力图', fontsize=15)
    ...: plt.savefig("XGBoost混淆矩阵热力图.pdf", format='pdf', bbox_
        inches='tight')
    ...: plt.show()
```

图 7-5 所示，混淆矩阵热力图显示了模型在测试集上对类别 0 的 29 个样本和类别 1 的 20 个样本正确分类，但有 3 个类别为 0 的样本误分类为 1，有 8 个类别为 1 的样本误分类为 0，说明模型对类别 0 的分类效果更好。

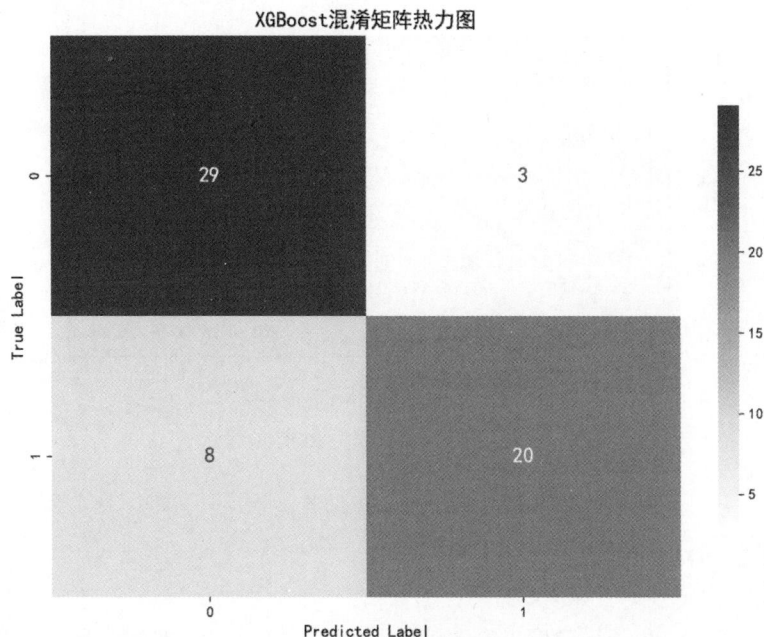

图 7-5　XGBoost 模型混淆矩阵热力图

4. XGBoost 模型 ROC 曲线

```
In [15]: # 预测概率
    ...: y_score_3 = best_model_xgboost.predict_proba(X_test)[:, 1]
    ...:
    ...: # 计算 ROC 曲线
    ...: fpr_logistic_3, tpr_logistic_3, _ = roc_curve(y_test, y_score_3)
    ...: roc_auc_logistic_3 = auc(fpr_logistic_3, tpr_logistic_3)
    ...:
    ...: # 绘制 ROC 曲线
    ...: plt.figure()
    ...: plt.plot(fpr_logistic_3, tpr_logistic_3, color='darkorange', lw=2,
        label='ROC curve (area = %0.2f)' % roc_auc_logistic_3)
    ...: plt.plot([0, 1], [0, 1], color='navy', lw=2, linestyle='--')
    ...: plt.xlim([0.0, 1.0])
    ...: plt.ylim([0.0, 1.05])
    ...: plt.xlabel('False Positive Rate')
    ...: plt.ylabel('True Positive Rate')
    ...: plt.title('Receiver Operating Characteristic')
    ...: plt.legend(loc="lower right")
    ...: plt.savefig("XGBoost ROC 曲线图 .pdf", format='pdf', bbox_inches='tight')
    ...: plt.show()
```

图 7-6 显示了 XGBoost 模型的分类性能，其 AUC 值为 0.94，表明模型具有很高的区分正负样本的能力，性能非常优秀。

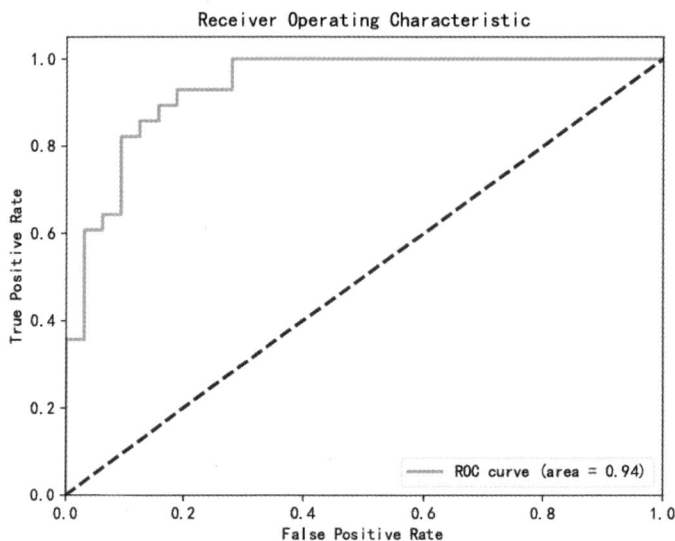

图 7-6   XGBoost 模型 ROC 曲线

7.3.4   CatBoost 模型

CatBoost 模型是一种基于梯度提升决策树 GBDT 的集成学习算法，在处理分类和回归问题上表现出色，特别是其处理类别型特征（categorical features）的能力尤为突出。

CatBoost 模型的优点是高效处理类别型特征，无须特征转换，减少过拟合，提高模型的准确性和泛化能力，自动特征缩放，减少特征预处理的工作量，对缺失值和异常值鲁棒性强，快速训练，支持并行计算；缺点是训练时间较长，特别是在具有大量特征和数据的情况下，内存消耗较大，可能需要更多的计算资源，超参数调节复杂，需要仔细调整以避免过拟合或欠拟合。

CatBoost 模型的应用场景非常广泛，包括但不限于以下几个方面：

- 金融风控：在金融领域，CatBoost 可以应用于信贷审批、反欺诈等风控场景中，帮助金融机构更准确地评估风险。
- 推荐系统：在电商、视频等平台上，CatBoost 可以根据用户的历史行为数据，预测其未来的兴趣偏好，实现个性化推荐。
- 医疗健康：在医疗健康领域，CatBoost 可用于疾病预测、药物研发等多个方面，帮助医生更准确地诊断疾病。

1. CatBoost 模型训练与预测

继续使用 7.2 节划分好的数据集，进行 CatBoost 模型的训练与预测。

```
In [16]: # 导入所需的库
    ...: from catboost import CatBoostClassifier
    ...:
    ...: # CatBoost 模型参数
    ...: params_catboost = {
```

```
    ...:        'learning_rate': 0.02,
    ...:        'depth': 6,
    ...:        'loss_function': 'Logloss',     # 适用于二分类任务，对应对数损失函数
    ...:        'verbose': 100,
    ...:        'random_seed': 42,
    ...:        'thread_count': -1,
    ...:        'subsample': 0.7,
    ...:        'l2_leaf_reg': 3.0
    ...: }
    ...:
    ...: # 初始化 CatBoost 分类模型
    ...: model_catboost = CatBoostClassifier(**params_catboost)
    ...:
    ...: # 定义参数网格，用于网格搜索
    ...: param_grid_catboost = {
    ...:        'iterations': [100, 200, 300, 400, 500],  # 迭代次数，相当于树的数量
    ...:        'depth': [3, 4, 5, 6, 7],                 # 树的深度
    ...:        'learning_rate': [0.01, 0.02, 0.05, 0.1], # 学习率
    ...: }
    ...:
    ...: # 使用 GridSearchCV 进行网格搜索和 k 折交叉验证
    ...: grid_search_catboost = GridSearchCV(
    ...:        estimator=model_catboost,
    ...:        param_grid=param_grid_catboost,
    ...:        scoring='neg_log_loss',     # 评价指标为负对数损失
    ...:        cv=5,                       # 5 折交叉验证
    ...:        n_jobs=-1,                  # 并行计算
    ...:        verbose=1                   # 输出详细进度信息，可以设置为 0，不输出信息
    ...: )
    ...:
    ...: # 训练模型
    ...: grid_search_catboost.fit(X_train, y_train)
    ...:
    ...: # 输出最优参数
    ...: print("Best parameters found: ", grid_search_catboost.best_params_)
    ...: print("Best Log Loss score: ", -grid_search_catboost.best_score_)
    ...:
    ...: # 使用最优参数训练模型
    ...: best_model_catboost = grid_search_catboost.best_estimator_
    ...: # 对测试集进行预测
    ...: y_pred_4 = best_model_catboost.predict(X_test)

Fitting 5 folds for each of 100 candidates, totalling 500 fits
Best parameters found:  {'depth': 3, 'iterations': 400, 'learning_rate': 0.01}
Best Log Loss score:  0.4087958172427412
```

通过网格搜索优化 CatBoost 模型的超参数设置，找到使模型性能最优的参数组合。通过使用 GridSearchCV 和交叉验证，确保模型的泛化能力并防止过拟合。最终，使用最优参数组合的模型对测试数据进行预测，输出预测结果。

CatBoost 模型的参数包括：学习率（learning_rate），控制每步优化的步长以平衡训练的稳定性和速度；树的深度（depth），调节模型的复杂度以防止过拟合；损失函数（loss_function），定义优化目标，如 Logloss 适用于二分类任务，对应对数损失函数；输出详细程度（verbose），控制训练时的日志信息输出频率；随机种子（random_seed），确保结果的可重复性；线程数量（thread_count），用于并行计算以提高计算效率；样本比例（subsample），

在每次迭代时随机选择样本以增强模型的泛化能力；L2 正则化项系数（l2_leaf_reg），用于防止过拟合，这些参数共同作用于模型的训练过程，以优化其性能和稳定性。

2. CatBoost 模型评价指标输出

```
In [17]: # 输出模型报告，查看评价指标
    ...: print(classification_report(y_test, y_pred_4))
                  precision    recall  f1-score   support

               0       0.78      0.91      0.84        32
               1       0.87      0.71      0.78        28

        accuracy                           0.82        60
       macro avg       0.83      0.81      0.81        60
    weighted avg       0.82      0.82      0.81        60
```

模型的整体准确率为 82%，对类别 0 的召回率较高（91%），而对类别 1 的精度较高（87%），表明模型对类别 1 的识别稍弱。

3. CatBoost 模型混淆矩阵热力图

```
In [18]: # 输出混淆矩阵
    ...: conf_matrix = confusion_matrix(y_test, y_pred_4)
    ...:
    ...: # 绘制热力图
    ...: plt.figure(figsize=(10, 7), dpi=1200)
    ...: sns.heatmap(conf_matrix, annot=True, annot_kws={'size':15}, fmt='d',
        cmap='YlGnBu', cbar_kws={'shrink': 0.75})
    ...: plt.xlabel('Predicted Label', fontsize=12)
    ...: plt.ylabel('True Label', fontsize=12)
    ...: plt.title('Catboost 混淆矩阵热力图 ', fontsize=15)
    ...: plt.savefig("Catboost 混淆矩阵热力图 .pdf", format='pdf', bbox_
        inches='tight')
    ...: plt.show()
```

如图 7-7 的混淆矩阵热力图显示，模型正确分类了 29 个类别为 0 的样本和 20 个类别为 1 的样本，但错误地将 3 个类别为 0 的样本预测为 1，将 8 个类别 1 的样本预测为 0，表明模型对类别 0 的识别效果优于类别 1。

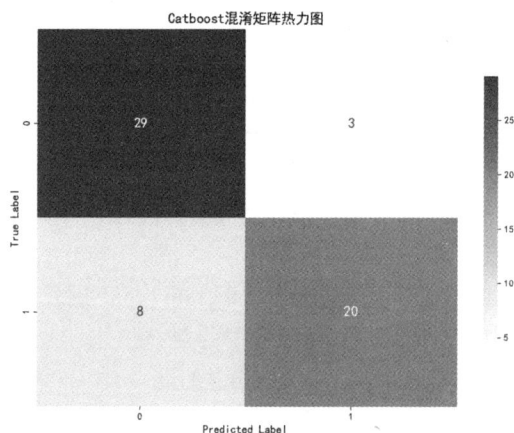

图 7-7　CatBoost 模型混淆矩阵热力图

4. CatBoost 模型 ROC 曲线

```
In [19]: # 预测概率
    ...: y_score_4 = best_model_catboost.predict_proba(X_test)[:, 1]
    ...:
    ...: # 计算 ROC 曲线
    ...: fpr_logistic_4, tpr_logistic_4, _ = roc_curve(y_test, y_score_4)
    ...: roc_auc_logistic_4 = auc(fpr_logistic_4, tpr_logistic_4)
    ...:
    ...: # 绘制 ROC 曲线
    ...: plt.figure()
    ...: plt.plot(fpr_logistic_4, tpr_logistic_4, color='darkorange', lw=2,
             label='ROC curve (area = %0.2f)' % roc_auc_logistic_4)
    ...: plt.plot([0, 1], [0, 1], color='navy', lw=2, linestyle='--')
    ...: plt.xlim([0.0, 1.0])
    ...: plt.ylim([0.0, 1.05])
    ...: plt.xlabel('False Positive Rate')
    ...: plt.ylabel('True Positive Rate')
    ...: plt.title('Receiver Operating Characteristic')
    ...: plt.legend(loc="lower right")
    ...: plt.savefig("Catboost ROC 曲线图 .pdf", format='pdf', bbox_inches='tight')
    ...: plt.show()
```

图 7-8 显示了 CatBoost 模型的分类性能，曲线下的面积（AUC）为 0.94，接近 1，表明模型具有很强的区分正负样本的能力，表现非常优秀。

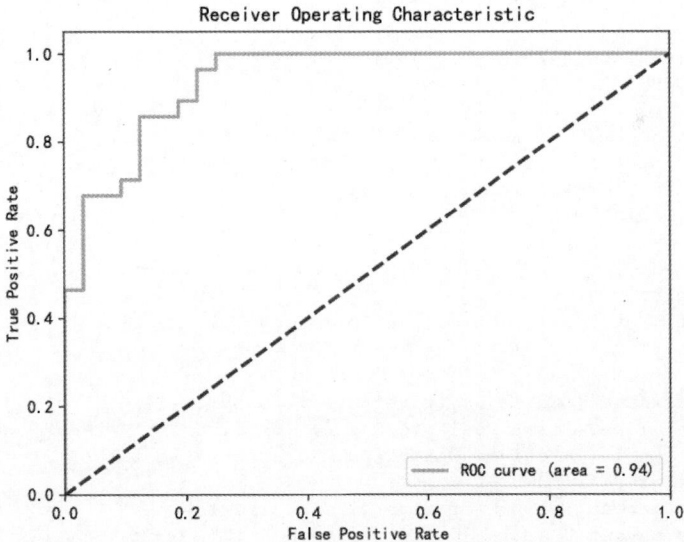

图 7-8　CatBoost 模型 ROC 曲线

为了更好地比较上述几种算法模型的效果，现将其 ROC 曲线做在同一个坐标系下，结果如图 7-9 所示。

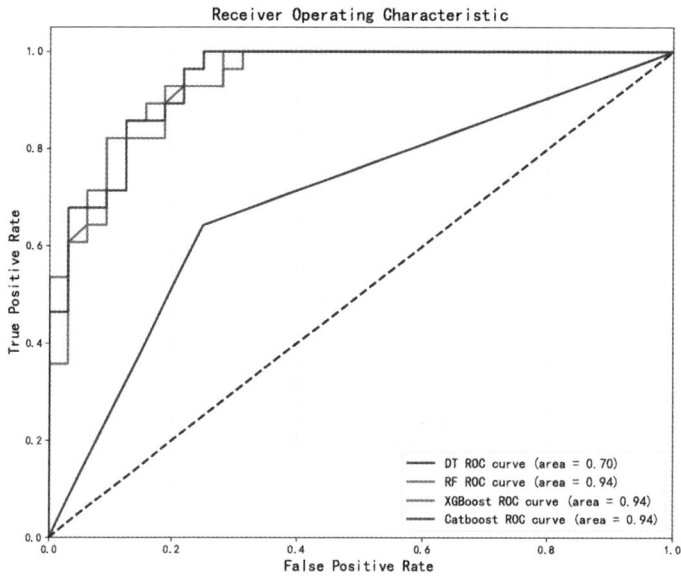

图 7-9　多个模型 ROC 比较

```
In [20]: # 绘制 ROC 曲线
    ...: plt.figure(figsize=(10, 8))
    ...: plt.plot(fpr_logistic_1, tpr_logistic_1, color='blue', lw=2,
         linestyle='-',            label='DT ROC curve (area = %0.2f)' % roc_auc_
         logistic_1)
    ...: plt.plot(fpr_logistic_2, tpr_logistic_2, color='green', lw=2,
         linestyle='-', label='RF ROC curve (area = %0.2f)' % roc_auc_logistic_2)
    ...: plt.plot(fpr_logistic_3, tpr_logistic_3, color='red', lw=2,
         linestyle='-', label='XGBoost ROC curve (area = %0.2f)' % roc_auc_
         logistic_3)
    ...: plt.plot(fpr_logistic_4, tpr_logistic_4, color='purple', lw=2,
         linestyle='-', label='Catboost ROC curve (area = %0.2f)' % roc_auc_
         logistic_4)
    ...: plt.plot([0, 1], [0, 1], color='navy', lw=2, linestyle='--')
    ...: plt.xlim([0.0, 1.0])
    ...: plt.ylim([0.0, 1.05])
    ...: plt.xlabel('False Positive Rate', fontsize=14)
    ...: plt.ylabel('True Positive Rate', fontsize=14)
    ...: plt.title('Receiver Operating Characteristic', fontsize=16)
    ...: plt.grid(alpha=0.3)
    ...: plt.legend(loc="lower right", fontsize=12)
    ...: plt.savefig("ROC 曲线图 .pdf", format='pdf', bbox_inches='tight')
    ...: plt.show()
```

在多模型的 ROC 曲线对比图中，可以看到随机森林（RF）、XGBoost 和 CatBoost 这 3 个模型的 AUC 值均为 0.94，这表明它们在区分正负样本方面的能力相当。然而，AUC 值相同并不意味着它们的实际分类效果完全一致，因为 AUC 仅反映模型的整体区分能力，而无法全面衡量具体的分类表现。例如，两个模型可能在不同的阈值下有不同的精度（Precision）和召回率（Recall），即使 AUC 相同，它们在某些类别上的表现也可能存在显著差异。

为了更全面地评价模型，结合每个模型的具体指标（如精度、召回率和 F1 分数），如

图 7-10 所示，在这些指标的对比中，相对来说，XGBoost 和随机森林在精度和召回率之间都取得了更好的平衡，但 XGBoost 略胜一筹。因此，基于上述多方面的评价，我们认为在这几个模型中，XGBoost 模型在当前任务中的表现最优。

```
决策树            precision  recall  f1-score  support
          0       0.71       0.75    0.73      32
          1       0.69       0.64    0.67      28
  accuracy                           0.70      60
  macro avg       0.70       0.70    0.70      60
weighted avg      0.70       0.70    0.70      60


RF                precision  recall  f1-score  support
          0       0.83       0.91    0.87      32
          1       0.88       0.79    0.83      28
  accuracy                           0.85      60
  macro avg       0.85       0.85    0.85      60
weighted avg      0.85       0.85    0.85      60


XGB               precision  recall  f1-score  support
          0       0.85       0.91    0.88      32
          1       0.88       0.82    0.85      28
  accuracy                           0.87      60
  macro avg       0.87       0.86    0.87      60
weighted avg      0.87       0.87    0.87      60


CAT               precision  recall  f1-score  support
          0       0.78       0.91    0.84      32
          1       0.87       0.71    0.78      28
  accuracy                           0.82      60
  macro avg       0.83       0.81    0.81      60
weighted avg      0.82       0.82    0.81      60
```

图 7-10　效果评价

　　找到了最优模型，那么在这些特征中，到底是哪些特征起到了重要作用呢？将在下一章中学习。

　　本章详细介绍了如何通过多种经典与流行的机器学习模型（如决策树、随机森林、XGBoost、CatBoost 等）实现二分类任务。针对每一种模型，不仅涵盖了其理论背景、应用场景和算法原理，还深入剖析了其具体实现步骤，包括模型训练、超参数调优、性能评估及模型解释等内容。此外，本章还特别强调了模型在实际应用中的优势与局限，帮助读者理解在不同的数据和任务下如何选择合适的模型。

第 8 章
模型 Shap 解读与保存部署

机器学习模型是复杂的"黑箱"模型，人们很难理解它们是如何做出决策的，而工具 Shap 就是用于解释机器学习模型的预测结果，帮助人们弄清楚模型为什么会给出某个特定的预测。例如，当模型预测某位患者患有心脏病时，到底是哪些特征［如年龄、胆固醇水平（chol）、最大心率（thalach）等］对该预测结果起到了关键作用，Shap 将会给出解释，不仅能解释单个样本（如某位具体患者）的预测过程，还能总结所有数据中的特征重要性，让人们知道哪些特征在模型的整体决策中最为重要。通过这种解释，不仅能发现模型的预测逻辑是否符合医学常识（如年龄和最大心率可能对心脏病预测有重要影响），还能找出模型中可能存在的偏差。例如，如果模型过于依赖某个不重要的特征，则可以据此进行优化。此外，Shap 的解释有助于让医疗专家理解模型的行为，从而增加模型预测的可信度和实用性。

本章将在第 7 章模型训练的基础上，使用 Shap 等解释性方法来揭示模型的决策过程，帮助读者理解每个特征在模型预测结果中的贡献。同时，为了方便利用训练好的模型，需要对模型进行保存和读取，并学习如何进行在线模型部署，方便对新的病例数据进行预测，以便辅助诊断。

8.1　Shap 解读模型

利用 Shap 解读模型的过程包括以下几个步骤：

（1）训练机器学习模型（如随机森林或 XGBoost 等）。

（2）计算每个特征对模型预测的贡献值（Shap 值）。

（3）可视化单个样本的 Shap 图或特征重要性汇总图，展示各特征对预测结果的正负影响。

（4）通过分析 Shap 解释，了解模型的决策逻辑，找出关键特征，验证预测的合理性。

Shap 库需要安装，在 Anaconda Prompt 下执行 pip install shap 命令。

此处的 Shap 版本为 0.46.0。

```
In [1]: import sys, shap
   ...:
   ...: print(f"python:{sys.version}")
```

```
...: print(f"scikit-learn:{sklearn.__version__}")
...: print(f"shap:{shap.__version__}")


python:3.12.3 | (main, Apr 15 2024, 18:20:11) [MSC v.1938 64 bit (AMD64)]
scikit-learn:1.4.2
shap:0.46.0
```

8.1.1 Shap 值计算

计算 Shap 值是为了解释模型的预测结果，让我们了解每个特征对模型输出的具体影响。Shap 值能够量化每个特征对某个预测结果的贡献大小和方向（是正向推动还是负向抑制），Shap 值的绝对值表示某个特征对预测结果的贡献大小，绝对值越大，说明该特征对模型的影响越大。正负号则表示该特征对预测结果的影响方向：正值意味着该特征推动预测结果增加（如更倾向于预测为正类），负值则表示抑制预测结果（如更倾向于预测为负类），从而揭示模型的决策逻辑。

以第 7 章中的 XGBoost 模型为例，加载并训练 XGBoost 模型后，计算 Shap 的值，以解释各特征对模型预测的影响。

```
In [2]: # 先加载第 7 章中的数据
...: import pandas as pd
...: import numpy as np
...: import matplotlib.pyplot as plt
...: from sklearn.model_selection import train_test_split
...:
...: # 用黑体显示中文和负号
...: plt.rcParams['font.sans-serif'] = 'SimHei'
...: plt.rcParams['axes.unicode_minus'] = False
...:
...: # 导入本地数据
...: df = pd.read_csv('heartdisease.csv')
...:
...: # 划分特征和目标变量
...: X = df.drop(['target'], axis=1)
...: y = df['target']
...: # 划分训练集和测试集
...: X_train,X_test,y_train,y_test = train_test_split(X,y,test_size=0.2,
...:                                                   random_state=42,
...:                                                   stratify=df['target'])
In [3]: import xgboost as xgb
...: from sklearn.model_selection import GridSearchCV
...: # 再次运行第 7 章的 XGBoost 模型
...: # XGBoost 模型参数
...: params_xgb = {
...:     'learning_rate': 0.02,
...:     'booster': 'gbtree',
...:     'objective': 'binary:logistic', # 此处为二分类，三分类用 multi:softmax
...:     'max_leaves': 127,
```

```
    ...:        'verbosity': 1,
    ...:        'seed': 42,
    ...:        'nthread': -1,
    ...:        'colsample_bytree': 0.6,
    ...:        'subsample': 0.7,
    ...:        'eval_metric': 'logloss'
    ...:    }
    ...:
    ...:
    ...: # 初始化 XGBoost 分类模型
    ...: model_xgb = xgb.XGBClassifier(**params_xgb)
    ...:
    ...:
    ...: # 定义参数网格，用于网格搜索
    ...: param_grid = {
    ...:        'n_estimators': [100, 200, 300, 400, 500],   # 树的数量
    ...:        'max_depth': [3, 4, 5, 6, 7],                 # 树的深度
    ...:        'learning_rate': [0.01, 0.02, 0.05, 0.1],     # 学习率
    ...:    }
    ...:
    ...:
    ...: # 使用 GridSearchCV 进行网格搜索和 k 折交叉验证
    ...: grid_search = GridSearchCV(
    ...:        estimator=model_xgb,
    ...:        param_grid=param_grid,
    ...:        scoring='neg_log_loss',                       # 评价指标为负对数损失
    ...:        cv=5,                                         # 5 折交叉验证
    ...:        n_jobs=-1,                                    # 并行计算
    ...:        verbose=1                                     # 输出详细进度信息
    ...:    )
    ...:
    ...: # 训练模型
    ...: grid_search.fit(X_train, y_train)
    ...:
    ...: # 输出最优参数
    ...: print("Best parameters found: ", grid_search.best_params_)
    ...: print("Best Log Loss score: ", -grid_search.best_score_)
    ...:
    ...: # 使用最优参数训练模型
    ...: best_model_xgboost = grid_search.best_estimator_
Fitting 5 folds for each of 100 candidates, totalling 500 fits
Best parameters found:  {'learning_rate': 0.02, 'max_depth': 3, 'n_
estimators': 200}
Best Log Loss score:  0.408122144074828
```

使用 Shap 库计算 XGBoost 模型在测试集上的特征重要性（Shap 值），并分别提取每个类别的 Shap 值，以解释每个特征对不同类别预测结果的贡献。

```
In [4]: import shap
    ...: explainer = shap.TreeExplainer(best_model_xgboost)   # 构建 Shap 解释器
    ...: shap_values = explainer.shap_values(X_test)          # 计算测试集的 Shap 值
    ...: labels = X_test.columns                              # 特征标签
```

8.1.2 摘要图（Summary Plot）

摘要图（又名蜂巢图）是 Shap 提供的一种可视化工具，用于展示所有样本中各特征的重

要性和影响方向。在这个可视化图形中，每个点代表一个样本的 Shap 值，X 轴表示 Shap 值的大小（贡献的大小和方向），Y 轴列出了特征名称，按重要性排序，颜色反映了特征取值的大小，作用是帮助我们了解哪些特征对模型的预测最重要，以及特征值的变化如何影响预测结果。

```
In [5]: plt.figure(dpi=80)
   ...: shap.summary_plot(shap_values, X_test, feature_names=labels, plot_
        type="dot", show=False)
   ...: plt.savefig(" 摘要图 .pdf", format='pdf', bbox_inches='tight')
```

图 8-1 所示为一个摘要图，展示了各特征对模型预测的影响及其贡献。该图有助于解释哪些特征对预测影响最大，以及它们的具体作用方向，影响最大的特征是 cp，最小的是 fbs。

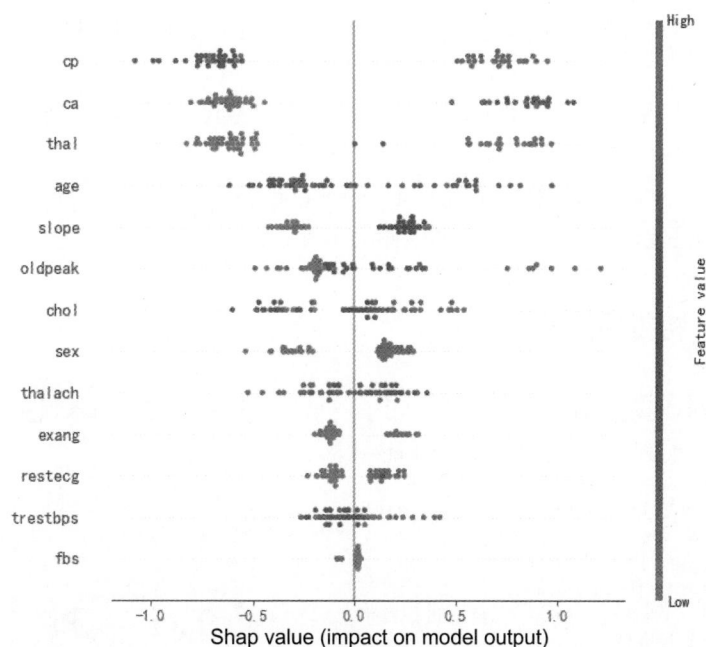

图 8-1　摘要图

- Y 轴：每一行代表一个特征，如 thal、cp 等。
- X 轴：Shap 值，表示每个特征对模型输出的贡献。Shap 值为正时，表示该特征增加了患心脏病的风险（即模型预测的输出值更高）；为负时，表示该特征降低了风险。
- 点的颜色：代表特征值的大小，红色表示高值，蓝色表示低值。颜色渐变表示该特征在高值和低值上的变化趋势。
- 点的位置：每个点的位置显示了该特征值对应的 Shap 值，即它对模型预测的正向或负向影响程度。

以特征 thal 为例进行解释，thal 特征的位置和颜色解释如下：
- thal 是 Shap 值较高的特征之一，位于顶部，意味着它在模型预测中影响较大。
- 点图中显示了不同颜色的点，其中红色点代表较高的 thal 值，蓝色点代表较低的 thal 值。

thal 对模型的影响如下：

- 高 thal 值（红色）：这些点大多位于 Shap 值的右侧（正方向），表明较高的 thal 值显著增加了患心脏病的风险，即模型预测输出值更高。
- 低 thal 值（蓝色）：这些点大多在 Shap 值的左侧（负方向），表明较低的 thal 值降低了患心脏病的风险。

具体影响分析如下：

- 高 thal 值的解释：高 thal 值（例如 3，代表可逆性缺陷）对于预测心脏病阳性有较强的贡献，这可能反映了临床上 thal 这一特征（地中海贫血或缺陷）与心脏病的相关性。
- 低 thal 值的解释：较低的 thal 值（例如 1，代表正常）通常位于负 Shap 值方向，表明该特征降低了患病的风险，模型预测认为低 thal 值较为健康，不容易出现心脏病的情况。

图 8-1 展示了模型如何利用 thal 等特征来进行心脏病风险的预测，帮助用户理解模型的决策过程。

shap.summary_plot() 函数中的参数 plot_type="dot" 指定了使用点图形式，show=False 表示不直接在屏幕上显示图像，这在保存图像时很有用。

8.1.3　Shap 特征贡献图

Shap 特征贡献图是一种可视化工具，用于展示每个特征对某个样本预测结果的具体贡献及其方向，帮助人们理解模型为什么会给出该预测。

```
In [6]: plt.figure(figsize=(15, 5),dpi=80)
   ...: shap.summary_plot(shap_values, X_test, plot_type="bar", show=False)
   ...: plt.title("shap Feature contributions")
   ...: plt.tight_layout()
   ...: plt.savefig("shap特征贡献图.pdf", format='pdf', bbox_inches='tight')
   ...: plt.show()
```

图 8-2 展示了使用 Shap（SHapley Additive exPlanations）值的特征贡献，Shap 值提供了一种解释每个特征对模型预测影响的方法。以下是对该图的分析：

- Shap 值的作用：Shap 值量化了每个特征对预测的贡献。在该图中，x 轴表示平均绝对 Shap 值，这意味着每个特征对模型输出的平均影响。
- 特征重要性：特征按照对模型贡献的大小以降序排列。柱状条越高，表示该特征的重要性越高。
- 最重要的特征：在该模型中，thal、cp（胸痛类型）和 ca（通过荧光检查的主要血管数量）拥有最高的 Shap 值，这表明它们是模型中影响较大的特征。
- 影响较小的特征：像 fbs（空腹血糖）和 trestbps（静息血压）等特征的 Shap 值较低，表明它们对模型预测的影响较小。

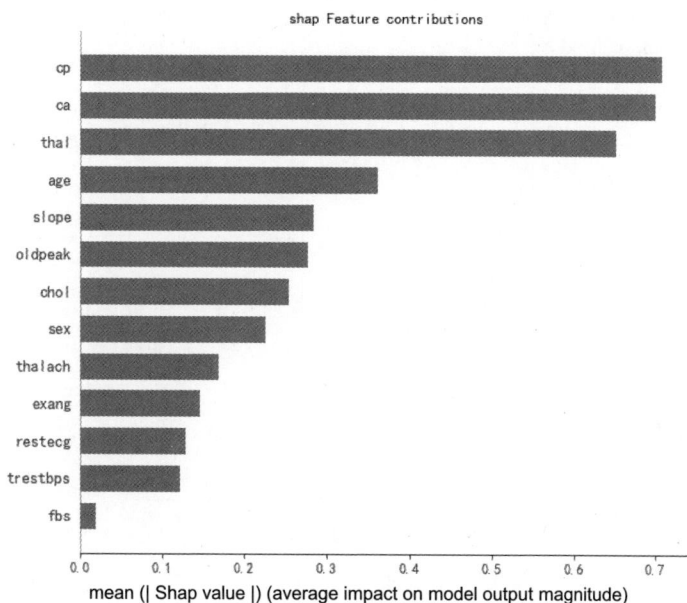

图 8-2　特征贡献图

8.1.4　依赖图（Dependence Plot）

Shap 依赖图用于展示某个特征的 Shap 值（即该特征对预测结果的贡献值）如何随该特征的取值变化而变化。依赖图还能通过设置交互特征，展示两个特征之间的交互作用对模型输出的影响。

```
In [7]: shap.dependence_plot('trestbps', shap_values, X_test, interaction_
index='chol', show=False)
   ...: plt.savefig("依赖图.pdf", format='pdf', bbox_inches='tight',dpi=150)
```

图 8-3 展示了 trestbps（静息血压）特征的 Shap 依赖关系图，并用颜色编码了 chol（胆固醇水平）特征的交互影响。以下是该图的详细解释：

图表内容：

- X 轴（trestbps）：表示静息血压的实际值。
- Y 轴（Shap value for trestbps）：表示静息血压对模型预测的影响（Shap 值）。Shap 值越高，意味着该特征值对模型预测的正面影响越大；反之则影响越小。
- 颜色（chol）：点的颜色代表了不同的胆固醇水平（chol），从蓝色到红色的色带表示胆固醇值从低到高的变化。

结果解读：

- 正向关系：随着 trestbps 的增加，其 Shap 值也在增加，表明较高的静息血压会对模型输出产生更大的正面影响，即更有可能预测出某种结果（心脏病风险）。
- 交互影响：颜色显示 chol 对 trestbps 的交互影响。较高的胆固醇 chol 值（红色）集中在较高的 trestbps 范围内，并对应较高的 Shap 值。这暗示在静息血压较高的情况下，胆固醇水平的增加会进一步增加模型的输出，表明胆固醇在该区域的影响较强。

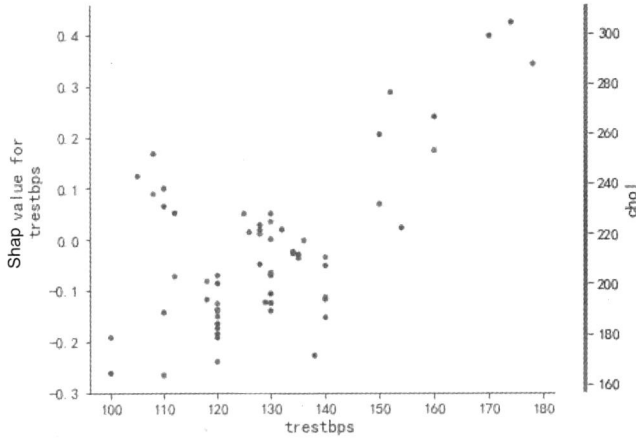

图 8-3　trestbps 特征的 Shap 依赖图

图 8-3 揭示了静息血压对模型预测的主要影响，同时展示了胆固醇水平在此特征的不同取值下的交互作用，高胆固醇（chol）与静息血压（trestbps）的交互作用可能加剧心脏病风险。这种信息有助于理解高静息血压和高胆固醇水平的组合可能在预测心脏病风险时更加显著，提供了对模型和数据的更深层次洞察。

8.1.5　力图（Force Plot）

Shap 力图是一种用于解释单个样本的预测结果的可视化工具，它展示了模型如何根据每个特征的 Shap 值，将预测结果从基准值（即模型的平均预测值）调整到最终预测值。力图通过类似弹簧的效果来展示各个特征的正向或负向贡献，帮助用户理解模型对某个特定样本的决策过程。

```
In [8]: # 绘制单个样本的 Shap 解释（Force Plot）
   ...: sample_index = 7        # 选择一个样本索引进行解释
   ...: shap.force_plot(explainer.expected_value, shap_values[sample_index],
X_test.iloc[sample_index], matplotlib=True, show=False)
   ...: plt.savefig("绘制指定样本力图 .pdf", format='pdf', bbox_inches='tight')
```

图 8-4 展示了使用 Shap 方法绘制的单个样本的解释结果，通过力图（Force Plot）解释了该样本中各个特征对模型预测输出的影响。每个变量的箭头长度表示该变量对结果的影响大小，箭头的长度由特征的 Shap 值的绝对大小确定；箭头的方向表示影响的方向（增加或减少）。图中下方特征的数值是特征的实际数值，不是 Shap 值，如"chol = 271.0"表示胆固醇（cholesterol）的值为 271.0。预测输出值 -2.81 在 base value 的左侧，这意味着模型对该样本的预测值低于整个数据集的平均预测值。在 Shap 力图中，如果特征的箭头指向左侧，即表示这些指向左的特征的值倾向于减少预测值，那么这些特征的综合效应导致了预测值从 Base

Value 降低到 −2.81，这有助于理解哪些特征及它们如何共同作用导致模型对特定样本的预测值低于平均水平。

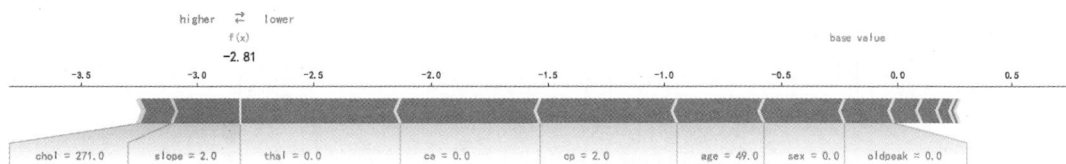

图 8-4　指定样本力图

以下是该图的具体解读：

图表结构：

- 中心值（f(x)）：图的中心显示了模型对该样本的预测值为 −2.81。
- 基准值（base value）：这是模型在没有任何特征输入时的初始预测值。图中的基线值为 −0.5 ～ 0.0，略靠近 0.0 一些。
- 颜色编码：红色箭头代表增加预测值的特征（正向影响），蓝色箭头代表降低预测值的特征（负向影响）。箭头长度表示特征对最终预测值的影响程度。

结果解读：

- 正向影响特征：图中的红色箭头代表推高预测值的特征，slope=2.0 和 chol= 271.0 是正向影响最大的特征，它们推高了模型输出值。
- 负向影响特征：蓝色箭头代表降低预测值的特征，thal=0.0、cp=2.0、ca=0.0 等特征有负向影响，拉低了模型的最终预测值。
- 整体影响：综合所有特征的作用，模型预测值被推到了 −2.81，说明负向特征的作用在该样本上占主导。

总体来说，力图有助于了解单个样本中哪些特征对预测结果影响较大，以及它们的正负作用，从而提供了个性化的模型解读。

8.1.6　热图（Heatmap）

Shap 热图（Heatmap）是一种可视化工具，用于展示多个样本和特征的 Shap 值。它通过颜色的深浅来表示每个特征对不同样本预测结果的贡献大小和方向。热图的行代表各样本下的一个特征，列表示样本，每列代表一个样本，单元格中的颜色表示该样本的某个特征的 Shap 值的绝对值大小，颜色越深（红或蓝），特征对模型的影响越强；颜色越浅，影响越弱。

```
In [9]: 创建 shap.Explanation 对象
   ...: shap_explanation = shap.Explanation(values=shap_values,
   ...:                       base_values=explainer.expected_value,
   ...:                       data=X_test, feature_names=X_test.columns)
   ...: # 绘制热图
   ...: shap.plots.heatmap(shap_explanation, show=False)
   ...: plt.savefig("热图.pdf", format='pdf', bbox_inches='tight')
```

图 8-5 所示为一个 Shap 值的热图，用于展示不同特征对多个样本的预测结果的影响。以下是对该热图的解释。

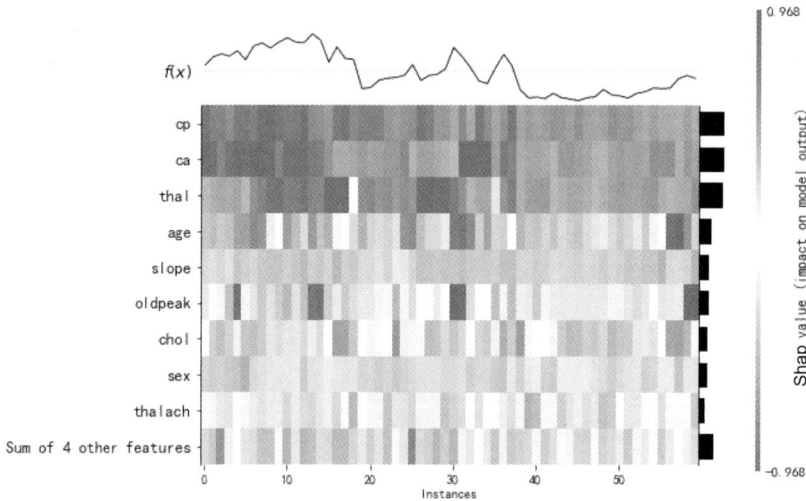

图 8-5　Shap 热图

图表结构：

- *X*轴（Instances）：每个实例（样本）的索引，用于展示多个样本在特征上的 Shap 值分布。
- *Y*轴（Features）：模型中的主要特征，包括 cp、ca、thal 等，每一行表示一个特征。
- 颜色编码：颜色从蓝色到红色，代表 Shap 值的正负影响。蓝色表示负影响（降低模型输出值），红色表示正影响（增加模型输出值）。颜色越深，代表 Shap 值的绝对值越大，影响越显著。

结果解读：

- 正负影响：红色区域代表特征对模型预测的正向推动，蓝色区域代表负向推动。例如，图中的 cp、ca、thal 等特征在部分实例上表现为深红色，这些特征值对模型输出具有很强的正面影响；而 oldpeak 和 slope 等特征在某些实例上显示为蓝色，表明这些特征对模型有负向影响。
- 特征的重要性和稳定性：从热图中可以观察到 thal 和 cp 等特征在多个样本中都显示较明显的红色或蓝色色块，这些特征对模型输出有较为一致的影响，而其他特征在不同实例中的影响并不显著。
- 样本的变化趋势：图表顶部的 f(x) 曲线显示了样本预测值的趋势变化，可以与热图中的特征贡献相对应。例如，在一些峰值区域中可以看到红色区域较多的特征，这表明这些特征的正向影响可能推高了预测值。

通过图 8-5 所示的热图，可以直观地观察到各个特征在不同样本中的重要性和影响方向。这有助于理解哪些特征在整体上对模型的预测起主导作用，以及它们对不同样本的贡献是否具有一致性。特征的正负影响可以帮助人们分析哪些特征组合在高或低风险样本中表现得更为明显，从而提供对模型预测和解释的深入理解。

8.2　模型保存

模型保存的作用是将训练好的模型以文件形式存储下来，以便在未来的应用中直接加载和使用，而无须重新训练模型。这对于在线应用程序尤为重要，例如使用 Streamlit 框架搭建的应用，可以通过加载保存的模型，快速实现实时预测和交互功能。这样不仅节省了时间和计算资源，还提高了应用的响应速度和稳定性，让模型能够更好地集成到实际业务中进行应用。

joblib 模块可用于模型的保存和加载，方便持久化 Python 对象，尤其适合大型数据和复杂模型的序列化。此处使用的版本为：joblib==1.4.2。

```
In [10]: import sys, joblib
    ...:
    ...: print(f"python:{sys.version}")
    ...: print(f"joblib:{joblib.__version__}")

python:3.12.3 | (main, Apr 15 2024, 18:20:11) [MSC v.1938 64 bit (AMD64)]
joblib:1.4.2
```

将前面训练好的 best_model_xgboost 模型保存到当前路径下，保存的文件名为 best_model_xgboost.pkl。

```
In [11]: # 保存模型
    ...: joblib.dump(best_model_xgboost , 'best_model_xgboost.pkl')
Out[11]: ['best_model_xgboost.pkl']
```

使用 Python 中的 joblib 库来保存最优机器学习模型。具体来说，它将模型 best_model_xgboost 对象保存为一个文件，以便以后可以重新加载和使用该模型，而不必重新训练。

8.3　模型调用

当重新开机或者打开系统需要调用模型时，可以直接加载该模型进行预测或评估，无须重新训练。

```
In [1]: # 调用模型
   ...: import joblib
   ...:
   ...: model = joblib.load('best_model_xgboost.pkl') # 加载训练好的模型
```

使用 joblib 库加载之前训练好的保存在当前路径下的模型 best_model_xgboost.pkl 文件，以便进行后续预测或评估。例如用测试集 X_test 进行预测，先导入数据并进行划分，再利用加载的模型直接进行预测，代码如下：

```
In [2]: # 先加载第 7 章中的数据
   ...: import pandas as pd
   ...: import numpy as np
   ...: from sklearn.model_selection import train_test_split
   ...:
   ...: path = "d:/OneDrive/ 出版 /2025 卫生出版社 /i_nuc.xlsx"
   ...: df = pd.read_excel(path,sheet_name='heartdisease')
   ...:
   ...: # 划分特征和目标变量
   ...: X = df.drop(['target'], axis=1)
   ...: y = df['target']
   ...: # 划分训练集和测试集
   ...: X_train,X_test,y_train,y_test = train_test_split(X,y,test_size=0.2,
   ...:                                                  random_state=42,
   ...:                                                  stratify=df['target'])

In [3]: # 对加载的模型利用测试集进行预测
   ...: y_pred_3 = model.predict(X_test)
   ...: y_pred_3
Out[3]:
array([0, 0, 0, 1, 0, 0, 1, 0, 0, 0, 1, 0, 1, 1, 1, 0, 1, 0, 1, 1, 0, 0,
       1, 0, 1, 0, 0, 0, 0, 1, 0, 1, 0, 0, 0, 1, 0, 1, 0, 1, 0, 1, 1, 1,
       0, 0, 1, 0, 0, 1, 0, 1, 0, 0, 1, 1, 1, 0, 0, 1])
```

以上直接利用加载的模型成功地对测试集 X_test 进行了预测。

该模型文件 best_model_xgboost.pkl 也可以部署到网上，具体的部署实施可以选用在线应用程序 Streamlit 框架搭建（参见附录 A）。

第9章
胎儿健康多分类预测实现及模型评价

本章旨在构建和优化一个多分类模型，使用随机森林（RF）和 XGBoost 算法对数据进行分类预测。通过递归特征消除（RFE）选择最佳特征，使用交叉验证优化模型的准确性，并通过网格搜索调整 XGBoost 的超参数。最终，使用混淆矩阵、ROC 曲线和 Shap 值对模型进行评估和解释，展示不同特征对模型决策的贡献，确保模型不仅具备高准确率，还具备良好的可解释性。

9.1　数据读取与处理

本项目使用的是胎儿健康数据集，主要用于通过胎心率（FHR）等特征来预测胎儿的健康状态。胎儿健康状态分为 3 类：正常（Normal）、异常（Anomalous）和可疑（Suspicious），通过建立一个多分类模型，医生可以在日常监控中获得更为准确的判断，并及时采取相应的措施。数据集请按照本书提供的方式下载。

读取本地文件数据集，为后续模型的实现提供数据支持。

```
In [1]: import pandas as pd
   ...: import numpy as np
   ...: import matplotlib.pyplot as plt
   ...: from sklearn.model_selection import train_test_split
   ...: plt.rcParams['font.family'] = 'Times New Roman'
   ...: plt.rcParams['axes.unicode_minus'] = False
   ...: import warnings
   ...: warnings.filterwarnings("ignore")
   ...: df = pd.read_csv('data.csv')
   ...: df
Out[1]:
       LB  AC  FM  UC  DL  ...   Mean  Median  Variance  Tendency  NSP(label)
0      120   0   0   0   0  ...   137    121      73         1          2
1      132   4   0   4   2  ...   136    140      12         0          1
2      133   2   0   5   2  ...   135    138      13         0          1
3      134   2   0   6   2  ...   134    137      13         1          1
4      132   4   0   5   0  ...   136    138      11         1          1
...    ...  ..  ..  ..  ..  ...   ...    ...      ...       ...        ...
2121   140   0   0   6   0  ...   150    152       2         0          2
```

```
2122   140   1   0   9   0   ...   148   151        3        1        2
2123   140   1   0   7   0   ...   148   152        4        1        2
2124   140   1   0   9   0   ...   147   151        4        1        2
2125   142   1   1   5   0   ...   143   145        1        0        1

[2126 rows x 22 columns]

In [2]: df.shape
Out[2]: (2126, 22)
```

数据集包含 2126 个样本和 22 个特征，最后一列"NSP(label)"为目标变量，表示胎儿的健康状态，目标变量值为 1 代表异常，2 代表正常，3 代表可疑。

9.1.1　数据预处理——编码

编码是指将类别型变量转换为数值型格式，便于机器学习模型处理。例如性别类型男和女，需要转化为 1 和 0。有些模型要求编码从 0 开始，如本项目有 3 个类别，原始类别为 1、2、3，但是 XGBoost 模型要求类别从 0 开始，即 3 个类别的编码为 0、1、2 才会被模型许可。

```
In [3]: from sklearn.preprocessing import LabelEncoder
   ...: # 将 y_train 的标签重新编码为从 0 开始的整数
   ...: label_encoder = LabelEncoder()
   ...: df['NSP(label)_encoded'] = label_encoder.fit_transform(df['NSP(label)'])

In [4]: # 输出原始标签和编码后的标签
   ...: for original, encoded in zip(df['NSP(label)'], df['NSP(label)_
       encoded']):
   ...:     print(f"Original: {original}, Encoded: {encoded}")

Original: 2, Encoded: 1
Original: 1, Encoded: 0
Original: 1, Encoded: 0
Original: 1, Encoded: 0
Original: 1, Encoded: 0
Original: 3, Encoded: 2
Original: 3, Encoded: 2
......
```

上面的代码使用 LabelEncoder 将目标变量"NSP(label)"中的标签重新编码为从 0 开始的整数形式，便于模型处理。因此，这里将"NSP(label)"的标签 1, 2, 3 重新编码为 0, 1, 2，即编码后的 0 代表异常，1 代表正常，2 代表可疑。

9.1.2　数据集划分

数据集划分的作用是将原始数据集拆分为训练集和测试集。训练集用于训练模型，测试集用于评估模型的性能。

```
In [5]: # 划分特征和目标变量
   ...: X = df.drop(['NSP(label)', 'NSP(label)_encoded'], axis=1)
   ...: y = df['NSP(label)_encoded']
```

```
      ...: # 划分训练集和测试集
      ...: X_train, X_test, y_train, y_test = train_test_split(X, y,
      ...:                                 test_size=0.2,
      ...:                                 random_state=42,
      ...:                                 stratify=df['NSP(label)_encoded'])
In [6]: df.head()
Out[6]:
     LB  AC  FM  UC  ...     Variance    Tendency    NSP(label)    NSP(label)_encoded
0   120   0   0   0  ...        73          1            2                 1
1   132   4   0   4  ...        12          0            1                 0
2   133   2   0   5  ...        13          0            1                 0
3   134   2   0   6  ...        13          1            1                 0
4   132   4   0   5  ...        11          1            1                 0

[5 rows x 23 columns]
```

上面的代码首先将特征和目标变量进行分离，X 包含所有特征列，y 为目标变量，即已编码的 "NSP(label)_encoded" 列。然后通过 train_test_split 将数据集划分为训练集和测试集，其中 20% 的数据用于测试，80% 的数据用于训练。random_state=42 是随机种子数，保证结果可重复，stratify=df['NSP(label)_encoded'] 确保划分时训练集和测试集的类别分布与原始数据一致。

这一步为后续模型训练和评估提供了数据支撑。

9.2　特征筛选

特征筛选的目的是将冗余特征和不相关的特征剔除掉，避免增加算力负担和干扰。

9.2.1　递归特征消除与交叉验证优化特征选择

递归特征消除（RFE）是一种特征选择方法，通过反复训练模型、评估各特征的重要性，然后逐步删除最不重要的特征，直到找到最优的特征集合。结合交叉验证（如 StratifiedKFold），RFE 可以在不同数据分割上反复验证模型的性能，确保所选特征在多个数据集上具有一致的表现。这种方法可以去除冗余或不相关的特征，从而提高模型的性能和泛化能力，同时减少计算复杂度。

```
In [7]: # 递归特征消除与交叉验证优化特征选择
   ...: from sklearn.ensemble import RandomForestClassifier
   ...: from sklearn.feature_selection import RFECV
   ...: from sklearn.model_selection import StratifiedKFold
   ...: # 初始化随机森林分类器
   ...: clf = RandomForestClassifier(random_state=42)
   ...:
   ...: # 定义 StratifiedKFold 用于交叉验证
   ...: cv = StratifiedKFold(n_splits=5)
   ...:
   ...: # 递归特征消除和交叉验证
   ...: rfecv = RFECV(estimator=clf, step=1, cv=cv, scoring='accuracy')
```

```
    ...: rfecv.fit(X_train, y_train)
    ...:
    ...: # 打印最佳特征数量
    ...: print(f"Optimal number of features: {rfecv.n_features_}")
    ...:
    ...: # 获取交叉验证每一折的分数
    ...: cv_results = rfecv.cv_results_
    ...:
    ...: # 取出 5 次交叉验证的单独分数
    ...: fold_scores = [cv_results[f'split{i}_test_score'] for i in range(5)]
    ...: mean_scores = cv_results['mean_test_score']  # 计算平均得分
    ...: # 输出选择的特征列
    ...: selected_features = X_train.columns[rfecv.support_]
    ...: print(f"Selected features: {list(selected_features)}")
    ...: df_selected = df[selected_features]
    ...: df_selected.head()

Optimal number of features: 18
Selected features: ['LB', 'AC', 'FM', 'UC', 'DP', 'ASTV', 'MSTV', 'ALTV',
'MLTV', 'Width', 'Min', 'Max', 'Nmax', 'Mode', 'Mean', 'Median', 'Variance',
'Tendency']
Out[7]:
     LB   AC  FM  UC  DP  ASTV ...  Nmax  Mode  Mean  Median  Variance  Tendency
0    120  0   0   0   0   73   ...  2     120   137   121     73        1
1    132  4   0   4   0   17   ...  6     141   136   140     12        0
2    133  2   0   5   0   16   ...  5     141   135   138     13        0
3    134  2   0   6   0   16   ...  11    137   134   137     13        1
4    132  4   0   5   0   16   ...  9     137   136   138     11        1

[5 rows x 18 columns]
```

上面的代码使用递归特征消除（RFE）结合交叉验证（StratifiedKFold）来选择最优特征子集。首先初始化随机森林分类器，并通过 StratifiedKFold 进行 5 折交叉验证。使用 RFECV 递归训练模型并消除不重要的特征，逐步优化模型的性能。最终选择最佳特征数量和对应的特征列输出，生成一个包含最优特征的 df_selected 数据框，用于后续模型训练和评估。结果显示了递归特征消除（RFE）和交叉验证选择的最优特征数量为 18 个，即 ['LB', 'AC', 'FM', 'UC', 'DP', 'ASTV', 'MSTV', 'ALTV', 'MLTV', 'Width', 'Min', 'Max', 'Nmax', 'Mode', 'Mean', 'Median', 'Variance', 'Tendency']。它们是模型认为对准确性贡献最大的特征，这些特征将用于后续的模型训练和测试，以提高模型的性能和效率。其中除了原始目标变量"NSP(label)"和编码后的目标变量"NSP(label)_encoded"，还有 DL、DS、Nzeros 这 3 个变量认为是贡献不大的特征，予以剔除。

```
In [8]: set(df.columns)-set(selected_features) # 输出剔除特征
Out[8]: {'DL', 'DS', 'NSP(label)', 'NSP(label)_encoded', 'Nzeros'}
```

9.2.2 递归特征消除与交叉验证结果可视化

可视化展示了在递归特征消除过程中，模型在不同特征数量下的交叉验证准确性，帮助确定最优特征数量以提高模型性能。

```
In [9]: # 递归特征消除与交叉验证结果可视化
   ...: plt.figure(figsize=(12, 8), dpi=120)
   ...: plt.title('Recursive Feature Elimination with Cross-Validation (RFCV)',
        fontsize=16, fontweight='bold', pad=20)
   ...: plt.xlabel('Number of features selected', fontsize=14, labelpad=15)
   ...: plt.ylabel('Cross-validation score (accuracy)', fontsize=14,
        labelpad=15)
   ...: # 设置背景颜色
   ...: plt.gca().set_facecolor('#f7f7f7')
   ...: # 绘制每一条灰色线，表示 5 次交叉验证
   ...: for i in range(5):
   ...:     plt.plot(range(1, len(fold_scores[i]) + 1), fold_scores[i],
            marker='o', color='gray', linestyle='-',
   ...:               linewidth=0.8, alpha=0.6)
   ...: # 绘制淡黑色线，表示平均交叉验证得分
   ...: plt.plot(range(1, len(mean_scores) + 1), mean_scores, marker='o',
        color='#696969', linestyle='-',
   ...:               linewidth=3, label='Mean CV Accuracy')
   ...: # 绘制最佳特征数的垂直线
   ...: plt.axvline(x=rfecv.n_features_, color='#E76F51', linestyle='--',
        linewidth=2, label=f'Optimal = {rfecv.n_features_}')
   ...: plt.legend(fontsize=12, loc='best', frameon=True, shadow=True,
        facecolor='white', framealpha=0.9)
   ...: plt.grid(True, which='both', linestyle='--', linewidth=0.5, alpha=0.7)
   ...: plt.xticks(fontsize=12)
   ...: plt.yticks(fontsize=12)
   ...: plt.subplots_adjust(left=0.1, right=0.9, top=0.9, bottom=0.1)
   ...: plt.savefig('分类.pdf', format='pdf', bbox_inches='tight')
   ...: plt.show()
```

图 9-1 中显示了交叉验证准确性随所选特征数量的变化情况，灰色的线条表示 5 次交叉验证的准确率变化，粗黑线条表示平均交叉验证准确率。当选择 18 个特征时，模型达到了最

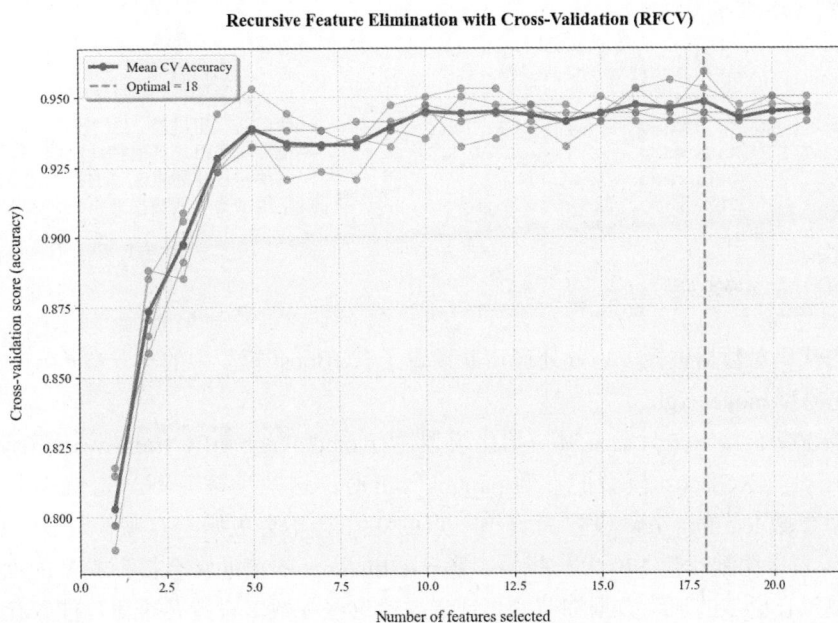

图 9-1　递归特征消除与交叉验证结果

佳准确率（约 0.95），由红色虚线标注的位置表示。因此，选择 18 个特征是最优的，能在不牺牲模型性能的情况下减少特征数量，提升模型效率，与前文的输出结果是一致的，只是通过可视化手段让这一过程变得更加透明。

9.3 模型构建

XGBoost 多分类模型是一种基于梯度提升算法的高效树模型，适用于解决多类别分类问题，通过训练多个决策树来优化分类的准确性。

```
In [10]: # 模型构建
    ...: import xgboost as xgb
    ...: from sklearn.model_selection import GridSearchCV
    ...:
    ...: X = df_selected
    ...: y = df['NSP(label)_encoded']
    ...: # 划分训练集和测试集
    ...: X_train, X_test, y_train, y_test = train_test_split(X, y, test_
         size=0.2,
                                          random_state=42,
                                          stratify=df['NSP(label)_encoded'])
    ...:
    ...: # 多分类 XGBoost 模型参数
    ...: params_xgb = {
    ...:     'learning_rate': 0.02,              # 学习率，控制每一步的步长
    ...:     'booster': 'gbtree',                # 使用梯度提升树
    ...:     'objective': 'multi:softmax',       # 损失函数，用于多分类的 softmax
    ...:     'num_class': 3,   # 分类类别数量，需根据具体的多分类任务进行调整
    ...:     'max_leaves': 127,                  # 每棵树的叶子节点数量
    ...:     'verbosity': 1,                     # 控制输出信息
    ...:     'seed': 42,                         # 随机种子
    ...:     'nthread': -1,                      # 使用所有可用的 CPU 核心
    ...:     'colsample_bytree': 0.6,            # 每棵树随机选择的特征比例
    ...:     'subsample': 0.7,                   # 每次迭代时随机选择的样本比例
    ...:     'eval_metric': 'mlogloss'           # 使用多分类对数损失作为评价指标
    ...: }
    ...:
    ...: # 初始化 XGBoost 多分类模型
    ...: model_xgb = xgb.XGBClassifier(**params_xgb)
```

上面的代码对数据进行了划分处理，并设置了 XGBoost 模型中的部分参数 params_xgb，以及初始化模型 model_xgb。

通常情况下，接下来只需要对初始化模型进行 model_xgb.fit(X_train, y_train) 训练即可，但是上面在设置 XGBoost 模型的参数 params_xgb 时，这些参数并不一定就是最合理的，比如学习率参数 learning_rate 设置为更小一点的 0.01 会不会更好一点呢？或者树的数量 n_estimators 设置得比默认值 100 大一些，毕竟 n_estimators 的值通常会提高模型的性能，因为它允许模型拟合更多的训练数据细节。再或者，给这些参数多设置几个值，能否让模型自动去组合给定的参数，并对每种组合进行训练，最后评估出最优的组合呢？这正是网格搜索所

要进行工作，网格搜索 GridSearchCV 是为了在机器学习过程中自动地寻找最佳的超参数组合，从而提高模型的性能和泛化能力。

接下来对几个参数给出几种可选择的值，如树的数量 n_estimators 可以给出 100、 200、300 这 3 种可选值；学习率 learning_rate 给出 0.01、0.02、0.05、0.1 这 4 种可选值；树的深度 max_depth 给出 3、4、5、6 这 4 种可选值，用网格搜索技术进行自定调参，并找出最佳的超参数组合。下面的代码先定义了超参字典 param_grid，用于为网格搜索提供可选值进行计算，再对函数 GridSearchCV() 进行配置，最后对模型进行训练 grid_search.fit(X_train, y_train) 并输出最优模型 best_model。

```
In [11]: # 定义参数网格，用于网格搜索
    ...: param_grid = {
    ...:     'n_estimators': [100, 200, 300],          # 树的数量
    ...:     'max_depth': [3, 4, 5, 6],                # 树的深度
    ...:     'learning_rate': [0.01, 0.02, 0.05, 0.1]  # 学习率
    ...: }

In [12]:
    ...: grid_search = GridSearchCV(
    ...:     estimator=model_xgb,
    ...:     param_grid=param_grid,
    ...:     scoring='neg_log_loss',                   # 评价指标为负对数损失
    ...:     cv=5,                                     # 5 折交叉验证
    ...:     n_jobs=-1,                                # 并行计算
    ...:     verbose=1                                 # 输出详细进度信息
    ...: )

In [13]: # 使用 GridSearchCV 进行网格搜索和 k 折交叉验证
    ...: grid_search.fit(X_train, y_train)
    ...: # 使用最优参数训练模型
    ...: best_model = grid_search.best_estimator_
Fitting 5 folds for each of 48 candidates, totalling 240 fits
```

在对前文通过递归特征消除选择的特征数据集进行划分后，代码首先定义了适用于多分类任务的 XGBoost 模型的基本参数，如学习率、最大叶子节点数、特征采样比例等。接着，使用 GridSearchCV 进行网格搜索，指定不同参数组合（如树的数量、深度和学习率），并通过 5 折交叉验证来优化模型性能。该过程采用负对数损失（neg_log_loss）作为评价指标，并利用多核 CPU 并行计算。最后，代码输出最优参数组合并使用这些参数对 XGBoost 模型进行训练，为后续的预测和评估做好准备。

9.4　XGBoost 模型预测与分类性能评估

classification_report 生成的报告包含分类任务的评价指标，即精确率（precision）、召回率（recall）、F1 分数（f1-score）和支持数（support），分别用于衡量模型的准确性、查全率、综合表现及每个类别的样本数量。

```
In [14]: # 使用模型在测试集上进行预测
    ...: y_pred= best_model .predict(X_test)
    ...: from sklearn.metrics import classification_report
    ...: # 输出模型报告，查看评价指标
...: print(classification_report(y_test, y_pred))

               precision    recall   f1-score   support
           0      0.96        0.98       0.97       332
           1      0.90        0.78       0.84        59
           2      0.89        0.89       0.89        35

    accuracy                             0.95       426
   macro avg      0.92        0.88       0.90       426
weighted avg      0.95        0.95       0.95       426
```

该结果显示了模型对三分类（0，1，2）的分类性能，整体准确率为95%（显示在accuracy行），其中精确率、召回率和F1分数在不同类别之间略有差异，类别0的表现最好，分别为0.96、0.98、0.97，而类别1的召回率稍低，仅有0.78，表明模型在分类类别1时存在部分误分类。

9.5 XGBoost 模型的混淆矩阵

混淆矩阵是一种用于评估分类模型性能的工具，通过比较真实标签和预测标签的数量，显示分类正确和错误的情况，帮助用户识别模型在不同类别上的表现。

一个典型的混淆矩阵是一个二维表格，其行和列分别代表实际类别和预测类别。对于一个二分类问题（假设类别为"正类"和"负类"），混淆矩阵的形式如表9-1所示。

表9-1　二分类混淆矩阵

	预测为正类	预测为负类
实际为正类	TP （真正例）	FN （假负例）
实际为负类	FP （假正例）	TN （真负例）

其中：

TP（True Positives）：实际为正类且预测为正类的样本数。

FN（False Negatives）：实际为正类但预测为负类的样本数。

FP（False Positives）：实际为负类但预测为正类的样本数。

TN（True Negatives）：实际为负类且预测为负类的样本数。

以下代码将绘出本项目XGBoost模型的混淆矩阵：

```
In [15]: XGBoost 模型混淆矩阵可视化
    ...: from sklearn.metrics import confusion_matrix
    ...: import seaborn as sns
    ...: # 输出混淆矩阵
```

```
...: conf_matrix = confusion_matrix(y_test, y_pred)
...: # 绘制热力图
...: plt.figure(figsize=(10, 7), dpi = 120)
...: sns.heatmap(conf_matrix, annot=True, annot_kws={'size':15}, fmt='d',
    cmap='YlGnBu')
...: plt.xlabel('Predicted Label', fontsize=12)
...: plt.ylabel('True Label', fontsize=12)
...: plt.title('XGBoost Confusion matrix heat map', fontsize=15)
...: plt.savefig('XGBoost Confusion matrix heat map.pdf', format='pdf', bbox_
    inches='tight')
...: plt.show()
```

图 9-2 显示了 XGBoost 模型在预测不同类别上的表现，其中大多数样本被正确分类，但类别 1 中有 11 个样本被错误分类为类别 0，说明模型在区分类别 1 和类别 0 时存在一定的误差。

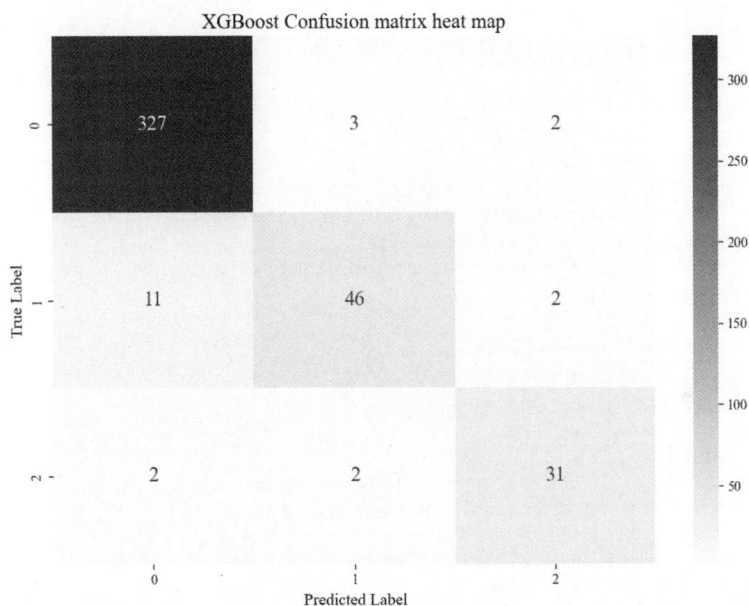

图 9-2　混淆矩阵

9.6　宏平均 ROC 曲线

　　ROC 曲线是以假阳性率（False Positive Rate，FPR）为横坐标，真阳性率（True Positive Rate，TPR）为纵坐标绘制的曲线，反映了分类模型在不同阈值下的性能表现。

　　宏平均 ROC 曲线是多分类问题中对 ROC 曲线的扩展。在多分类任务中，由于标准的 ROC 曲线并不能直接应用，因此需要计算每一类别相对于其他所有类别的 ROC 曲线，并对所有这些 ROC 曲线进行平均，从而得到宏平均 ROC 曲线。

9.6.1 XGBoost 模型的 ROC 曲线和宏平均 AUC 计算

宏平均 ROC 曲线是对多分类问题中每个类别的 ROC 曲线取平均值，以综合评估模型在所有类别上的整体表现，适合衡量模型在不均衡分类任务中的性能。

```
In [16]: #XGBoost 模型的 ROC 曲线和宏平均 AUC 计算
    ...: from sklearn import metrics
    ...: from sklearn.preprocessing import label_binarize
    ...:
    ...: # 预测并计算概率
    ...: ytest_proba_xgb = best_model.predict_proba(X_test)
    ...:
    ...: # 将 y 标签转换成 one-hot 形式
    ...: ytest_one_xgb = label_binarize(y_test, classes=[0, 1, 2])
    ...:
    ...: # 宏平均法计算 AUC
    ...: xgb_AUC = {}
    ...: xgb_FPR = {}
    ...: xgb_TPR = {}
    ...:
    ...: for i in range(ytest_one_xgb.shape[1]):
    ...:     xgb_FPR[i], xgb_TPR[i], thresholds = metrics.roc_curve(ytest_one_
           xgb[:, i], ytest_proba_xgb[:, i])
    ...:     xgb_AUC[i] = metrics.auc(xgb_FPR[i], xgb_TPR[i])
    ...: print(xgb_AUC)
    ...:
    ...: # 合并所有的 FPR 并排序去重
    ...: xgb_FPR_final = np.unique(np.concatenate([xgb_FPR[i] for i in
           range(ytest_one_xgb.shape[1])]))
    ...:
    ...: # 计算宏平均 TPR
    ...: xgb_TPR_all = np.zeros_like(xgb_FPR_final)
    ...: for i in range(ytest_one_xgb.shape[1]):
    ...:     xgb_TPR_all += np.interp(xgb_FPR_final, xgb_FPR[i], xgb_TPR[i])
    ...: xgb_TPR_final = xgb_TPR_all / ytest_one_xgb.shape[1]
    ...:
    ...: # 计算最终的宏平均 AUC
    ...: xgb_AUC_final = metrics.auc(xgb_FPR_final, xgb_TPR_final)
    ...: AUC_final_xgb = xgb_AUC_final  # 最终宏平均 AUC
    ...:
...: print(f"Macro Average AUC with XGBoost: {AUC_final_xgb}")

{0: 0.9851800820302486, 1: 0.9658476885420035, 2: 0.9948118377785897}
Macro Average AUC with XGBoost: 0.9828794371262669
```

上面的代码首先通过 predict_proba 获取模型在测试集上的预测概率，然后将真实标签转换为 one-hot 形式，使用 ROC 曲线计算每个类别的 AUC 分数，最后通过合并 FPR 和 TPR 计算宏平均 AUC，结果显示各类别的 AUC 值分别为 0.9852、0.9658 和 0.9948，整体宏平均 AUC 为 0.9851，表明模型在所有类别上的区分能力非常强。

9.6.2 宏平均 ROC 曲线绘制

ROC 曲线越靠近左上角，表示模型的性能越好。因为这意味着在相同的假阳性率下，真阳性率更高，即模型能够更准确地识别正类样本。

宏平均 ROC 曲线也一样，越靠近左上角，表示模型的性能越好。因为这意味着在相同的假阳性率下，真阳性率更高，即模型能够更准确地识别不同类别的样本。

通过比较不同模型的 ROC 曲线，可以评估它们的性能优劣。离对角线更远的曲线性能更优。

ROC 曲线下的面积（Area Under the Curve，AUC）也是评估模型性能的重要指标。AUC 值越大，表示模型的性能越好。AUC 值的范围为 0～1，值越大说明模型预测的准确性越高。

```
In [17]: # 宏平均 ROC 曲线绘制
    ...: plt.figure(figsize=(10, 10), dpi=120)
    ...: # 使用不同的颜色和线型绘制不同类别的 ROC 曲线
    ...: plt.plot(xgb_FPR[0], xgb_TPR[0], color='#1f77b4', linestyle='-',
         label='Class 0 ROC  AUC={:.4f}'.format(xgb_AUC[0]), lw=2)
    ...: plt.plot(xgb_FPR[1], xgb_TPR[1], color='#ff7f0e', linestyle='-',
         label='Class 1 ROC  AUC={:.4f}'.format(xgb_AUC[1]), lw=2)
    ...: plt.plot(xgb_FPR[2], xgb_TPR[2], color='#2ca02c', linestyle='-',
         label='Class 2 ROC  AUC={:.4f}'.format(xgb_AUC[2]), lw=2)
    ...: # 宏平均 ROC 曲线
    ...: plt.plot(xgb_FPR_final, xgb_TPR_final, color='#000000', linestyle='-',
         label='Macro Average ROC  AUC={:.4f}'.format(xgb_AUC_final), lw=3)
    ...: # 45° 参考线
    ...: plt.plot([0, 1], [0, 1], color='gray', linestyle='--', lw=2, label='45
         Degree Reference Line')
    ...: # 设置标签、标题和图例
    ...: plt.xlabel('False Positive Rate (FPR)', fontsize=15)
    ...: plt.ylabel('True Positive Rate (TPR)', fontsize=15)
    ...: plt.title('XGBoost Classification ROC Curves and AUC', fontsize=18)
    ...: plt.grid(linestyle='--', alpha=0.7)
    ...: plt.legend(loc='lower right', framealpha=0.9, fontsize=12)
    ...: plt.savefig('XGBoost_optimized.pdf', format='pdf', bbox_inches='tight')
    ...: plt.show()
```

上面的代码通过绘制 XGBoost 模型在测试集上的每个类别的 ROC 曲线及其对应的 AUC 值，使用不同的颜色区分类别，并绘制宏平均 ROC 曲线以评估整体分类性能，同时包含 45° 参考线用于对比模型的分类效果，如图 9-3 所示，最后将图像保存为 PDF 文件。

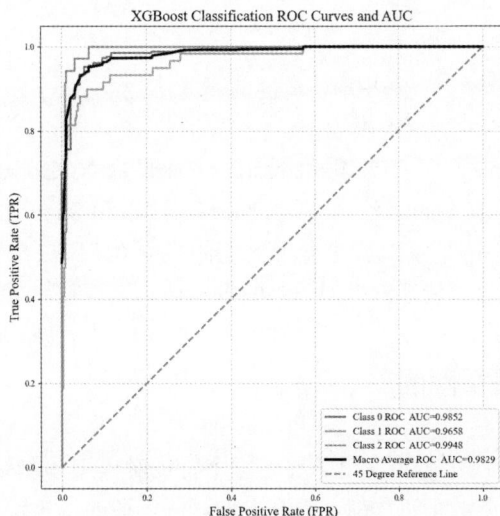

图 9-3　宏平均 ROC 曲线

9.7　Shap 值计算及特征贡献解释

Shap 值是一种用于解释机器学习模型输出的指标，用于衡量每个特征对预测结果的贡献大小，在第 8 章中已经介绍过。

```
In [18]: import shap
    ...: explainer = shap.TreeExplainer(best_model)
    ...: # 计算 Shap 值为 numpy.array 数组
    ...: shap_values_numpy = explainer.shap_values(X)
    ...: # 计算 Shap 值为 Explanation 格式
    ...: shap_values_Explanation = explainer(X)
    ...: # 提取每个类别的 Shap 值
    ...: shap_values_class_0 = shap_values_numpy[:, :, 0]
    ...: shap_values_class_1 = shap_values_numpy[:, :, 1]
    ...: shap_values_class_2 = shap_values_numpy[:, :, 2]
    ...: # 计算每个类别的特征贡献度
    ...: importance_class_0 = np.abs(shap_values_class_0).mean(axis=0)
    ...: importance_class_1 = np.abs(shap_values_class_1).mean(axis=0)
...: importance_class_2 = np.abs(shap_values_class_2).mean(axis=0)

In [19]: print(f"importance_class_0:{importance_class_0}\
    ...:        \n\nimportance_class_1:{importance_class_1}\
    ...:        \n\nimportance_class_2:{importance_class_2}")

importance_class_0:
[0.0914849  0.96085525 0.15222399 0.2701897  0.27742812 0.67852366
 0.30270076 0.27068177 0.18652168 0.10057224 0.10975355 0.13476035
 0.1084218  0.1391226  0.3176472  0.14411286 0.09124675 0.01991521]

importance_class_1:
[0.12528193 0.6384208  0.19152756 0.08690241 0.08271845 0.3883197
 0.44871604 0.63764685 0.24180263 0.11576601 0.14078164 0.15366437
 0.21335585 0.20357427 0.37165058 0.12145109 0.09838519 0.03398276]

importance_class_2:
[0.28191268 0.25334167 0.12665115 0.3282383  0.3218446  0.87471765
 0.16275826 0.41058704 0.13202916 0.05943765 0.09250207 0.06459104
 0.06195332 0.24205895 0.6673875  0.42394754 0.30560204 0.05429021]
```

代码使用 Shap（Shapley Additive Explanations）来解释 XGBoost 模型的特征重要性。首先，通过 TreeExplainer 计算 Shap 值，分别以 NumPy 数组和 Shap 的 Explanation 格式存储。然后，提取每个类别的 Shap 值（对应多分类问题的类别 0、1、2），并计算每个类别中各特征的平均贡献度，以衡量每个特征对模型预测的重要性。

9.7.1　绘制模型特征贡献图

特征贡献图是一种可视化工具，用于展示每个特征对模型预测结果的影响和贡献大小，通过显示各特征对不同预测的正负贡献，帮助人们理解模型的决策过程。

```
In [20]: # 创建一个包含类别特征重要性的 DataFrame
   ...: importance_df = pd.DataFrame({
   ...:     'Class 0': importance_class_0,
   ...:     'Class 1': importance_class_1,
   ...:     'Class 2': importance_class_2,
   ...: }, index=X_train.columns)
   ...:
   ...: # 根据类别映射表将列名修改为英文描述
   ...: type_mapping = {
   ...:     0: 'Anomalous',                           # 异常
   ...:     1: 'Normal',                              # 正常
   ...:     2: 'Suspicious',                          # 可疑
   ...: }
   ...:
   ...: # 修改列名
   ...: importance_df.columns = [type_mapping[int(col.split('Class ')[1])] for
   col in importance_df.columns]
   ...:
   ...: # 添加一列用于存储行的和
   ...: importance_df['row_sum'] = importance_df.sum(axis=1)
   ...:
   ...: # 按照行和对 DataFrame 进行排序
   ...: sorted_importance_df = importance_df.sort_values(by='row_sum',
   ascending=True)
   ...:
   ...: # 删除用于排序的行和列
   ...: sorted_importance_df = sorted_importance_df.drop(columns=['row_sum'])
   ...:
   ...: elements = sorted_importance_df.index
   ...:
   ...: # 使用 Seaborn 的颜色调色板，设置为 Set2，以获得对比度更高的颜色
   ...: colors = sns.color_palette("Set2", n_colors=len(sorted_importance_
   df.columns))
   ...:
   ...: # 创建图形和坐标轴对象，设置图形大小为 12×6 英寸，分辨率为 120 DPI
   ...: fig, ax = plt.subplots(figsize=(12, 6), dpi=120)
   ...:
   ...: # 初始化一个数组，用于记录每个条形图的底部位置，初始为 0
   ...: bottom = np.zeros(len(elements))
   ...:
   ...: # 遍历每个类别并绘制水平条形图
   ...: for i, column in enumerate(sorted_importance_df.columns):
   ...:     ax.barh(
   ...:         sorted_importance_df.index,                # y 轴的特征名称
   ...:         sorted_importance_df[column],              # 当前类别的 Shap 值
   ...:         left=bottom,                               # 设置条形图的起始位置
   ...:         color=colors[i],                           # 使用调色板中的颜色
   ...:         label=column                               # 为图例添加类别名称
   ...:     )
   ...:     # 更新底部位置，以便下一个条形图能够正确堆叠
   ...:     bottom += sorted_importance_df[column]
   ...:
   ...: # 设置 x 轴标签和标题
   ...: ax.set_xlabel('mean(|SHAP value|)(average impact on model output
   magnitude)', fontsize=12)
   ...: ax.set_ylabel('Features', fontsize=12)
   ...: ax.set_title('Feature Importance by Class', fontsize=15)
   ...: # 设置 y 轴刻度和标签
```

```
...: ax.set_yticks(np.arange(len(elements)))
...: ax.set_yticklabels(elements, fontsize=10)
...: # 在条形图的末尾添加文本标签
...: for i, el in enumerate(elements):
...:     ax.text(bottom[i], i, ' ' + str(el), va='center', fontsize=9)
...: # 添加图例，并设置图例的字体大小和标题
...: ax.legend(title='Class', fontsize=10, title_fontsize=12)
...: # 禁用 y 轴的刻度和标签
...: ax.set_yticks([])                                  # 移除 y 轴刻度
...: ax.set_yticklabels([])                             # 移除 y 轴刻度标签
...: ax.set_ylabel('')                                  # 移除 y 轴标签
...: # 移除顶部和右侧的边框，以获得更清晰的图形
...: ax.spines['top'].set_visible(False)
...: ax.spines['right'].set_visible(False)
...: plt.savefig('average impact on model output magnitude.pdf',
      format='pdf', bbox_inches='tight')
...: plt.show()
```

上面的代码将特征的 Shap 值按类别存储为 DataFrame，调整列名为易理解的英文描述，并根据特征贡献排序后，使用 Seaborn 调色板为不同类别设置颜色，绘制水平堆叠条形图，显示每个类别下特征的贡献度，添加轴标签、图例、图形标题及文本标签来增强可视化效果，最后将图形保存为 PDF 文件，以清晰展示各特征对模型输出的平均贡献。具体来说，堆叠条形图每个条形的长度表示该特征对模型输出的重要性，其中不同颜色代表不同类别的贡献。图 9-4 所示的堆叠条形图，展示不同类别（异常、正常、可疑）下各特征的重要性。例如，"ASTV" 对类别"可疑"的贡献最大，"AC" 对类别"异常"贡献最大，而 "ALTV" 对类别"正常"的贡献也较大。通过这种可视化，能够清楚地看到哪些特征对不同类别的预测有更大的影响，有助于理解模型的决策依据。

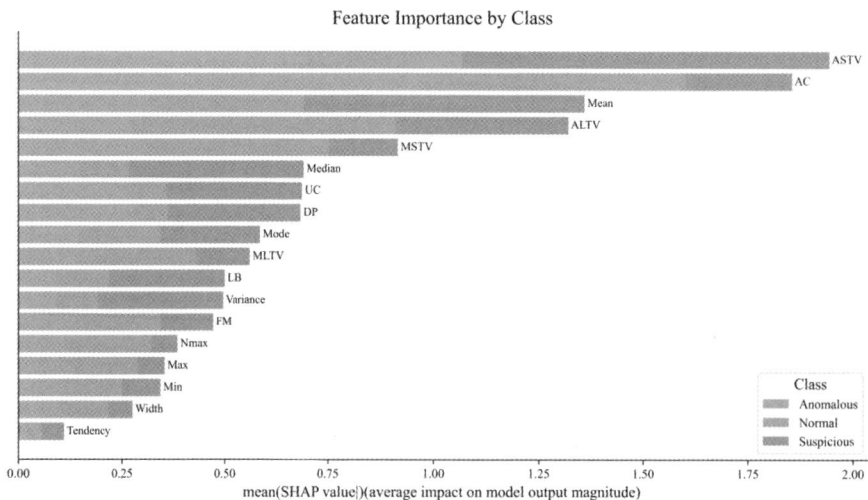

图 9-4　各特征贡献堆叠条形图

9.7.2　模型单样本解释——瀑布图

Shap 瀑布图用于可视化每个特征对单个预测的贡献，显示特征如何推动模型输出从基线值到最终预测结果的变化。

```
In [21]: plt.figure(figsize=(10, 5), dpi=120)
    ...: # 绘制第 2 个样本第 0 个类别的 Shap 瀑布图，并设置 show=False，以避免直接显示，如图
9-5 所示
    ...: shap.plots.waterfall(shap_values_Explanation[:,:,0][1], show=False,
         max_display=13)
    ...: # 保存图像为 PDF 文件
    ...: plt.savefig("SHAP_Waterfall_Plot_Sample_1_0.pdf", format='pdf', bbox_
         inches='tight')
    ...: plt.tight_layout()
    ...: plt.show()
```

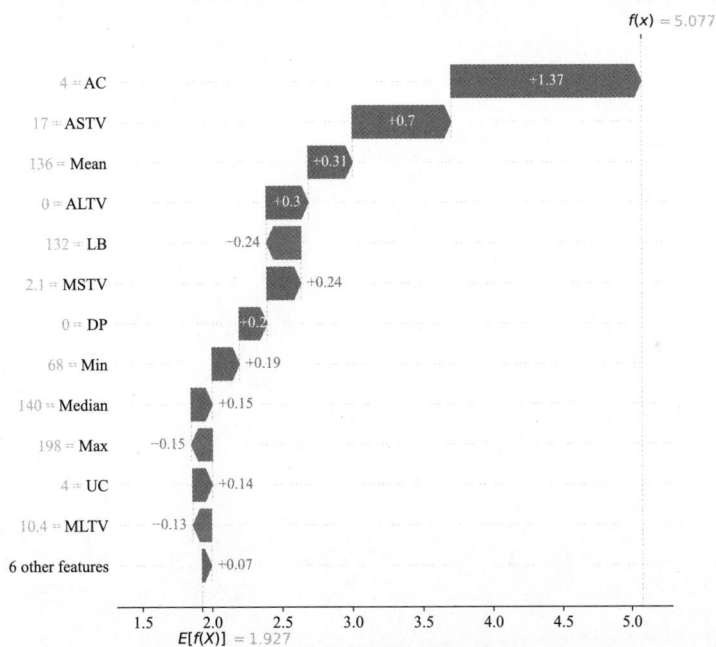

图 9-5　第 2 个样本第 0 个类别的 Shap 瀑布图

```
In [22]: plt.figure(figsize=(10, 5), dpi=120)
    ...: # 绘制第 2 个样本第 1 个类别的 Shap 瀑布图，并设置 show=False，以避免直接显示，如图
9-6 所示
    ...: shap.plots.waterfall(shap_values_Explanation[:,:,1][1], show=False,
         max_display=13)
    ...: # 保存图像为 PDF 文件
    ...: plt.savefig("SHAP_Waterfall_Plot_Sample_1_1.pdf", format='pdf', bbox_
         inches='tight')
    ...: plt.tight_layout()
    ...: plt.show()
```

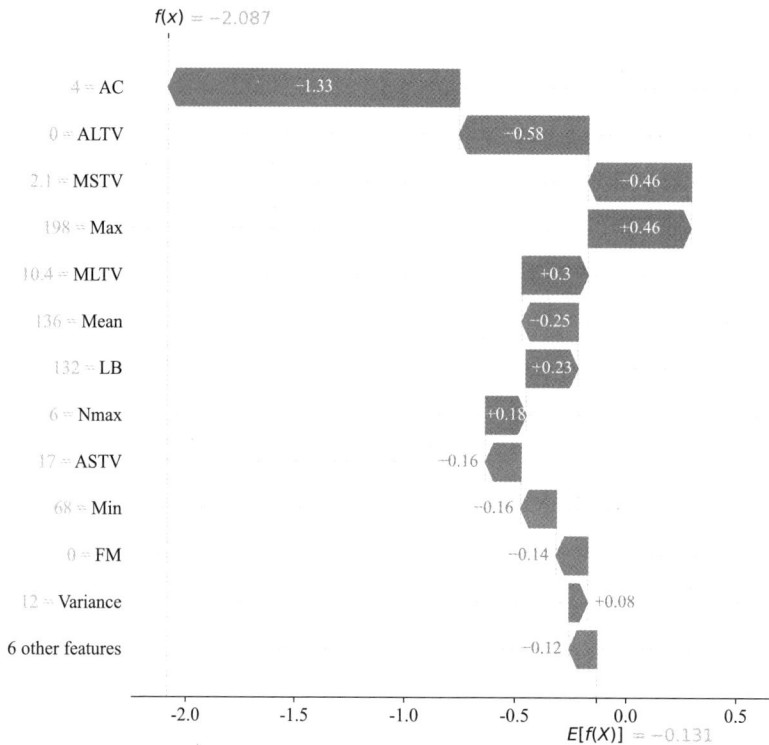

图 9-6 第 2 个样本第 1 个类别的 Shap 瀑布图

```
In [23]: plt.figure(figsize=(10, 5), dpi=120)
   ...: # 绘制第 2 个样本第 2 个类别的 Shap 瀑布图,并设置 show=False,以避免直接显示,如图
9-7 所示
   ...: shap.plots.waterfall(shap_values_Explanation[:,:,2][1], show=False,
       max_display=13)
   ...: # 保存图像为 PDF 文件
   ...: plt.savefig("SHAP_Waterfall_Plot_Sample_1_2.pdf", format='pdf', bbox_
       inches='tight')
   ...: plt.tight_layout()
   ...: plt.show()
```

上述代码为同一数据样本分别绘制了针对 3 个类别(异常、正常、可疑)的 Shap 瀑布图,显示了每个类别下的特征对预测结果的贡献,因为这是一个多分类问题,每个类别的特征贡献不同,所以可以为每个类别生成一个单独的瀑布图。

针对图 9-5,Shap 瀑布图展示了一个样本的特征如何影响模型的最终预测值。图中,底部的 $E[f(X)] = 1.823$ 表示模型的基线值(平均预测值),每个特征通过推高或拉低这一基线值来影响最终的预测值 $f(x) = 4.645$。红色箭头表示正向贡献,即特征推高预测值,蓝色箭头表示负向贡献,降低预测值。例如,特征"AC"和"ASTV"对预测值的提升贡献最大,而特征"LB"和"Max"则对预测值有负面影响。这个瀑布图帮助用户理解每个特征在预测中所起的作用和贡献。同样的解读也适用于图 9-6 和图 9-7。

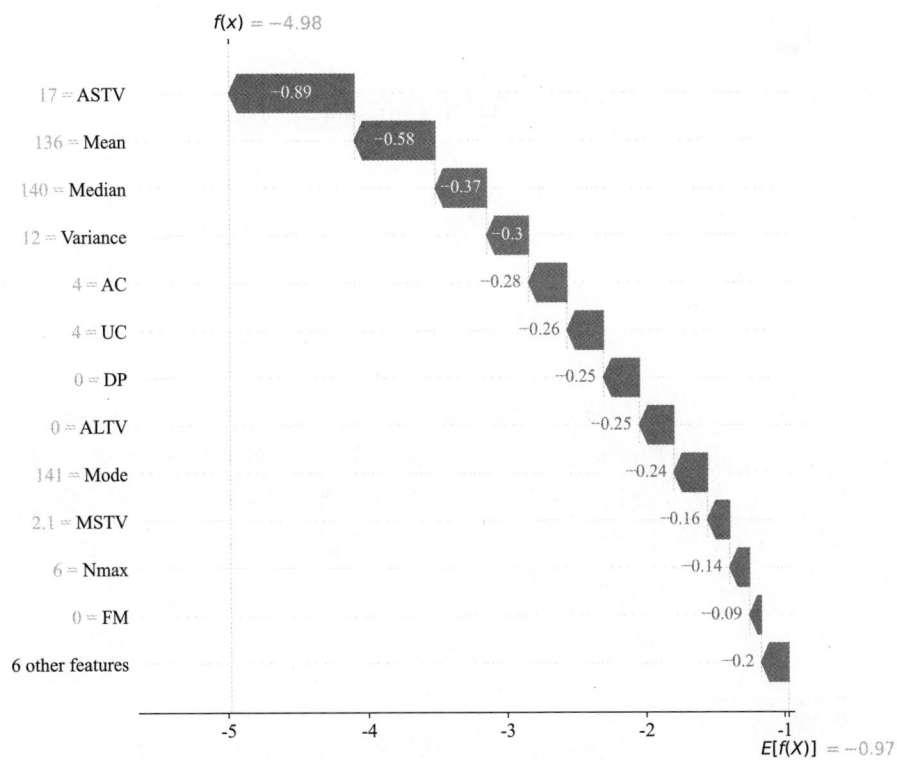

图 9-7　第 2 个样本第 2 个类别的 Shap 瀑布图

第 10 章
帕金森病患者特征选择回归预测实现

本章的主要目标是通过随机森林（Random Forest，RF）模型预测帕金森病患者的统一帕金森病评定量表（Unified Parkinson's Disease Rating Scale, UPDRS）评分（简称 UPDRS 评分）。项目中采用特征选择、蒙特卡洛模拟、交叉验证、网格搜索等技术来优化模型，提升预测性能，并通过可视化手段展示特征的重要性和模型的预测表现。

项目的重点在于展示数据分析、模型训练与优化的整个流程。

10.1 数据准备

该项目使用了来自 UCI 机器学习库中帕金森病远程监测数据的公开数据集，旨在通过患者的声音和生理特征预测帕金森病的 UPDRS 评分。数据集包含 42 名帕金森患者的多项特征，如声音频率波动、振幅变化等。通过应用随机森林等机器学习模型，实现了对病情监测数据评分的准确预测，有助于对帕金森病的提前干预与治疗。相关数据集可以在以下网址获取：https://archive.ics.uci.edu/dataset/189/parkinsons+telemonitoring。

将数据集分为训练集和测试集是为了评估模型的泛化能力。训练集用于训练模型，使其学习数据中的模式和规律，而测试集则用于验证模型在未见过的数据上的表现。通过这种分割，可以避免模型只是在训练数据上表现良好，而在新数据上表现不佳，从而确保模型具有较强的泛化能力，即能够在现实环境中的新数据上进行准确预测。

```
In [1]: import pandas as pd
   ...: import numpy as np
   ...: import matplotlib.pyplot as plt
   ...: from sklearn.model_selection import train_test_split
   ...: import seaborn as sns
   ...: plt.rcParams['font.family'] = 'Times New Roman'
   ...: plt.rcParams['axes.unicode_minus'] = False
   ...:
   ...: df = pd.read_excel('Parkinsons.xlsx')
   ...:
   ...: # 分离特征和目标变量
   ...: X = df.drop(['total_UPDRS', 'motor_UPDRS'], axis=1)
   ...: y = df['total_UPDRS']
```

```
    ...:
    ...: # 划分训练集和测试集
    ...: X_train, X_test, y_train, y_test = train_test_split(X,y,test_size=0.2,
    ...:                                                     random_state=42)
    ...:
    ...: df.head()
Out[1]:
    age   test_time   Jitter(%)  ...  sex   motor_UPDRS   total_UPDRS
0   72      5.6431     0.00662   ...   0      28.199        34.398
1   72     12.6660     0.00300   ...   0      28.447        34.894
2   72     19.6810     0.00481   ...   0      28.695        35.389
3   72     25.6470     0.00528   ...   0      28.905        35.810
4   72     33.6420     0.00335   ...   0      29.187        36.375

[5 rows x 21 columns]
```

数据通过 Pandas 从 Excel 文件中加载，并分离为特征集 X 和目标变量 y。在这个项目中，目标变量是 total_UPDRS 或者 motor_UPDRS，即帕金森患者的总 UPDRS 评分，用于评估患者的病情严重程度。特征集 X 是输入特征，用于预测 UPDRS 评分，数据集中的部分特征被删除（如 motor_UPDRS，它与 total_UPDRS 有相关性，属于目标标量），使用 train_test_split() 函数将数据集分为训练集（80%）和测试集（20%）。

10.2　RF 回归模型的创建与训练

随机森林回归模型是一种集成学习方法，通过构建多个决策树并将其预测结果进行平均，来提高预测的准确性和稳定性。它的工作原理是将数据集随机划分为多个子集，对每个子集训练一棵决策树。每棵树独立预测目标值，最终的预测结果是所有树的平均值。随机森林的优势在于：它通过集成多个树模型，减少了单棵树容易出现的过拟合问题，同时也提高了模型的泛化能力，适用于处理非线性、高维度的数据。

下面将通过 sklearn.ensemble 模块创建随机森林回归模型并用训练集进行训练。

```
In [2]: from sklearn.ensemble import RandomForestRegressor
    ...:
    ...: # 创建随机森林回归模型实例，并设置参数
    ...: rf_regressor = RandomForestRegressor(
    ...:     n_estimators=100,
    ...:     criterion='squared_error',
    ...:     max_depth=7,
    ...:     min_samples_split=2,
    ...:     min_samples_leaf=1,
    ...:     min_weight_fraction_leaf=0.0,
    ...:     random_state=42,
    ...:     max_leaf_nodes=None,
    ...:     min_impurity_decrease=0.0
    ...: )
    ...:
    ...: # 训练模型
    ...: rf_regressor.fit(X_train, y_train)
Out[2]: RandomForestRegressor(max_depth=7, random_state=42)
```

上面代码使用 RandomForestRegressor 创建了一个随机森林回归模型，并设置了一些参数。模型通过训练集进行训练，以学习特征与目标变量之间的关系。具体参数解释如下：

（1）n_estimators：森林中决策树的数量。整型（int），默认为 100，增加决策树的数量可以提高模型性能，但也会增加计算成本。

（2）criterion：决策树使用的损失函数，默认是 "squared_error"。对于回归任务，默认是均方误差（MSE, "squared_error"），其他选项包括绝对误差（MAE, "absolute_error"）和 Huber 损失（"huber"）。

（3）max_depth：树的最大深度，整型（int）。树的深度是模型复杂度的一个重要指标。较深的树能够捕获更多的数据细节和特征，但也可能导致过拟合；而较浅的树则可能无法充分学习数据的潜在规律，导致欠拟合。

（4）min_samples_split：节点分裂所需的最小样本数，整型或浮点型，默认值为 2。较小的值允许节点在包含较少样本时就被划分，增加模型的复杂度，同时可能捕获更多的数据细节和噪声，可能有过拟合的风险；较大的值则要求节点包含更多的样本才能被划分，有助于降低模型的复杂度，减少过拟合的风险，但也可能导致模型欠拟合。

（5）min_samples_leaf：叶子节点的最小样本数，整型或浮点型，默认值为 1。较小的值允许叶子节点包含较少的样本，可能增加模型的复杂度，因为树可以包含更多的叶子节点；较大的值则要求叶子节点包含更多的样本，有助于降低模型的复杂度，还可以减少模型对噪声数据的敏感性，提高模型的鲁棒性。

（6）min_weight_fraction_leaf：单个叶节点上的样本权重总和的最小分数，浮点型，默认值为 0.0。它决定了所有叶子节点中的最小加权分数，对处理不平衡数据集时特别有用。用于控制模型对少数类样本的重视程度，从而影响模型的分类性能。在回归问题中，这个参数的作用可能不那么直接，因为回归问题通常不涉及类别的权重。

（7）max_leaf_nodes：树的最大叶子节点数，整型（int）。与 max_depth 类似，也是一个用于控制模型复杂度的参数。较小的值会使模型更加简单；较大的值可能增加模型的复杂度。

（8）min_impurity_decrease：节点分裂阈值，浮点型，默认值为 0.0。较大的值要求分裂必须带来显著的不纯度减少，有助于防止过拟合；较小的值则允许在不纯度减少较小的情况下进行分裂，增加模型的复杂度（不纯度反映了节点中样本类别分布的均匀程度，即节点中各类别样本所占的比例是否相近。不纯度越高，表示节点的样本类别分布越混乱，反之则表示节点的样本类别分布越有序）。

（9）n_jobs：执行并行操作时要使用的 CPU 核心数量，整型（int），默认为 None，表示使用所有可用的核心。

（10）random_state：控制随机数生成，以确保每次调用时都能得到相同的结果，整型（int）。

（11）verbose：控制输出的详细程度，整型（int）。默认情况下不打印任何信息（0）。大于 0 则增加详细程度。

正确选择这些参数可以显著影响模型的性能。通常需要通过交叉验证来调整这些参数，以达到最佳效果。

10.3　特征重要性分析

　　特征重要性分析是衡量每个特征对模型预测结果贡献大小的过程。通过计算模型中各个特征对目标变量的影响，可以帮助用户识别哪些特征对预测结果最为关键，从而优化模型性能并提高解释性。在随机森林模型中，特征重要性通常通过衡量每个特征在所有树中的分裂贡献来计算。

```
In [3]: # 获取特征的重要性
   ...: feature_importances = rf_regressor.feature_importances_
   ...:
   ...: # 将特征和其重要性一起排序
   ...: sorted_indices = np.argsort(feature_importances)[::-1]
          # 逆序排列，重要性从高到低
   ...: sorted_features = X_train.columns[sorted_indices]
   ...: sorted_importances = feature_importances[sorted_indices]
   ...:
   ...: # 打印排序后的特征及其重要性
   ...: for feature_name,importance in zip(sorted_features,sorted_importances):
   ...:     print(f"Feature: {feature_name}, Importance: {importance:.4f}")

Feature: age, Importance: 0.6940
Feature: DFA, Importance: 0.0907
Feature: sex, Importance: 0.0862
Feature: test_time, Importance: 0.0350
Feature: HNR, Importance: 0.0341
Feature: RPDE, Importance: 0.0272
Feature: Jitter(Abs), Importance: 0.0082
Feature: NHR, Importance: 0.0063
Feature: Shimmer:DDA, Importance: 0.0031
Feature: Shimmer:APQ5, Importance: 0.0026
Feature: Jitter:DDP, Importance: 0.0021
Feature: Jitter:RAP, Importance: 0.0020
Feature: Shimmer:APQ3, Importance: 0.0018
Feature: PPE, Importance: 0.0017
Feature: Shimmer(dB), Importance: 0.0013
Feature: Jitter(%), Importance: 0.0012
Feature: Shimmer:APQ11, Importance: 0.0011
Feature: Jitter:PPQ5, Importance: 0.0008
Feature: Shimmer, Importance: 0.0007
```

　　训练模型后，可利用模型的 feature_importances 属性获取特征的重要性，并对特征按贡献度从高到低进行排序。从输出结果可知，特征 age（年龄）对预测帕金森病的 UPDRS 评分影响最大，重要性为 0.6940，而 Shimmer（声音的振幅抖动）和其他一些特征的重要性较低，影响较小。

　　为了更直观地展示各特征对模型预测的贡献，帮助识别最重要的特征并优化模型的性能和解释性，需要将特征重要性进行排序可视化。

```
In [4]: 绘制按重要性排序的特征贡献性柱状图
   ...: plt.figure(figsize=(10, 6), dpi=120)
   ...: plt.barh(sorted_features, sorted_importances, color='steelblue')
   ...: plt.xlabel('Importance', fontsize=14)
```

```
...: plt.ylabel('Features', fontsize=14)
...: plt.title('Sorted Feature Importance', fontsize=16)
...: plt.gca().invert_yaxis()
...: plt.savefig("Sorted Feature Importance.pdf", format='pdf',bbox_
    inches='tight')
...: # 显示图表
...: plt.show()
```

上面的代码创建了一个按特征重要性降序排列的水平柱状图，图中设置了标签和标题，反转 y 轴以确保最重要的特征在顶部显示，并将图像保存为 PDF 文件（Sorted Feature Importance.pdf）后显示出来，如图 10-1 所示。

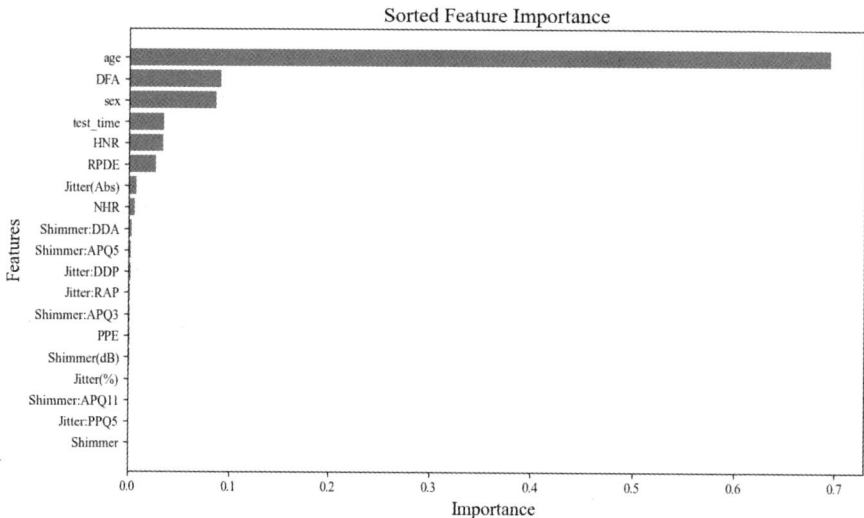

图 10-1　按特征重要性排序

10.4　特征选择

从图 10-1 中能看到，仅有前 6 个特征贡献非常明显，而后续的特征贡献很小。为了找到让模型表现最优的特征，并不一定需要所有特征都参与模型训练，这样会增大噪声的影响和过度开销算力资源，所以需要分析前 n 个特征对模型的影响，即当 n 取多少时模型表现最优。

10.4.1　蒙特卡洛模拟和交叉验证

蒙特卡洛模拟是一种通过多次随机采样来估算结果的方法。它通过在模型中引入随机性，反复进行实验或模拟，从而评估模型在不同随机条件下的性能。这在机器学习中常用于评估模型的稳定性和在不同数据划分下的表现。

交叉验证可在数据集较小的情况下，有效地利用所有可用数据进行训练和测试，从而获得更可靠的模型性能评估，并减少过拟合的风险。K 折交叉验证是最常见的交叉验证形式之一，数据集被分成 K 个相等的部分（或"折"）。然后，模型在 K-1 个折数据上进行训练，用剩下的 1 个折数据进行测试。这个过程重复 K 次，每次将不同的折保留为验证集。最终的模型性能是由这 K 次测试结果的平均值得出的。

下面用代码结合蒙特卡洛模拟和交叉验证来评估选取不同数量的特征对随机森林模型性能的影响，具体过程如下：

1）特征排序与模型参数设置

从数据集中移除目标变量，按特征重要性排序，得到特征集 X 和目标变量 y。

从已经训练好的随机森林模型中提取最佳参数，并使用这些最优参数重新创建并训练一个随机森林模型 model_rf。

2）蒙特卡洛模拟

进行 5 次蒙特卡洛模拟，每次通过不同的随机种子重新划分训练集和测试集。

每次模拟中，对从 1 个到全部特征的不同特征组合进行评估，逐步增加特征数量，形成多个特征子集。

3）交叉验证

对每次的特征子集，使用 5 折交叉验证评估模型的均方误差（MSE），并记录其平均分数。这里使用负均方误差（neg_mean_squared_error），使其变为正的 MSE。

4）结果可视化

将不同特征数量对应的交叉验证得分（MSE）绘制成折线图，展示增加特征数量对模型性能的影响。运行代码后得到如图 10-2 所示的结果。

```
In [5]: # 蒙特卡洛模拟和交叉验证
   ...: from sklearn.model_selection import cross_val_score
   ...: # 创建新的 DataFrame，将特征按贡献度排序
   ...: df_sorted_features = pd.DataFrame(df.drop(['total_UPDRS', 'motor_
        UPDRS'], axis=1)[sorted_features])
   ...:
   ...: X = df_sorted_features
   ...: y = df['total_UPDRS']
   ...:
   ...: best_params_rf = rf_regressor.get_params()
   ...:
   ...: # 使用已训练的最佳参数
   ...: params_rf = {
   ...:     'n_estimators': best_params_rf['n_estimators'],      # 从已训练的随机森林
                                                                 # 模型获取
   ...:     'max_depth': best_params_rf['max_depth'],            # 从已训练的随机森林
                                                                 # 模型获取
   ...:     'min_samples_split': best_params_rf['min_samples_split'],
                                                        # 获取之前定义的最佳参数
   ...:     'min_samples_leaf': best_params_rf['min_samples_leaf'],
                                                        # 获取之前定义的最佳参数
   ...:     'criterion': best_params_rf['criterion'],
                                                        # 默认 'squared_error'
   ...:     'random_state': best_params_rf['random_state'],  # 确保随机种子一致
```

```
        ...: }
        ...:
        ...: # 输出最佳参数
        ...: print("Best Random Forest parameters: ", params_rf)
        ...:
        ...: # 使用这些参数重新创建模型
        ...: model_rf = RandomForestRegressor(**params_rf)
        ...: # 设置随机种子
        ...: np.random.seed(42)
        ...: n_features = X.shape[1]                         # 假设你已经定义了特征矩阵 X
        ...: mc_no = 5                                       # 蒙特卡洛模拟的次数
        ...: cv_scores = np.zeros(n_features)                # 记录交叉验证分数
        ...:
        ...: # 蒙特卡洛模拟
        ...: for j in range(mc_no):
        ...:     # 每次模拟都重新划分数据集
        ...:     X_train, X_test, y_train, y_test = train_test_split(X, y, train_
             size=0.8, random_state=j)
        ...:
        ...:     # 逐步增加特征数量并进行交叉验证
        ...:     for i in range(1, n_features + 1):
        ...:         X_train_subset = X_train.iloc[:, :i]  # 选择前 i 个特征
        ...:         scores = cross_val_score(model_rf, X_train_subset, y_train,
                 cv=5, scoring='neg_mean_squared_error', n_jobs=-1)
        ...:         cv_scores[i - 1] += scores.mean()
        ...:
        ...: # 计算平均交叉验证分数 (由于是负的 MSE, 需要取反)
        ...: cv_scores /= mc_no
        ...: cv_scores = -cv_scores                          # 取负值变成正的 MSE
        ...:
        ...: # 绘图
        ...: plt.figure(figsize=(10, 6))
        ...: plt.plot(np.arange(1, n_features + 1), cv_scores, marker='o')
        ...: plt.xlabel('Number of features selected')
        ...: plt.ylabel('Cross validation score (negative MSE)')
        ...: plt.title('Feature Selection Impact on Model Performance (with Cross
             Validation)')
        ...: plt.grid(True)
        ...: plt.tight_layout()
        ...: plt.savefig("Feature Selection Impact on Model Performance (with Cross
             Validation).pdf", format='pdf',bbox_inches='tight')
        ...: plt.show()
Best Random Forest parameters:  {'n_estimators': 100, 'max_depth': 7, 'min_
samples_split': 2, 'min_samples_leaf': 1, 'criterion': 'squared_error', 'random_
state': 42}
```

图 10-2 的标题为 "Feature Selection Impact on Model Performance（with Cross Validation）"（特征选择对模型性能的影响），帮助用户直观理解选择多少特征可以最优化模型性能。通过多次模拟和交叉验证，逐步增加特征数量，评估各个特征子集对模型表现的影响，并通过图来展示模型的最佳特征数量及其对应的 MSE 得分。从这里也可以看出，并不是特征越多模型的性能就越好，而是会有一个峰值使得模型精确度达到最高。例如图 10-2 显示特征选取 5 个时，MSE 值最优达到 15 以下。

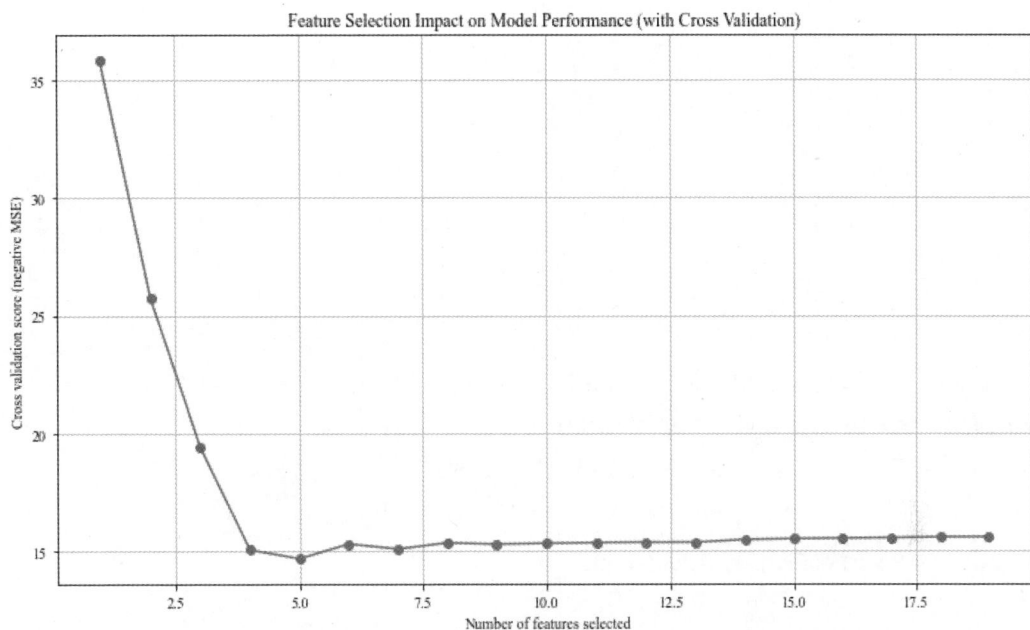

图 10-2　特征选择对模型性能的影响（交叉验证）

10.4.2　最佳特征选择

通过蒙特卡洛和交叉验证的筛选，取前 5 个特征时，模型表现最优。提取这 5 个特征，并将其用于进一步优化模型，可减少不必要的噪声特征，提升模型的表现。

接下来通过代码来提取让模型表现最优的 5 个特征。

```
In [6]: # 获取最佳特征数和最近的交叉验证得分
   ...: best_num_features = np.argmin(cv_scores) + 1    # 找到最小的 MSE 对应的特征数量
   ...: best_score = cv_scores[best_num_features - 1]   # 对应的最小 MSE 得分
   ...:
   ...: # 获取最佳特征对应的列名
   ...: best_features = X_train.columns[:best_num_features]
   ...:
   ...: # 打印结果
   ...: print(f"Best number of features: {best_num_features}")
   ...: print(f"Best cross-validation score (MSE): {best_score:.4f}")
   ...: print(f"Best features: {list(best_features)}")

Best number of features: 5
Best cross-validation score (MSE): 14.6613
Best features: ['age', 'DFA', 'sex', 'test_time', 'HNR']

In [7]: # 根据最佳特征列名提取原始数据中的对应列
   ...: df_optimal_features = df[best_features]
   ...: df_optimal_features
Out[7]:
        age    DFA    sex  test_time  HNR
```

```
0       72   0.54842   0     5.6431   21.640
1       72   0.56477   0    12.6660   27.183
2       72   0.54405   0    19.6810   23.047
3       72   0.57794   0    25.6470   24.445
4       72   0.56122   0    33.6420   26.126
...    ...      ...   ...      ...       ...
5870    61   0.55314   0   142.7900   22.369
5871    61   0.56518   0   149.8400   22.886
5872    61   0.57888   0   156.8200   25.065
5873    61   0.56327   0   163.7300   24.422
5874    61   0.57077   0   170.7300   23.259

[5875 rows x 5 columns]
```

上面的代码通过最小均方误差（MSE）选取出对模型预测效果最佳的 5 个特征（age、sex、DFA、test_time 和 HNR），对应的最佳交叉验证得分，以优化模型性能。

10.5 网格搜索和参数优化

网格搜索（Grid Search）是一种常用于机器学习模型的超参数调优，在第 7 章（7.3.3 XGBoost 模型）中已经给出参数说明。它通过在预定义的参数集合（称为参数网格）中进行穷举搜索，找到模型的最佳参数组合。模型会使用每组参数进行训练和评估，最后给出使模型性能最优的参数。

参数优化的目的是通过调整模型的超参数（如决策树的深度、学习率等），提高模型的准确性和泛化能力，从而让模型在未见过的数据上表现更好。

```
In [8]: from sklearn.model_selection import GridSearchCV
   ...: X = df_optimal_features
   ...: y = df['total_UPDRS']
   ...: X_train, X_test, y_train, y_test = train_test_split(X,y,test_size=0.2,
   ...:                                                     random_state=42)
   ...:
   ...: # 设置随机森林模型的参数
   ...: params_rf = {
   ...:     'n_estimators': 100,
   ...:     'criterion': 'squared_error',
   ...:     'random_state': 42,
   ...:     'n_jobs': -1,
   ...:     'max_depth': 7,
   ...: }
   ...:
   ...: # 创建随机森林回归模型
   ...: model_rf = RandomForestRegressor(**params_rf)
   ...:
   ...: # 定义参数网格，用于网格搜索
   ...: param_grid_rf = {
   ...:     'n_estimators': [100, 200, 300],
   ...:     'min_samples_split': [2, 5],
   ...:     'min_samples_leaf': [1, 2]
```

```
    ...: }
    ...:
    ...: # 网格搜索
    ...: grid_search_rf = GridSearchCV(
    ...:     estimator=model_rf,
    ...:     param_grid=param_grid_rf,
    ...:     scoring='neg_root_mean_squared_error',
    ...:     cv=5,
    ...:     n_jobs=-1,
    ...: )
In [9]: # 训练模型
    ...: grid_search_rf.fit(X_train, y_train)
    ...:
    ...: # 获取最优模型
    ...: best_rf_model = grid_search_rf.best_estimator_

In [10]: best_rf_model
Out[10]:
RandomForestRegressor(max_depth=7, min_samples_split=5, n_jobs=-1,
                      random_state=42)
```

上面的代码定义了一个随机森林回归模型，并设置了初始参数，如树的数量（n_estimators）、最大深度（max_depth）、评价标准等；接着定义了一个参数网格（param_grid_rf），在其中探索不同的参数组合，比如树的数量 [100, 200, 300]、最小分裂样本数 [2, 5] 和叶子节点的最小样本数 [1, 2]；然后，使用网格搜索（GridSearchCV）结合 5 折交叉验证，根据负均方根误差（neg_root_mean_squared_error）评估模型的表现，找到表现最佳的参数组合。最后，通过调用 fit 方法进行训练，并使用 best_estimator_ 提取经过优化的最佳随机森林模型 best_rf_model。

10.6　模型评价

模型评价指标综合可视化的作用是直观展示训练集和测试集的评估指标对比，帮助评估模型的性能和在不同数据集上的表现差异。

在机器学习模型的评估中，通常会关注测试集的表现，而将训练集的表现作为参考。这样做的原因如下：

- 模型的泛化能力：模型在训练集上的表现通常会较好，因为模型是基于这些数据进行学习的。训练集表现可以反映模型是否学到了数据的规律，但无法衡量模型在新数据上的表现。而测试集的数据对模型来说是"未见过的"，因此在测试集上的表现更能反映模型的泛化能力，即模型在真实场景中面对新数据的预测能力。

- 过拟合检查：通过比较训练集和测试集的结果，可以判断模型是否过拟合。例如，如果模型在训练集上表现很好，但在测试集上表现明显变差，通常说明模型可能在训练集上过拟合，捕捉到了训练数据中的噪声或特殊模式，导致对新数据表现不佳。

- 避免模型偏差：训练集的表现可能会由于模型的复杂性而被高估，例如一些复杂模型（如深度学习、集成模型）在训练集上表现优秀，但实际的泛化效果并不理想。因此，只关注训练集的评估指标可能导致模型选择偏差，无法真正反映模型的实际效果。

- 真实应用的要求：最终目标是应用模型对新数据进行预测，因此测试集的结果更加贴近模型的应用场景。例如，模型在测试集上的精度、误差等指标通常是用来衡量模型是否达到实际需求的标准，因此测试集表现更具实际意义。

- 评估基准：在模型开发流程中，通常将测试集表现作为模型选择的基准，即通过对比不同模型在测试集上的效果来选择最佳模型。即便一个模型在训练集上表现略差，但若它在测试集上的效果更好，即表示其更适合实际应用。

总的来说，训练集的表现可以帮助检查模型是否学习到了数据的基本规律，而测试集的表现更能反映模型在新数据上的实际效果，评价其泛化能力和实际应用的可能性。通过训练集和测试集的对比分析，可以进一步优化模型，但最终选择模型时，一般以测试集上的表现为主。

下面的代码分别对训练集和测试集进行预测，评估它们的预测效果，并做成效果对比柱状图。

```
In [11]: import sklearn.metrics as metrics
    ...:
    ...: # 预测
    ...: y_pred_train =best_rf_model.predict(X_train)
    ...: y_pred_test = best_rf_model.predict(X_test)
    ...:
    ...: y_pred_train_list = y_pred_train.tolist()
    ...: y_pred_test_list = y_pred_test.tolist()
    ...:
    ...: # 计算训练集的指标
    ...: mse_train = metrics.mean_squared_error(y_train, y_pred_train_list)
    ...: rmse_train = np.sqrt(mse_train)
    ...: mae_train = metrics.mean_absolute_error(y_train, y_pred_train_list)
    ...: r2_train = metrics.r2_score(y_train, y_pred_train_list)
    ...:
    ...: # 计算测试集的指标
    ...: mse_test = metrics.mean_squared_error(y_test, y_pred_test_list)
    ...: rmse_test = np.sqrt(mse_test)
    ...: mae_test = metrics.mean_absolute_error(y_test, y_pred_test_list)
    ...: r2_test = metrics.r2_score(y_test, y_pred_test_list)
    ...:
    ...: # 将指标放入列表
    ...: metrics_labels = ['MSE', 'RMSE', 'MAE', 'R-squared']
    ...: train_metrics = [mse_train, rmse_train, mae_train, r2_train]
    ...: test_metrics = [mse_test, rmse_test, mae_test, r2_test]
    ...:
    ...: # 创建柱状图
    ...: x = np.arange(len(metrics_labels))        # 横坐标位置
    ...: width = 0.35                               # 柱子的宽度
```

```
...:
...: fig, ax = plt.subplots()
...:
...: # 训练集和测试集的柱子
...: bars1 = ax.bar(x - width/2, train_metrics, width, label='Train')
...: bars2 = ax.bar(x + width/2, test_metrics, width, label='Test')
...:
...: # 添加标签和标题
...: ax.set_ylabel('Scores')
...: ax.set_title('Comparison of Train and Test Set Metrics')
...: ax.set_xticks(x)
...: ax.set_xticklabels(metrics_labels)
...: ax.legend()
...:
...: # 在每个柱子上显示数值
...: def autolabel(bars):
...:     """ 在每个柱子上显示数值 ."""
...:     for bar in bars:
...:         height = bar.get_height()
...:         ax.annotate('{}'.format(round(height, 3)),
...:                     xy=(bar.get_x() + bar.get_width() / 2, height),
...:                     xytext=(0, 3),               # 3 点垂直偏移
...:                     textcoords="offset points",
...:                     ha='center', va='bottom')
...:
...: autolabel(bars1)
...: autolabel(bars2)
...:
...: fig.tight_layout()
...: plt.savefig("Comparison of Train and Test Set Metrics.pdf",
    format='pdf',bbox_inches='tight')
...: plt.show()
```

　　上述代码通过训练好的随机森林模型，分别对训练集和测试集进行预测，并计算了 4 个常用的评估指标：均方误差（MSE）、均方根误差（RMSE）、平均绝对误差（MAE）和决定系数（R-squared，R^2）。然后将这些指标可视化为柱状图，如图 10-3 所示，以对比模型在训练集和测试集上的表现。从图 10-3 中可以发现，训练集的误差（MSE、RMSE、MAE）比测试集的略低，R^2 值分别为 0.88 和 0.852，说明模型在两个数据集上的表现相对一致，具有良好的泛化能力。

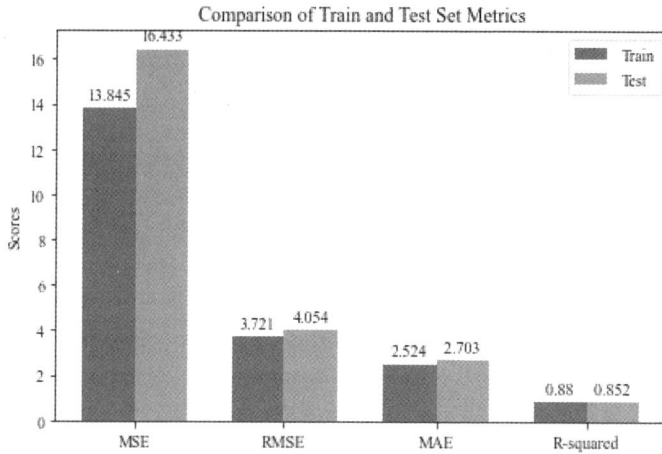

图 10-3　训练集和测试集效果比较

10.7　预测结果可视化

预测可视化的作用是直观展示模型预测值与真实值之间的关系，帮助评估模型的拟合效果和预测误差。

下面的代码将可视化随机森林模型（RF）在训练集和测试集上的预测效果，目的是比较模型的拟合能力和预测准确性。

```
In [12]: # 自定义函数：在每个柱子上显示数值
    ...: autolabel(bars1)
    ...: autolabel(bars2)
    ...:
    ...: # 创建一个包含训练集和测试集真实值与预测值的数据框
    ...: data_train = pd.DataFrame({
    ...:     'True': y_train,
    ...:     'Predicted': y_pred_train,
    ...:     'Data Set': 'Train'
    ...: })
    ...:
    ...: data_test = pd.DataFrame({
    ...:     'True': y_test,
    ...:     'Predicted': y_pred_test,
    ...:     'Data Set': 'Test'
    ...: })
    ...:
    ...: data = pd.concat([data_train, data_test])
    ...:
    ...: # 自定义调色板
    ...: palette = {'Train': '#b4d4e1', 'Test': '#f4ba8a'}
    ...:
    ...: # 创建 JointGrid 对象
```

```
...: plt.figure(figsize=(8, 6), dpi=1200)
...: g = sns.JointGrid(data=data, x="True", y="Predicted", hue="Data Set",
     height=10, palette=palette)
...:
...: # 绘制中心的散点图
...: g.plot_joint(sns.scatterplot, alpha=0.5)
...: # 添加训练集的回归线
...: sns.regplot(data=data_train, x="True", y="Predicted", scatter=False,
     ax=g.ax_joint, color='#b4d4e1', label='Train Regression Line')
...: # 添加测试集的回归线
...: sns.regplot(data=data_test, x="True", y="Predicted", scatter=False,
     ax=g.ax_joint, color='#f4ba8a', label='Test Regression Line')
...: # 添加边缘的柱状图
...: g.plot_marginals(sns.histplot, kde=False, element='bars',
     multiple='stack', alpha=0.5)
...:
...: # 添加拟合优度文本在右下角
...: ax = g.ax_joint
...: ax.text(0.95, 0.1, f'Train $R^2$ = {r2_train:.3f}', transform=ax.
     transAxes, fontsize=12,
...:         verticalalignment='bottom', horizontalalignment='right', bbox=
     dict(boxstyle="round,pad=0.3", edgecolor="black", facecolor="white"))
...: ax.text(0.95, 0.05, f'Test $R^2$ = {r2_test:.3f}', transform=ax.
     transAxes, fontsize=12,
...:         verticalalignment='bottom', horizontalalignment='right', bbox=
     dict(boxstyle="round,pad=0.3", edgecolor="black", facecolor="white"))
...: # 在左上角添加模型名称文本
...: ax.text(0.75, 0.99, 'Model = RF', transform=ax.transAxes, fontsize=12,
...:         verticalalignment='top', horizontalalignment='left', bbox=dict
     (boxstyle="round,pad=0.3", edgecolor="black", facecolor="white"))
...:
...: # 添加中心线
...: ax.plot([data['True'].min(), data['True'].max()], [data['True'].min(),
     data['True'].max()], c="black", alpha=0.5, linestyle='--', label='x=y')
...: ax.legend()
...: plt.savefig("TrueFalse.pdf", format='pdf', bbox_inches='tight')
...: plt.show()
<Figure size 9600x7200 with 0 Axes>
```

图 10-4 展示了随机森林模型（RF）在训练集和测试集上的预测效果，由散点图、回归线、边缘柱状图和对角线（x=y）组成，可以从多个角度观察模型的表现。

（1）散点图：图中的淡蓝色点代表训练集，橙色点代表测试集。散点分布的位置反映了真实值和预测值的关系。

- 散点靠近对角线（x=y）：当散点聚集在对角线附近时，说明模型预测值接近真实值，预测精度较高。
- 散点分散较大：如果散点离对角线较远，说明模型的预测与真实值有偏差，精度降低。理想情况是散点尽量靠近对角线，并且呈现一定的聚集性。

（2）回归线：图中的蓝色线和橙色线分别代表训练集和测试集的回归趋势线，用于展示模型对数据的整体预测趋势。

- 回归线接近对角线：当训练集和测试集的回归线接近对角线（x=y）时，表示模型的预测值与真实值较一致，拟合效果较好。

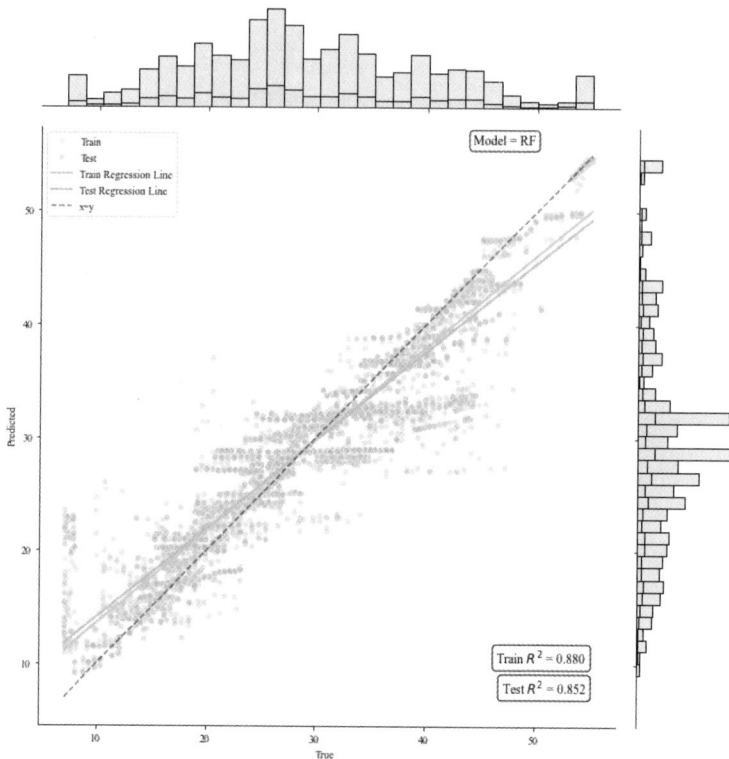

图 10-4　RF 在训练集和测试集上的预测效果

- 回归线偏离对角线：如果回归线偏离对角线较大，说明模型对该数据集的预测效果较差，可能需要调整模型参数或改进模型来提高准确性。

（3）边缘柱状图：顶部和右侧的柱状图分别展示了真实值和预测值的分布情况。

- 分布对称、集中：如果柱状图显示两边分布对称且集中，说明模型的预测结果较稳定，误差较小。
- 分布不对称或有偏差：若柱状图显示预测值和真实值的分布差异较大，尤其是在某些数值范围内出现不一致的现象时，则表明模型在该数值区间的预测效果有待优化。

（4）R^2 决定系数：图中右下角标注了训练集和测试集的 R^2 值，分别为 0.880 和 0.852。R^2 值越接近 1，表示模型对数据的拟合效果越好。

- 训练集 R^2 较高，测试集 R^2 略低：这种情况表明模型在训练集上表现更好，而在测试集上略有下降，可能存在轻微的过拟合现象。若差距较大，则需要重新调整模型，以便在测试集上获得更稳定的表现。

（5）对角线（x=y）：图中的虚线代表理想状态下预测值等于真实值（即 x=y）。通过对角线，可以直观地观察模型的偏差。

- 理想情况：散点分布应尽量沿对角线排列，回归线与对角线重合，这表示模型预测值与真实值基本一致。

- 偏离对角线：若散点和回归线明显偏离对角线，说明模型在这些数据点上的预测效果较差。

理想的模型表现应该是散点集中在对角线附近，回归线与对角线重合，边缘柱状图分布对称且集中。如果图中出现偏离情况，例如散点分散较大或柱状图分布不对称，则说明模型的预测效果还有优化空间。

在本项目中，使用随机森林回归模型，对帕金森病数据进行建模，旨在通过患者的生理和声音特征对帕金森病的 UPDRS 评分（统一帕金森病评定量表）数据进行病情预测。项目的关键步骤包括数据加载、特征选择、模型训练、参数优化，以及模型评估和可视化。

首先，数据集经过清理和处理后，使用了特征重要性分析来筛选出对预测贡献最大的特征。随后，借助蒙特卡洛模拟和交叉验证对不同特征组合的模型表现进行了分析，以确定最佳特征子集。接着，使用网格搜索进行超参数优化，以获得最优的随机森林模型。

通过对模型的训练集和测试集分别进行预测，使用了均方误差（MSE）、均方根误差（RMSE）、平均绝对误差（MAE）及决定系数（R^2）等指标对模型表现进行了评估。结果显示模型在训练集和测试集上的表现较为一致，具备良好的泛化能力。

最后，通过可视化手段展示了真实值与预测值的关系，包含散点图、回归线、边缘柱状图和 R^2 评分，帮助读者更直观地理解模型的拟合效果和预测偏差。

通过该项目，成功构建了一个基于随机森林的回归模型，用于有效预测帕金森病患者的 UPDRS 评分。模型表现良好，且经过特征选择和参数优化，提升了其精度和稳定性。

第 11 章
Python 实现单细胞 RNA 测序数据分析

聚类分析是一种常见的数据挖掘技术，它主要用于将数据集划分为多个组，使同组内的数据点相似性较高，而不同组间的数据点相似性较低。在生物信息学领域，聚类分析被广泛应用于分析生物数据，如基因表达谱数据、蛋白质序列数据等，以揭示生物数据中的隐藏结构和特征。本章中的聚类方法以外周血单核细胞数据分析上的应用为例，介绍使用 Python 实现单细胞 RNA 测序分析的流程。

11.1　准备工作

为了确保后续代码能够顺利运行，本案例的编程环境、Python 版本及相匹配的主要库、模块的版本描述如下：

（1）Python 版本：Python 3.12。

（2）部分依赖库：NumPy、Pandas、Matplotlib、Seaborn、Scanpy。

Scanpy 是用于单细胞 RNA 测序的 Python 库，功能强大且灵活，能够处理大规模单细胞数据并进行详细分析、可视化和结果解释。在"开始"菜单的 Anaconda 目录下打开"Anaconda Prompt"，输入安装 Scanpy 命令：pip install scanpy。

以下显示了所需要用到的系统各库和模块的版本号。

```
In[1]:# 导入库和模块
    import scanpy as sc
    import os
    import math
    import itertools
    import warnings
    import numpy as np
    import pandas as pd
    import matplotlib.pyplot as plt
    %matplotlib inline
    %config InlineBackend.figure_format = 'svg'
    warnings.filterwarnings("ignore")
    plt.rc('font',family='Times New Roman')
    my_colors = ["#1EB2A6","#ffc4a3","#e2979c","#F67575"]
```

```
sc.settings.verbosity = 3                                      # 输出提示信息
sc.logging.print_header()
sc.settings.set_figure_params(dpi=80, facecolor='white')       # 设置输出图像格式
results_file = 'c:/Users/yubg/Desktop/pbmc3k.h5ad'             # 存储分析结果
Out[1]:
scanpy==1.10.4 anndata==0.11.1 umap==0.5.3 numpy==1.26.4 scipy==1.11.4
pandas==2.1.4 scikit-learn==1.2.2 statsmodels==0.14.0 igraph==0.11.5
pynndescent==0.5.10
```

以上各种库和模块的版本需要匹配，否则可能会导致读取数据或处理数据错误。

11.2 单细胞数据读取与预处理

本节将利用 Scanpy 库对单细胞 RNA 测序进行一个完整的流程分析，包括数据读取、预处理、质量控制、变量选择、主成分分析、邻居图构建、Leiden 聚类、差异基因分析等关键步骤，并使用已知的细胞标记基因（如 CD4、CD14 等）评估在不同聚类中的表达水平，进行生物学上的可解释分析，确保聚类的生物学意义。

11.2.1 数据读取

本书将采用公开的 10X Genomics 外周血单核细胞（PBMC）数据集，该数据集包含 32738 个基因，是在 Illumina NextSeq 500 上对 2700 个单细胞进行测序得到的。PBMC3K 示例数据下载（https://cf.10xgenomics.com/samples/cell/pbmc3k/pbmc3k_filtered_gene_bc_matrices.tar.gz）后是一个包含 barcodes.tsv、genes.tsv 和 matrix.mtx 共 3 个文件的压缩文件。各个文件的详细解释如下：

（1）genes.tsv 文件：记录基因基本信息，通常包含基因的名称、基因 ID 等唯一标识符，以便准确地识别和区分不同的基因。第一列为基因 ID，第二列为基因 Symbol ID，如图 11-1 所示。

```
ENSG00000243485    MIR1302-10
ENSG00000237613    FAM138A
ENSG00000186092    OR4F5
ENSG00000238009    RP11-34P13.7
ENSG00000239945    RP11-34P13.8
ENSG00000237683    AL627309.1
ENSG00000239906    RP11-34P13.14
ENSG00000241599    RP11-34P13.9
ENSG00000228463    AP006222.2
ENSG00000237094    RP4-669L17.10
ENSG00000235249    OR4F29
ENSG00000236601    RP4-669L17.2
ENSG00000236743    RP5-857K21.15
ENSG00000231709    RP5-857K21.1
ENSG00000235146    RP5-857K21.2
ENSG00000239664    RP5-857K21.3
```

图 11-1 .tsv 文件列内容

（2）barcodes.tsv：内容为测序时区分各个细胞的标记信息，称为 Barcodes，如图 11-2 所示。

（3）matrix.mtx：稀疏矩阵文件，包含细胞 - 基因表达数据。数字的第一行是测序的汇总信息，其第一个数是测序的总基因数（说明 genes.tsv 文件中有 32738 行），第二个为测序的总细胞数（说明 barcodes.tsv 文件中有 2700 行），第三个为测序的总 reads 数。除第一行，其余数字记录矩阵信息，前两列代表坐标，第三列表示具体某个细胞某个基因的表达量，如图 11-3 所示。

```
AAACATACAACCAC-1
AAACATTGAGCTAC-1
AAACATTGATCAGC-1
AAACCGTGCTTCCG-1
AAACCGTGTATGCG-1
AAACGCACTGGTAC-1
AAACGCTGACCAGT-1
AAACGCTGGTTCTT-1
AAACGCTGTAGCCA-1
AAACGCTGTTTCTG-1
AAACTTGAAAAACG-1
AAACTTGATCCAGA-1
```

```
%%MatrixMarket matrix coordinate real general
%
32738 2700 2286884
32709 1 4
32707 1 1
32706 1 10
32704 1 1
32703 1 5
32702 1 6
32700 1 10
32699 1 25
32698 1 3
32697 1 8
32527 1 1
32496 1 1
```

图 11-2　.tsv 文件各细胞标记信息　　　　图 11-3　.mtx 文件

为了读取解压后的 3 个文件，使用 Scanpy 库的 read_10x_mtx() 函数。该函数是 Scanpy 库中的一个便捷工具，专门用于读取 10x Genomics 提供的标准格式的单细胞 RNA 测序数据，用于分析单细胞 RNA 测序（scRNA-seq），这种数据通常以 MTX（Matrix Market Exchange）格式存储。

```
sc.read_10x_mtx(path,
                var_names='gene_symbols',
                cache=False,
                gex_only=True,
                make_unique=True)
```

参数解释：

（1）path：这是必需的参数，代表存储 10x Genomics 输出文件的目录路径。该目录下应包含 3 个关键文件：matrix.mtx 或 matrix.mtx.gz（稀疏矩阵文件）、genes.tsv 或 genes.tsv.gz（基因信息文件），以及 barcodes.tsv 或 barcodes.tsv.gz（细胞条形码信息文件）。

（2）var_names：此参数决定了变量（基因）名称的来源。默认值为"gene_symbols"，意味着使用基因符号作为变量名；若设为"gene_ids"，则会使用基因 ID 作为变量名。

（3）cache：这是一个布尔值参数，默认是 False；若设为 True，数据会被缓存起来，这样下次读取相同路径的数据时，速度会更快。

（4）gex_only：同样是布尔值参数，默认值为 True，仅读取基因表达数据；若为 False，则会读取所有类型的数据。

（5）make_unique：布尔值参数，默认是 True，会确保变量（基因）名称唯一，避免出现重复名称。

运行以下代码读取数据：

```
In[2]:      #读取数据
    adata = sc.read_10x_mtx('c:/Users/Administrator/hhr',
                        var_names='gene_symbols',
                        cache=True)
    adata.var_names_make_unique()
    adata
    Out[2]:AnnData object with n_obs × n_vars = 2700 × 32738
            var: 'gene_ids'
```

运行上面的代码后得到 adata 变量，adata 是一个 AnnData 对象，是 Scanpy 数据的核心数据结构，数据内容如图 11-4 所示，主要包括以下几个部分：

- adata.X：一个稀疏矩阵，存储了细胞对基因的表达量（通常是 CPM 或 raw counts）。
- adata.obs：一个 pandas DataFrame，包含每个细胞的信息（如细胞类型、条件等）。
- adata.var：一个 pandas DataFrame，包含每个基因的信息（如基因名称、基因位点等）。
- adata.obsm、adata.varm 等：存储额外的矩阵，常用于存储降维结果（如 PCA、t-SNE）。

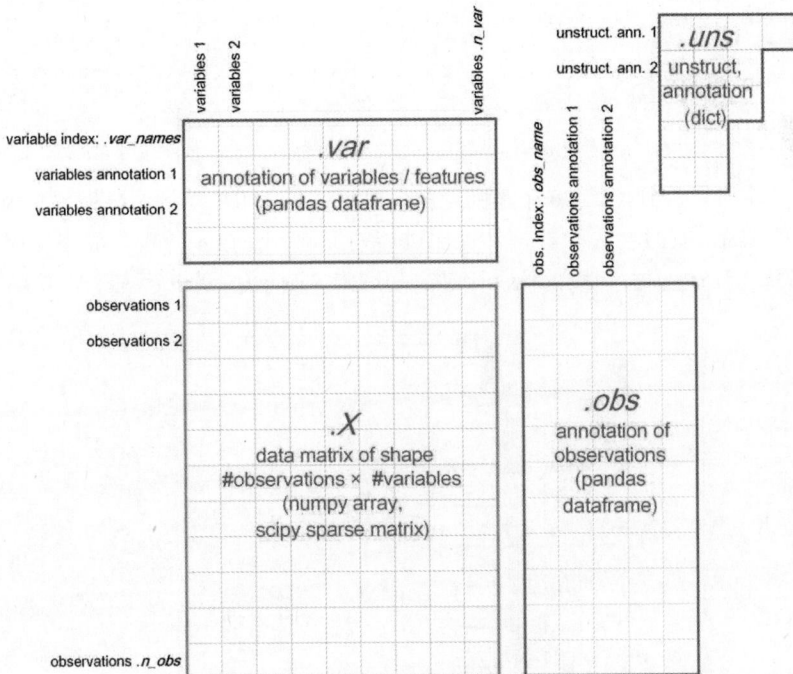

图 11-4　Scanpy 数据结构

通过观察 adata 变量可知，adata.obs 包含 2700 个细胞信息，adata.var 包含 32738 个基因信息。下面将 AnnData 对象 adata 中的数据矩阵转换为 Pandas DataFrame 格式，并输出

DataFrame 的前 5 行和前 5 列，便于查看数据的样式和内容。

```
In [3]:adata.to_df().iloc[0:5,0:5]
Out[3]:
                    AL627309.1    AP006222.2  RP11-206L10.2  RP11-206L10.9  LINC00115
AAACATACAACCAC-1  0.0           0.0         0.0            0.0            0.0
AAACATTGAGCTAC-1  0.0           0.0         0.0            0.0            0.0
AAACATTGATCAGC-1  0.0           0.0         0.0            0.0            0.0
AAACCGTGCTTCCG-1  0.0           0.0         0.0            0.0            0.0
AAACCGTGTATGCG-1  0.0           0.0         0.0            0.0            0.0
```

11.2.2 质量控制

进行单细胞 RNA 测序数据的初步处理和过滤，以确保分析的数据质量。其中，绘制最高表达基因图有助于快速识别重要基因，执行过滤步骤以移除低质量细胞和不重要的基因，然后再过滤线粒体基因比例过高的细胞，最后输出过滤后仍然保留的细胞数量。

首先，对单细胞 RNA 测序数据进行可视化，并过滤低质量的细胞和在极少细胞中表达的基因，代码和结果如下：

```
In[4]:# 统计基因在细胞中的占比并可视化，结果如图 11-5 所示
    sc.pl.highest_expr_genes(adata, n_top=20)      #1. 绘制最高表达基因图
    sc.pp.filter_cells(adata, min_genes=200)       #2. 过滤细胞
    sc.pp.filter_genes(adata, min_cells=3)         #3. 过滤基因

Out[4]:
    normalizing counts per cell
        finished (0:00:00)
filtered out 19024 genes that are detected in less than 3 cells
```

从图 11-5 中可以看到，前 20 个基因是属于核糖体基因 RP-，说明核糖体基因在该数据集中的表达丰度很高，有时会去除核糖体占比过高的细胞。在该步骤中，先不考虑核糖体基因和线粒体相关基因，先不去除核糖体占比过高的细胞。图 11-5 还表达出了以下几点含义：

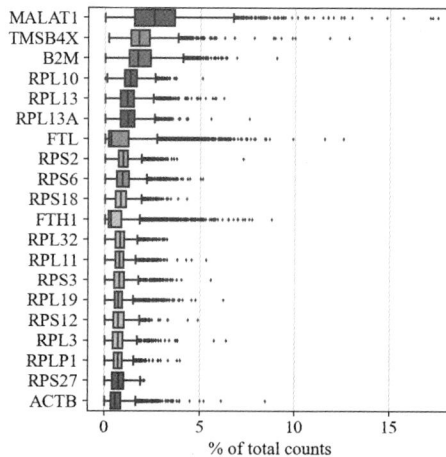

图 11-5　基因在细胞中的占比

1. 绘制最高表达基因图

图 11-5 中显示的是所有细胞中表达量最高的基因。这些基因通常被认为是数据的重要特征。输入 AnnData 对象 adata，包含了单细胞表达数据。n_top=20 表示指定要显示的最高表达基因的数量，这里设置为 20。因此，图表上将显示表达量最高的 20 个基因。最终输出一个条形图，展示这 20 个基因在所有细胞中的平均表达量，帮助研究者快速识别在样本中重要的基因。

2. 过滤细胞

过滤低质量的细胞，确保只有能足够表达基因的细胞被保留下来。输入 AnnData 对象 adata，min_genes=200 表示仅保留至少表达 200 个基因的细胞。选择此阈值是为了去除可能由于技术噪声或低捕获效率而产生的伪细胞（如死细胞或未成熟细胞）。最终 adata 会自动更新，去掉低于上述阈值的细胞。

3. 过滤基因

过滤在极少细胞中表达的基因，这有助于去除背景噪音并强调在多数细胞中表达的基因。输入 AnnData 对象 adata，min_cells=3 表示仅保留在至少 3 个细胞中被表达的基因。此阈值可以根据具体实验和数据情况进行调整，通常也是为了去除稀有或不重要的基因。最终更新 data，通过输出结果可知已经过滤了 19024 个少于 3 个细胞中表达的基因。

由于线粒体基因比例过高的细胞，会干扰细胞分群，在分析过程中为了避免受到这些细胞的影响，通常会根据实际情况设计一个阈值对线粒体基因（以"MT-"开头的基因）进行过滤，代码和结果如下：

```
In[5]:#1. 过滤线粒体 DNA, 抽取带有 MT 的字符串
    adata.var['mt'] = adata.var_names.str.startswith('MT-') # 抽取带有 MT 的字符串
     sc.pp.calculate_qc_metrics(adata, qc_vars=['mt'], percent_top=None,
log1p=False,
      inplace=True)                                          # 数据过滤

    #2. 过滤后可视化, 如图 11-6 所示
    #    绘制小提琴图
    sc.pl.violin(adata, ['n_genes_by_counts'],jitter=0.4)
    sc.pl.violin(adata, ['total_counts'],jitter=0.4)
    sc.pl.violin(adata, ['pct_counts_mt'],jitter=0.4)

    #    绘制散点图
    sc.pl.scatter(sce, x='total_counts', y='pct_counts_mt')
    sc.pl.scatter(sce, x='total_counts', y='n_genes_by_counts')

    # 3. 筛选基因
    # 提取线粒体 dna 在 5% 以下
    adata = adata[adata.obs.pct_counts_mt < 5, :]
    # 提取基因不超过 2500 的细胞
    adata = adata[adata.obs.n_genes_by_counts < 2500, :]
```

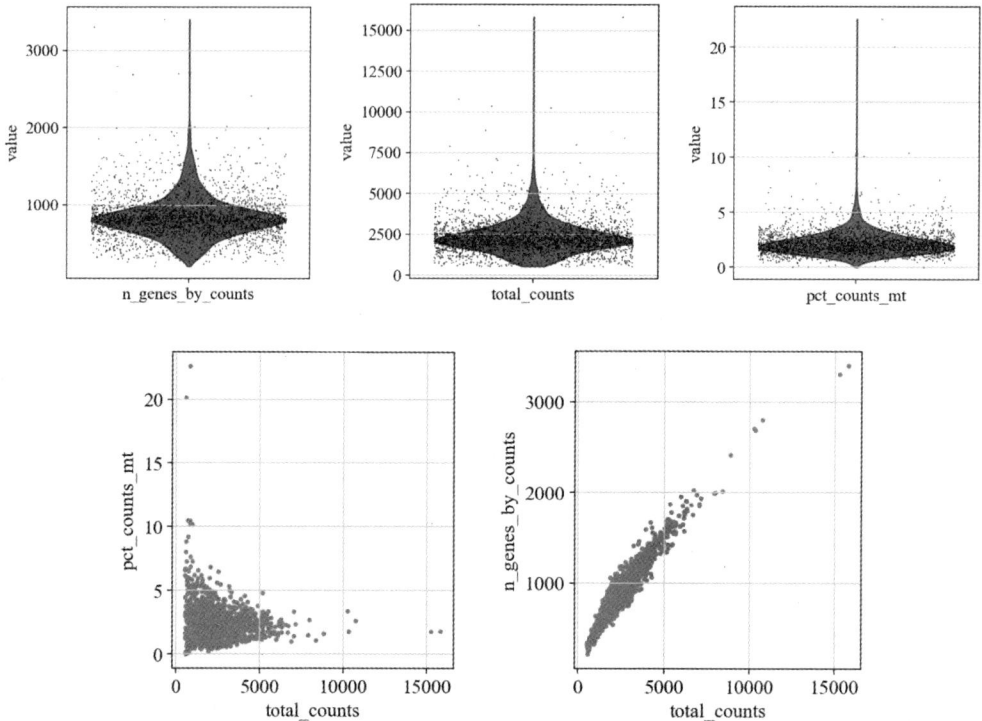

图 11-6　过滤后可视化各种图形

上面的代码和图形解释如下：

1. 找出线粒体基因

sce.var['mt'] 存储基因是否为线粒体（MT 为前缀）基因的布尔结果（True 或 False），即基因是线粒体基因则为 True，反之为 False。calculate_qc_metrics 主要用于计算质量控制指标，如每个细胞的线粒体基因表达百分比、总基因数、总表达量等，它会在 AnnData 对象 adata.obs 上添加一些新的列：

- n_genes_by_counts：存储每个细胞中检测到的基因数。
- total_counts：存储每个细胞的总 RNA 计数（即总的表达量）。
- total_counts_mt：存储每个细胞中所有线粒体基因的总转录本数，即所有以"MT-"开头的基因的表达数量总和。
- pct_counts_mt：存储线粒体基因的表达比例（即线粒体基因在总表达中的占比）。

2. 过滤后可视化

小提琴图可以帮助研究人员直观展示数据的分布情况，包括数据的中位数、四分位数和数据密度。在 Scanpy 中，sc.pl.violin 是一个用于绘制小提琴图的函数，jitter 参数用于防止数据点的重叠，添加轻微的随机噪声以使得点更容易分辨。数值越高，点的分散程度越大。通过绘制"n_genes_by_counts"的小提琴图，可以看到所有细胞中基因数的分布情况。通过绘制"total_counts"的小提琴图，可以观察细胞总计数的分布情况，比如是否存在极高或极低的细胞。通过绘制"pct_counts_mt"的小提琴图能够帮助用户查看细胞线粒体基因表达占比的分布，如果这部分数值高，可能提示细胞处于热应激或其他压力状态。

散点图可以直观地了解不同细胞在所选变量上的分布情况，观察细胞的聚类情况、异常值（outliers）和整体趋势。sc.pl.scatter 是 Scanpy 库中的一个函数，用于生成散点图（scatter plot）。对于第一个散点图，每一个点代表一个细胞，x='total_counts' 表示 X 轴为每个细胞的总转录本数，y='pct_counts_mt' 表示 Y 轴为线粒体基因表达的百分比。通常，细胞在经历应激时，线粒体基因的表达百分比会增加，因此在散点图上可能会看到某些细胞（对应较高的 pct_counts_mt 值）由于总转录本数降低而分布在特定区域。对于第二个散点图，y='n_genes_by_counts' 表示 Y 轴为每个细胞中表达的基因数量。该图可以用于评估细胞状态。理想情况下，更多的基因表达（高 n_genes_by_counts 值）通常与较高的总转录本数（高 total_counts 值）相关联，这可能表明细胞状态良好。还可以用于观察趋势，如果大多数细胞的数据点集中在某个区域，则表明细胞的表达特征有一定的一致性。

3. 筛选基因

筛选出线粒体基因表达较低且表达基因数量合理的细胞，从而确保后续数据分析的可信度。首先提取所有线粒体基因表达比例（pct_counts_mt）低于 5% 的细胞，意味着只保留线粒体基因表达比例较低的细胞，通常用于去除可能由于细胞应激或损伤而导致高线粒体表达的细胞。随后，提取表达基因数量（n_genes_by_counts）少于 2500 个的细胞，这种过滤通常用于去除低质量细胞，确保剩下的细胞中有合适数量的基因表达。最后输出 AnnData 对象 adata 的形状（shape），行表示过滤后仍然保留的细胞数量，列数表示基因的数量（保持不变）。

11.3　单细胞 RNA 测序数据分析

本节将介绍在 Scanpy 中进行的单细胞 RNA 测序数据分析的流程。单细胞 RNA 测序数据的标准流程包含了数据规范化、找特征、标准化、主成分分析（PCA）、构建图、聚类、聚类可视化、寻找差异基因等。

11.3.1　数据规范化

在单细胞 RNA 测序中，通过对总计数标准化和对数变换，可以提高数据的质量和可比性，为后续的数据分析和可视化奠定基础。下面对原始基因表达计数进行归一化，并使用 log 变换，这两步是单细胞转录组数据分析中常用的预处理步骤。

```
In[6]: #1. 数据规范化：归一化和对数变化
    sc.pp.normalize_total(adata, target_sum=1e4)      # 对每个细胞的基因表达值进行
                                                       # 总计数标准化，使每个细胞的表达
                                                       # 值总和达到指定的目标值

    sc.pp.log1p(adata)      # 对标准化后的基因表达值进行对数变换，通常使用自然对数
```

```
Out[6]:
normalizing counts per cell
    finished (0:00:00)
extracting highly variable genes
    finished (0:00:00)
```

归一化和 log 变换是由于不同细胞之间的测序深度差异，以减小差异程度。对每个细胞的基因表达计数进行正常化，有助于消除由于不同细胞的差异而导致的技术偏差，使得可以更好地比较细胞之间的数据。将每个细胞的总计数（即每个细胞所有基因的表达量之和）标准化为一个固定值，这里设定为 10000（target_sum=1e4）。对每个细胞的数据进行对数 log1p 转换可以压缩数据的范围，使得稀有基因的表达值对分析的影响更小，同时增强了高表达基因或高度变异基因的信号，从而使数据更接近于正态分布。

经过规范化后的数据在整体上具有更一致的分布特征，这有助于后续的数据分析和模型训练。许多数据分析方法和机器学习算法都假设数据具有相似的尺度和分布，如果数据的尺度差异过大，可能会影响算法的性能和结果的准确性。对数转换后压缩了数据范围，使数据符合正态分布，减少数据中的异方差性（方差随着均值的变化而变化）。

11.3.2　找特征

在单细胞转录组数据分析中，细胞之间的基因表达存在差异，其中一些基因在不同细胞中的表达变化较大，这些基因被称为高变基因（Highly Variable Genes，HVGs）。高变基因往往与细胞的异质性、细胞类型特异性及生物学功能的差异密切相关。sc.pp.highly_variable_genes 函数的主要功能就是从单细胞转录组数据中识别出这些高变基因，以便后续进行分析，如细胞聚类、差异表达分析等。代码和结果如下：

```
In[7]: sc.pp.highly_variable_genes(adata,
                                    min_mean=0.0125,
                                    max_mean=3,
                                    min_disp=0.5)
Out[7]:
    extracting highly variable genes
        finished (0:00:00)
    --> added
        'highly_variable', boolean vector (adata.var)
        'means', float vector (adata.var)
        'dispersions', float vector (adata.var)
        'dispersions_norm', float vector (adata.var)
```

sc.pp.highly_variable_genes 函数的参数说明如下：

（1）min_mean：默认值为 0.0125，是基因表达均值的下限。只有基因表达均值大于该值的基因才会被考虑为潜在的高变基因。设置这个参数是为了排除那些表达量极低的基因，因为这些基因可能是由于技术噪声或随机波动产生的，对细胞的生物学特性没有实际意义。

（2）max_mean：默认值为 3，是基因表达均值的上限。只有基因表达均值小于该值的基因才会被考虑为潜在的高变基因。设置这个参数是为了排除那些表达量极高的基因，这些基因可能是管家基因，在所有细胞中都稳定表达，不具有区分不同细胞类型的能力。

（3）min_disp：默认值为 0.5，是基因表达离散度的下限。离散度是衡量基因在不同细胞中表达变化程度的指标，只有离散度大于该值的基因才会被认为是高变基因。设置这个参数可以筛选出那些在细胞间表达差异较大的基因。

找特征的实际作用主要有以下两点：

（1）减少数据维度：单细胞转录组数据通常包含数万个基因，其中大部分基因在不同细胞中的表达变化较小，对细胞的分类和功能分析贡献不大。通过识别高变基因，可以将数据维度从数万个基因减少到数千个，从而降低计算复杂度，提高后续分析的效率。

（2）突出生物学差异：高变基因往往与细胞的生物学特性和功能差异密切相关。使用高变基因进行后续分析，如细胞聚类和差异表达分析，可以更准确地揭示细胞间的异质性和生物学过程的变化。

接下来可视化高变基因识别结果。扫描并绘制高度变异基因的分布情况，通常为散点图，展示基因的均值与方差，如图 11-7 所示。显示的点表示根据之前的筛选条件被识别为高变基因。可视化结果能够帮助研究者直观了解所选基因的变异性，并为后续的数据分析和特征提取提供依据。

```
In[8]:sc.pl.highly_variable_genes(adata)

# 保存一下原始数据
adata.raw = adata
```

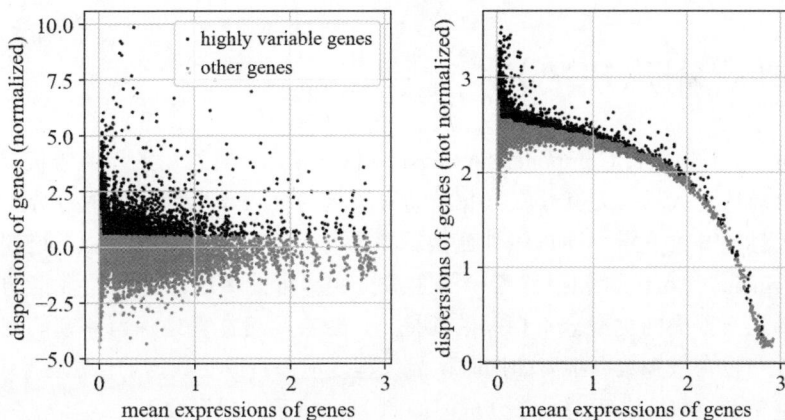

图 11-7　可视化高变基因识别结果

将当前的 AnnData 对象（包含经过正常化和其他处理的数据）保存到 adata.raw 属性中，确保可以追溯原始数据，进行不同步骤的比较，或为其他计算提供基础数据。

11.3.3　数据缩放

在前面的步骤中，已经使用 sc.pp.highly_variable_genes 函数识别出了数据中的高变基因，并将结果存储在 adata.var['highly_variable'] 中，这是一个布尔型数组，标记了每个基因是否为高变基因。接下来提取高变基因，即只保留那些被标记为高变基因的列，从而减少数据的维度，同时突出那些在不同细胞间表达变化较大、可能与细胞异质性和生物学功能相关的基因。使用线性回归模型去除与细胞特征相关的变化，如总计数（total_counts）和线粒体基因表达百分比（pct_counts_mt）。经过提取高变基因和线性回归更新了 adata 的数据，因此再次对 adata 数据进行中心化和缩放处理，确保每个特征的均值为 0，标准差为 1，并限制值的范围为 0 到 10。为后续的细胞聚类、差异表达分析、降维可视化等操作奠定了基础。代码和结果如下：

```
In[9]: # 3. 数据缩放：减少不同基因表达的相对差异
       adata = adata[:, adata.var.highly_variable]                      # 提取高变基因
       sc.pp.regress_out(adata, ['total_counts', 'pct_counts_mt'])  # 过滤没用的东西
       sc.pp.scale(adata, max_value=10)                                 # 中心化

Out[9]:
       regressing out ['total_counts', 'pct_counts_mt']
           sparse input is densified and may lead to high memory use
           finished (0:00:11)
       computing PCA
           on highly variable genes
           with n_comps=50
           finished (0:00:00)
```

提取、过滤、中心化是单细胞转录组数据分析中常见的数据处理流程，主要包括提取高变基因、去除不需要的变异因素，以及对数据进行中心化和缩放操作。

11.3.4 主成分分析（PCA）

主成分分析（Principal Component Analysis，PCA）是一种常用的无监督机器学习技术，在多个领域都有广泛应用，尤其是在数据分析和降维方面表现出色。主成分分析旨在将一组可能存在相关性的高维变量，通过线性变换转换为一组线性不相关的变量，这些新变量被称为主成分（Principal Components）。第一个主成分会尽可能多地保留原始数据的方差，后续的每个主成分在与前面的主成分不相关的前提下，也会尽可能多地保留剩余的方差。通过这种方式，PCA 可以在减少数据维度的同时，最大程度地保留原始数据的信息。

对单细胞转录组数据进行主成分分析，如图 11-8 所示，代码如下：

```
In[10]: # 4. PCA
        sc.tl.pca(adata, svd_solver='arpack')
        sc.pl.pca(adata, color='CST3')
        sc.pl.pca_variance_ratio(adata, log=True)
        # 输出结果
        adata.write(results_file)

Out[10]:
        computing PCA
            on highly variable genes
            with n_comps=30
            finished (0:00:00)
```

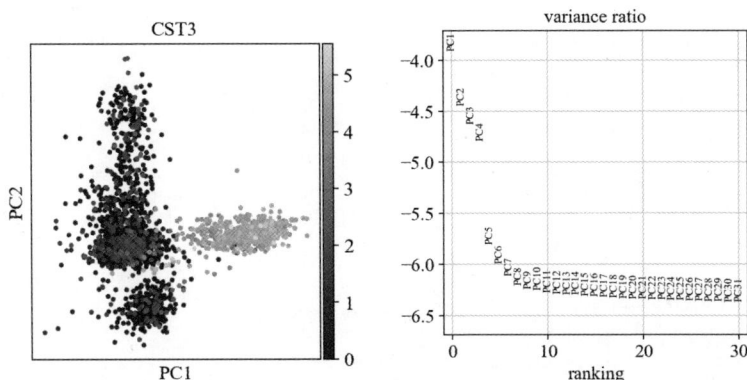

图 11-8　主成分分析

使用 sc.tl.pca 对经过归一化和回归处理的数据进行主成分分析（PCA），减少数据维度并提取最重要的成分。svd_solver='arpack' 表示指定使用的奇异值分解算法，适合于处理较小的数据集。n_comps=30 表示指定保留的主成分数量，将在分析中使用前 30 个主成分。然后，使用 sc.pl.pca 绘制 PCA 结果，并使用 MUC6 基因的表达值进行颜色编码。最后，使用 sc.pl.pca_variance_ratio 绘制每个主成分所解释的方差比，即说明每个主成分在多大程度上能够代表原始数据的变异，log=True 表示在绘制图形时使用对数刻度。

11.3.5　构建图

根据 PCA 降维后的数据计算细胞之间的距离（相似性），可以为聚类提供邻近信息。接下来通过构建细胞邻域图，使用 UMAP 和 t-SNE 两种降维算法将高维的单细胞转录组数据降维到二维空间，并可视化指定基因在细胞群体中的表达模式，帮助研究者直观地观察细胞之间的关系和基因表达的异质性，如图 11-9 所示，代码如下：

```
In[11]: # 5. 构建图
    sc.pp.neighbors(adata, n_neighbors=10, n_pcs=40)
    sc.tl.umap(adata)
    sc.pl.umap(adata, color=['CST3', 'NKG7', 'PPBP'])
    sc.pl.umap(adata, color=['CST3', 'NKG7', 'PPBP'], use_raw=False)

    sc.tl.tsne(adata)
    sc.pl.tsne(adata, color=['CST3', 'NKG7', 'PPBP'])
    sc.pl.tsne(adata, color=['CST3', 'NKG7', 'PPBP'], use_raw=False)

    # 保存结果
    adata.write(results_file)

Out[11]:
    computing neighbors
      using 'X_pca' with n_pcs = 40
      finished: added to `.uns['neighbors']`
```

157

```
      `.obsp['distances']`, distances for each pair of neighbors
      `.obsp['connectivities']`, weighted adjacency matrix (0:00:00)
computing UMAP
    finished: added
    'X_umap', UMAP coordinates (adata.obsm)
'umap', UMAP parameters (adata.uns) (0:00:02)

computing tSNE
    using 'X_pca' with n_pcs = 50
    using sklearn.manifold.TSNE
    finished: added
    'X_tsne', tSNE coordinates (adata.obsm)
    'tsne', tSNE parameters (adata.uns) (0:00:05)
```

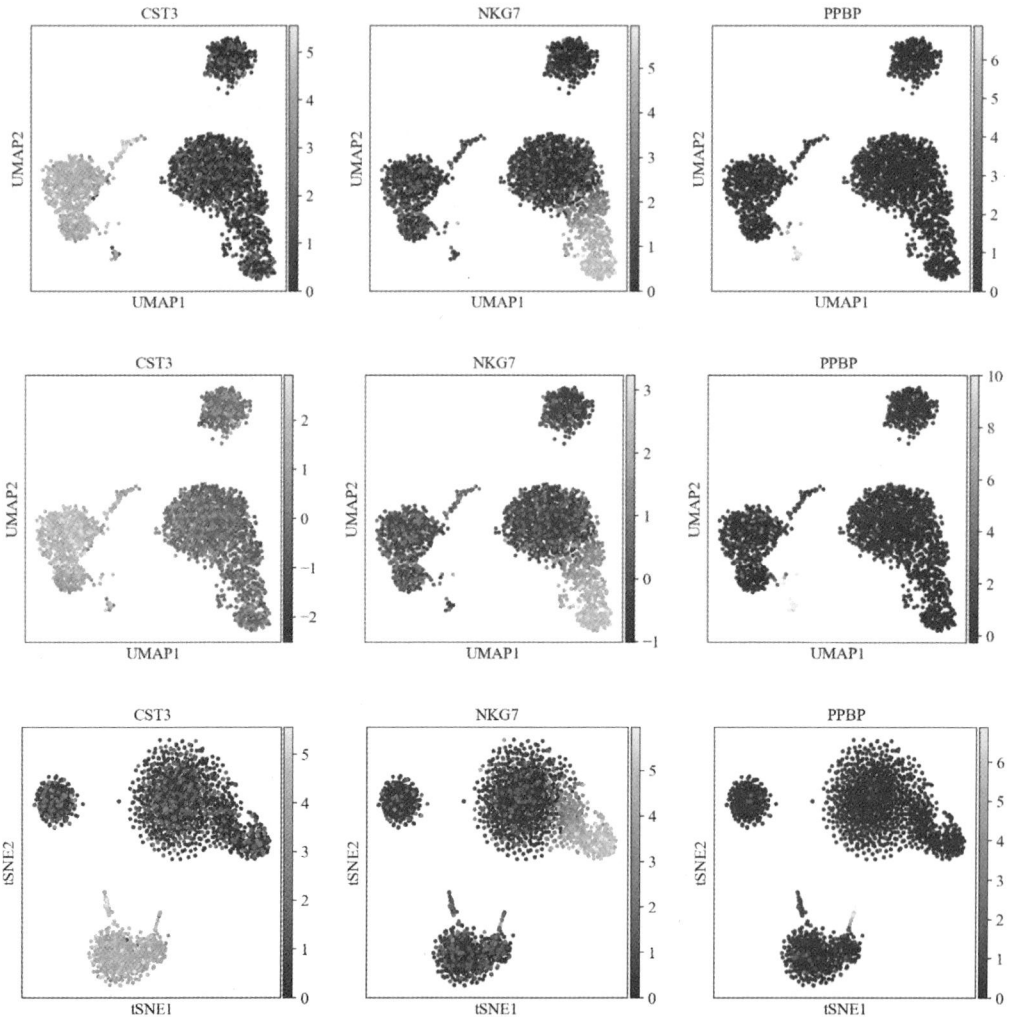

图 11-9　细胞邻域图

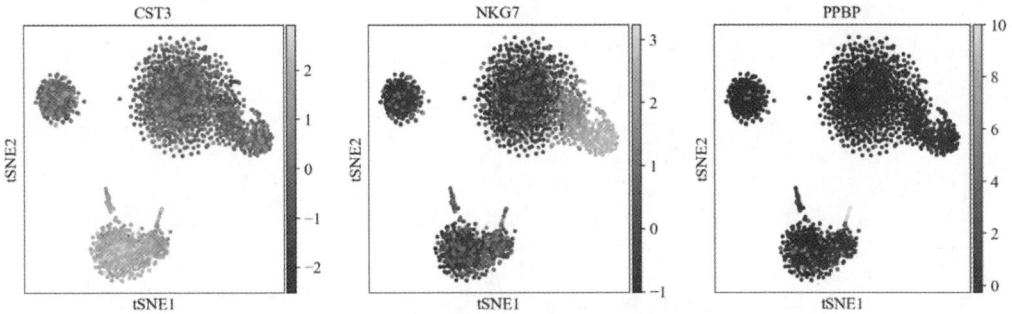

图 11-9　细胞邻域图（续）

上述代码对单细胞基因表达数据进行了邻近计算、UMAP 降维和 t-SNE 降维可视化。sc.pp.neighbors 可用于计算邻近细胞，用于后续的降维和聚类分析。n_neighbors=10 表示在每个细胞周围考虑 10 个邻居细胞。n_pcs=40 表示使用前 40 个主成分（PCA 产生的成分）来计算邻近关系，这样可以降低计算的复杂性和噪声。根据邻近计算结果运行 UMAP（Uniform Manifold Approximation and Projection）进行降维，绘制 UMAP 可视化图，展示基因 CST3、NKG7 和 PPBP 的表达情况（UMAP 可视化和去除原始数据后的 UMAP 可视化）。同时，也根据邻近计算结果运行 t-SNE（t-Distributed Stochastic Neighbor Embedding）进行降维，绘制 t-SNE 可视化图，显示 CST3、NKG7 和 PPBP 基因的表达（t-SNE 可视化和去除原始数据后的 t-SNE 可视化）。adata.write 函数可用于将 AnnData 对象保存到文件。这个过程对于保存分析结果、共享数据或后续分析都非常重要。

11.3.6　聚类

Scanpy 提供了多种聚类方法，用户可以根据数据特点和分析目标选择合适的聚类方法。在许多情况下，使用图算法（如 Leiden 和 Louvain）被认为更加高效和准确，特别是在处理复杂的单细胞数据时。由于 Leiden 聚类在处理孤立节点和增强聚类稳定性方面表现优越，因此在分析复杂的单细胞 RNA 数据时，使用 Leiden 更能确保得到可靠的结果。同时，Leiden 方法不仅能在修改参数或数据处理方法时提供更一致的聚类结果，而且研究者们逐渐发现使用 Leiden 聚类得到的结果更具生物学意义，这让它在共享的数据集和示例中被广泛采用。因此，Scanpy 默认使用 Leiden 聚类，以确保分析的可靠性和准确性。

Leiden 聚类是一种基于图的聚类方法，特别适合处理高维数据，并通过优化相似性和分离性来识别不同的群体。广泛应用于单细胞 RNA 测序数据分析中，以识别细胞群体（如不同类型的细胞或状态）。Leiden 聚类包括以下几个步骤：

（1）构建相似性图：使用相关的方法（如 KNN 或基于距离的算法）构建代表细胞间相似性的图。边的权重通常反映了细胞之间的相似性或距离。

（2）初始化聚类：初始的聚类可以通过相似性图的分割来创建，一开始可以得到一些粗略的聚类。

（3）优化聚类：使用优化算法（如分布式算法），在当前聚类结果的基础上进一步迭代，以改善社区的划分。Leiden 聚类使用了一个被称为"局部移动"（local moving）的策略，即在每次迭代中，每个节点根据图中其周围的节点"迁移"到连接性更强的社区。然后，在优化过程中，Leiden 会识别和合并具有高度相似性的社区，或者分裂可能需要进一步细分的社区。

（4）迭代直至收敛：重复以上步骤，直到聚类结果达到收敛，通常通过比较聚类的变化来判断收敛。

（5）社区评估：最后，评估所得到的聚类结果的质量，常用的方法包括内部一致性度量（如轮廓系数）和生物学标准的验证。

Leiden 聚类的优点如下：

- 准确性和稳定性：Leiden 聚类在处理高维数据和稀疏数据时表现优良，相较于其他方法（如 Louvain），具有更好的结果稳定性。
- 高效性：能够有效地处理大规模数据集，使分析大规模单细胞 RNA 测序数据变得可行。
- 更高的聚类质量：通过局部优化来最大化模块度，Leiden 方法通常能捕捉细胞群体间的天然结构，使聚类结果更具生物学意义。
- 处理孤立节点的能力：能更好地处理数据中的孤立节点，确保每个细胞的合理归类。
- 适应性：可以根据数据特点调整聚类参数，增强其灵活性。

Leiden 聚类的缺点如下：

- 分辨率参数选择：尽管相对而言参数敏感度较低，但仍然可能需要调整分辨率参数以获得满足特定研究目的的聚类结果。不同的分辨率可能导致不同的细胞群体划分，需要认真选择。
- 对初始分区敏感：尽管 Leiden 聚类在一致性和稳定性上有优势，但某些情况下，初始邻接图的构造可能会影响最终的聚类结果。因此，在构建图时需要选择合适的相似性度量。
- 计算资源需求：对于非常大的数据集，尽管速度较快，但在计算上仍然需要相应的内存和计算资源，这对于资源有限的环境来说可能是一种挑战。

在 Python 中，使用 scanpy 库实现 Leiden 聚类的代码如下，结果如图 11-10 所示。

```
In[12]: # 6. Leiden 聚类
    sc.pp.neighbors(adata, n_neighbors=10, n_pcs=40)
    sc.tl.leiden(adata)
    sc.pl.umap(adata, color=['leiden', 'CST3', 'NKG7'])
    sc.pl.tsne(adata, color=['leiden', 'CST3', 'NKG7'])

    # 评估
    silhouette_leiden = silhouette_score(adata.obsm['X_pca'], adata.obs['leiden'])
    print(f"Silhouette Score Leiden: {silhouette_leiden}")

    Out[12]:
    computing neighbors
        using 'X_pca' with n_pcs = 40
        finished: added to `.uns['neighbors']`
```

```
    `.obsp['distances']`, distances for each pair of neighbors
    `.obsp['connectivities']`, weighted adjacency matrix (0:00:00)
running Leiden clustering
    finished: found 8 clusters and added
    'leiden', the cluster labels (adata.obs, categorical) (0:00:00)
```

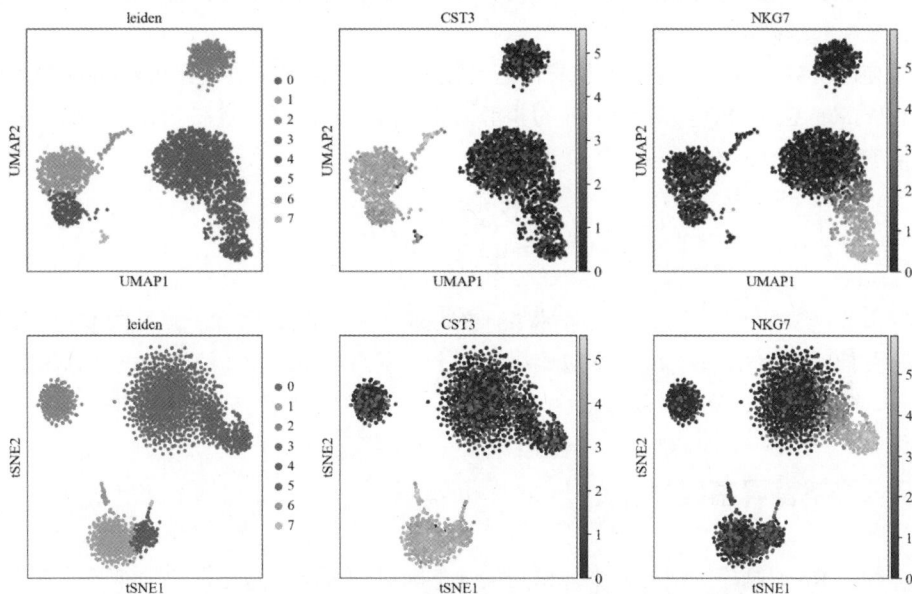

Silhouette Score Leiden: 0.11956630647182465

图 11-10　可视化 Leiden 聚类的细胞簇结果

首先，需要计算每个细胞与其相邻细胞的相似性来构建邻接图，使用 sc.pp.neighbors 构建邻接图，n_neighbors=10 表示对于每个细胞，选择其最近的 10 个邻居。n_pcs=40 表示使用前 40 个主成分（PCA）作为输入特征。使用 sc.tl.leiden 执行 Leiden 聚类，下面是这个函数常用参数的详细解释，以及它们对聚类分析的影响。sc.tl.leiden 的参数说明如下：

（1）adata：输入的单细胞数据对象 AnnData，包含细胞的基因表达矩阵和其他相关信息。

（2）resolution：这个参数用于控制聚类的精细度，float 类型，默认为 1.0。较高的 resolution 值会导致生成更多的簇，而较低的值则可能会使得簇合并。一般推荐在 0.1 ～ 2.0 进行调节，具体值应根据数据特征和实际需求进行调整。

（3）key_added：指定保存聚类结果到 adata.obs 中的列名，str 类型，默认为 leiden。如果希望将聚类结果存储为其他名称，可以修改此参数。

（4）partition_type：该参数选择在聚类过程中使用的网络划分方法，str 类型，默认为 RBConfiguration，表示使用基于连接度的随机游走方法，通常效果很好。如果另有需要，可以选择其他方法。

（5）copy：bool 类型，默认为 False，如果设置为 True，则函数会返回一个新的 AnnData 对象，而不是直接在原始对象上进行修改。

在本案例中，sc.tl.leiden 函数全部使用默认参数，最终通过 Leiden 聚类聚成了 8 个簇。使用 UMAP 方法和 t-SNE 方法对聚类结果进行可视化来观察细胞群落的分离和相互关系。通过可视化，可以清晰观察到聚类效果与数据中的细胞类型清晰度、聚集程度等。在分析单细胞 RNA 数据时，这些可视化方法不仅有助于了解细胞的生物学特性，也为后续分析和假设提出提供了直观的基础。

除了使用可视化方法查看聚类结果，还可以通过计算轮廓系数来评估 Leiden 聚类。轮廓系数（Silhouette Score）是用于评估簇的紧密性和分离性的指标，值在 [-1, 1]，越接近 1 表示聚类效果越好。计算公式如下：

$$s(i) = \frac{b(i) - a(i)}{\max\{a(i), b(i)\}}$$

轮廓系数值 $s(i)$ 越接近 1，表示样本 i 的聚类越合理；越接近 -1，表示样本 i 应该分类到另外的簇中；近似为 0，表示样本 i 应该在边界上。所有样本的 $s(i)$ 的均值被称为聚类结果的轮廓系数。根据输出的轮廓系数值，可以发现 Leiden 聚类效果还是比较好的。

11.3.7　寻找差异基因

在单细胞 RNA 测序数据分析中，识别关键基因对于理解细胞特性和功能至关重要。sc.tl. rank_genes_groups() 函数和 sc.pl.rank_genes_groups() 函数可帮助用户确定在不同聚类之间显著差异表达的基因。具体代码如下：

```
In[13]: # 7. 寻找差异基因
sc.tl.rank_genes_groups(adata, 'leiden', method='wilcoxon')
sc.pl.rank_genes_groups(adata, n_genes=25, sharey=False)

Out[13]:
cranking genes
    finished: added to `.uns['rank_genes_groups']`
    'names', sorted np.recarray to be indexed by group ids
    'scores', sorted np.recarray to be indexed by group ids
    'logfoldchanges', sorted np.recarray to be indexed by group ids
    'pvals', sorted np.recarray to be indexed by group ids
'pvals_adj', sorted np.recarray to be indexed by group ids (0:00:02)
```

sc.tl.rank_genes_groups 函数计算不同细胞群体之间基因表达的差异，并将结果存储在 adata 对象中，如图 11-11 所示。sc.tl.rank_genes_groups 的参数说明如下：

（1）adata：输入的单细胞数据对象 AnnData，包含细胞的基因表达矩阵和其他相关信息。

（2）groupby：指定分组的变量，这通常是通过聚类结果（如 leiden 或 louvain）或其他分组信息而得到的，类型为 str。

（3）method：选择用于差异表达分析的方法，类型为 str。常用的选项包括：wilcoxon，使用 Wilcoxon 秩和检验（默认选项），适合非正态分布的数据；t-test，常规的 t 检验，适用于正态分布数据；logreg，逻辑回归方法，适合处理二元目标变量。

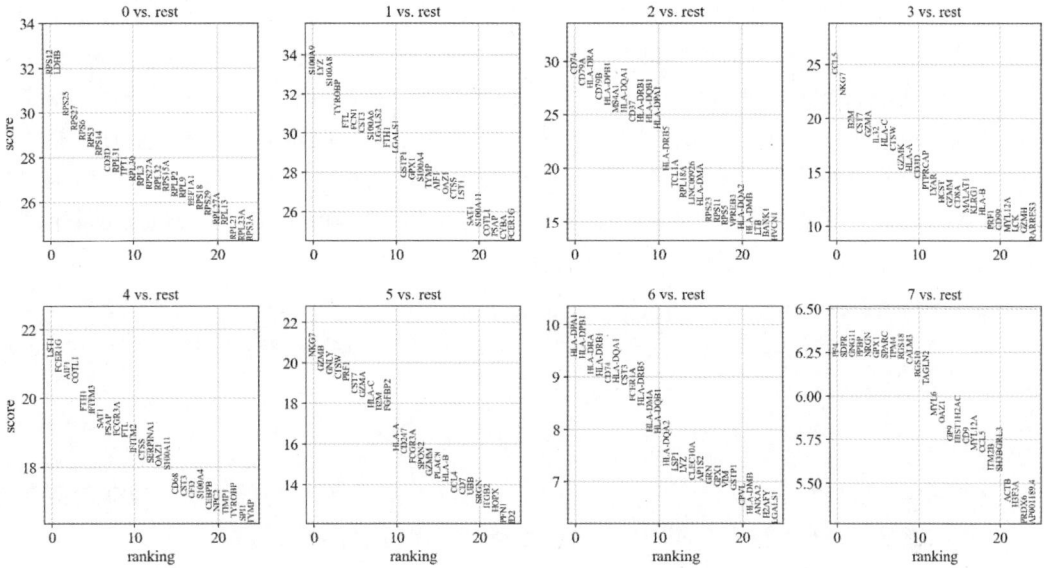

图 11-11　每个细胞簇的前 20 个差异表达基因

（4）n_genes：用于指定要选择的基因数量，类型为 int 或 None。如果为 None，则选择所有基因。通常在后续可视化中使用。

（5）n_genes_group：每个群体要显示的基因数量（默认为 5），类型为 int 或 None。如果设置为 None，它将根据 n_genes 的值自动推断。

（6）pval_cutoff：P 值的阈值，指定通过检验认为显著的基因，类型为 float。如果结果的 P 值大于该阈值，则将其排除在分析之外。

（7）key_added：结果存储的键名，类型为 str。如果指定，结果将以这个键名存储在 adata.uns 中，便于后续引用。

（8）copy：类型为 bool，如果为 True，将返回一个新的 AnnData 对象，而不是在原对象上进行操作。这在需要保留原始数据处理时非常有用。

这个函数会在 adata 对象中添加多个属性，具体如下：

（1）adata.uns['rank_genes_groups']：该字典存储了每个基因的差异表达分析结果，包括 P 值、秩和等统计数据。

（2）adata.uns['rank_genes_groups']['names']：各群体中排名前 N 的基因名称。

（3）adata.uns['rank_genes_groups']['pvals']：各群体中排名前 N 的基因的 P 值。

sc.pl.rank_genes_groups 用于可视化之前计算的差异表达结果。以下是常用参数的详细说明：

（1）adata：包含单细胞 RNA 测序数据的对象，必须是经过 sc.tl.rank_genes_groups 处理后的对象，类型为 AnnData。

（2）n_genes：指定要在图中绘制的基因数量，类型为 int。比如设置为 25，表示绘制每个群体中排名前 25 的基因。

（3）groupby：用于指定分组字段，如 leiden 或其他签名，以便按照特定群体展示可视化，类型为 str 或 optional。

（4）sharey：指定是否共享 Y 轴，类型 bool。设置为 False 会为每个群体提供独立 Y 轴，这对于表达量尺度差异较大的情况更为有效。

从先前使用 sc.tl.rank_genes_groups 计算得到的基因差异表达分析结果中提取特定数量的标记基因（marker genes）。在以下代码中，提取了前两个细胞群体中显著表达的标记基因，并确保去除了重复的基因。计算并返回 marker_genes 列表的长度，也即提取到的独特标记基因的数量。这可以用来验证提取的标记基因是否满足预期（如确实提取到所需数量的基因）。在本案例中，共提取到了 15 个独特标记的基因。代码和结果如下：

```
In[14]: num = 2 # 通过这个控制 marker 基因的数量
    marker_genes = list(set(np.array(pd.DataFrame(adata.uns['rank_genes_groups']
    ['names']).head(num)).reshape(-1)))
    len(marker_genes)

Out[14]:15
```

从 Scanpy 的结果中提取并整理特征基因（marker genes）和相应的 P 值，以便对每个细胞群体的特征基因进行查看和分析，如图 11-12 所示。代码如下：

```
In[15]:# 看一下每一个组的特征基因
    result = adata.uns['rank_genes_groups']
    groups = result['names'].dtype.names
    pd.DataFrame(
        {group + '_' + key[:1]: result[key][group]
        for group in groups for key in ['names', 'pvals']}).iloc[0:6,0:6]

Out[15]:
        0_n     0_p          1_n     1_p          2_n      2_p
    0   RPS12   2.602867e-221 S100A9 1.380871e-239 CD74     2.487145e-183
    1   LDHB    2.694087e-221 LYZ    6.808523e-239 CD79A    1.679730e-170
    2   RPS25   3.350538e-196 S100A8 2.418161e-231 HLA-DRA  6.935111e-167
    3   RPS27   5.741012e-188 TYROBP 1.350745e-210 CD79B    2.569135e-154
4   RPS6 1.372415e-182 FTL          1.358287e-201 HLA-DPB  13.577195e-148
5   RPS3 1.320161e-178 FCN1         1.964017e-200 MS4A1    6.299036e-141
```

进行单细胞 RNA 测序数据分析时，需要比较不同细胞群体之间的差异表达基因，并通过可视化的方法帮助研究人员理解基因表达的变化，有助于深入理解细胞的生物特性和行为。因此，首先利用 wilcoxon 方法比较特定群体和参考群体，然后绘制小提琴图展示基因表达的分布，如图 11-13 所示。代码如下：

```
In[16]: # 比较组间差异
    sc.tl.rank_genes_groups(adata, 'leiden', groups=['0'], reference='1',
    method='wilcoxon')
    sc.pl.rank_genes_groups(adata, groups=['0'], n_genes=20)
    sc.pl.rank_genes_groups_violin(adata, groups='0', n_genes=8)


Out[16]:
    ranking genes
        finished: added to `.uns['rank_genes_groups']`
        'names', sorted np.recarray to be indexed by group ids
        'scores', sorted np.recarray to be indexed by group ids
        'logfoldchanges', sorted np.recarray to be indexed by group ids
```

```
'pvals', sorted np.recarray to be indexed by group ids
'pvals_adj', sorted np.recarray to be indexed by group ids (0:00:02)
```

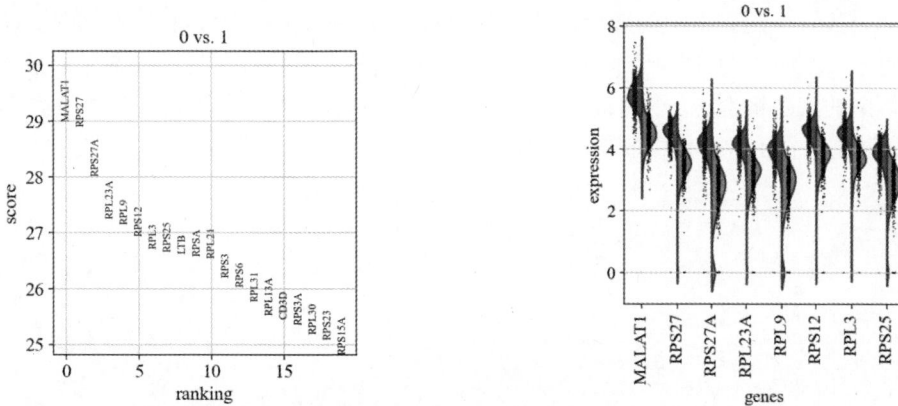

图 11-12　第 0 个细胞簇前 20 个差异表达基因　图 11-13　第 0 个细胞簇前 8 个差异表达基因的小提琴图

其中，使用 sc.tl.rank_genes_groups 函数识别组间差异表达基因，leiden 表示通过 Leiden 聚类的细胞群体分组，method='wilcoxon' 表示使用 Wilcoxon 秩和检验（非参数统计方法），对组间的基因表达进行比较。使用 sc.pl.rank_genes_groups 函数可视化排名基因，n_genes=20 表示可视化前 20 个基因。使用 sc.pl.rank_genes_groups_violin 函数展示特定基因的表达分布。如果必要，重新加载数据以避免潜在的中间结果误差。

绘制 CST3、NKG7、PPBP 基因的小提琴图，每个小提琴图将展示不同 Leiden 聚类的细胞中对应基因的表达情况，如图 11-14 所示。代码如下：

```
sc.pl.violin(adata, ['CST3', 'NKG7', 'PPBP'], groupby='leiden')
```

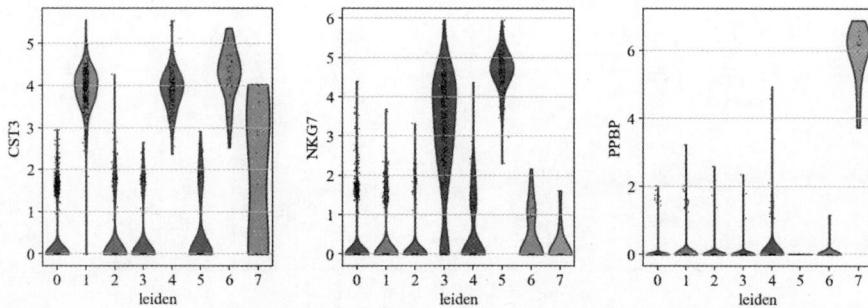

图 11-14　Leiden 聚类后的小提琴图

11.4　注释细胞类型

重命名单细胞 RNA 测序分析中的细胞群体，并通过多种可视化方法展示这些群体及其标记基因在不同细胞群体中的表达。对于细胞群体的命名，依据 Leiden 聚类后的结果，结合生物学知识，对聚类的簇进行标注。通过 Leiden 聚类后产生的簇与变量 new_cluster_names 的元素排列一致。标注完聚类的簇后，首先使用 sc.pl.umap() 生成 UMAP 可视化图，以显示细胞群体的分布，如图 11-15 所示。然后使用 sc.pl.umap() 生成点图，展示指定标记基因在不同细胞群体中的表达情况，如图 11-16 所示。最后使用 sc.pl.stacked_violin() 生成堆叠小提琴图，展示相同基因在不同群体中的表达分布，如图 11-17 所示。代码如下：

```
In[17]: new_cluster_names = [
        'CD4 T', 'CD14 Monocytes',
        'B', 'CD8 T',
        'NK', 'FCGR3A Monocytes',
        'Dendritic', 'Megakaryocytes']
    adata.rename_categories('leiden', new_cluster_names)
    sc.pl.umap(adata, color='leiden', legend_loc='on data', title='',
               frameon=False, save='.pdf')
    sc.pl.dotplot(adata, marker_genes, groupby='leiden')
    sc.pl.stacked_violin(adata, marker_genes, groupby='leiden')
```

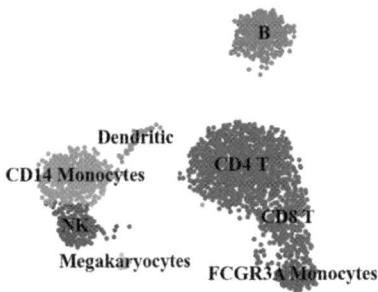

图 11-15　标注细胞类型后的 UMAP 图

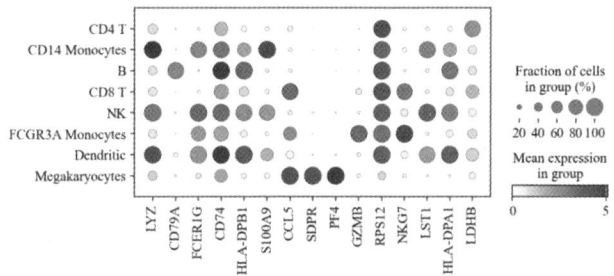

图 11-16　不同细胞簇中基因的表达情况

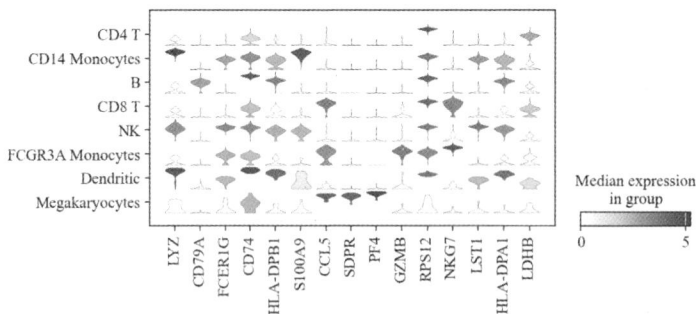

图 11-17　不同细胞簇中基因表达的小提琴图

本章详细介绍了如何通过 Python 中的 Scanpy 库实现单细胞 RNA 测序的聚类分析任务。详细讲解了每一个步骤，不仅涵盖了理论原理，还深入剖析了具体实现步骤，包括各个关键函数的使用、参数详解和参数调整等内容。此外，本章还根据分析结果进行细胞注释，准确的细胞注释不仅有助于理解细胞的生物学特性，还能推动在基础研究和临床应用中的进展。

实战篇

第 12 章
论文复现：可解释的急性肾损伤预测模型

本章将对柳叶刀旗下的临床医学顶刊《EClinicalMedicine》的一篇影响因子 9.6 的文章《Identification and validation of an explainable prediction model of acute kidney injury with prognostic implications in critically ill children: a prospective multicenter cohort study》进行分析。这篇文章旨在为儿童重症监护室（PICU）患者建立一个可解释的急性肾损伤（AKI）预测模型，并评估其预后意义。该研究通过机器学习算法分析临床特征，构建了基于随机森林的可解释模型。模型在内部与外部验证中均表现出良好的预测性能。该模型不仅能够准确预测 AKI 的发生，还与患者的不良预后密切相关，有助于提高临床决策的准确性。

该论文方法：使用了 Python 编程语言进行数据分析，旨在开发一种新的预测模型，以帮助临床医生识别儿童患急性肾损伤的风险。通过收集相关数据并运用 11 种不同的机器学习算法进行训练，研究人员成功地建立了这个模型，并将预测模型转化为一个 Web 应用程序，即采用 Streamlit 框架建立了一个基于网络的应用程序来实现模型的部署。在应用程序中，当提供相应特征值时，可以返回每个儿童患急性肾损伤的概率及力图示，使临床医生能够更方便地使用该模型，提高了其应用价值。

在实验中，研究者使用了 957 名接受儿科重症监护治疗的患者数据来训练和验证模型。他们将这些患者分为 AKI 组和非 AKI 组。然后，比较不同模型的表现，并选择表现最佳的 RF 模型及贡献较大的 8 个特征进行训练。

下面将分四步对该论文进行实验复现，目的是对技术和方法进行拆解，便于大家掌握数据分析的步骤和方法。

第一步：读取数据。

第二步：构建模型。

第三步：特征选择。

第四步：模型重构。

12.1　数据读取

由于医学数据的敏感性及伦理要求，该复现实验采用模拟数据，重在实现实验过程及过程中所用到的技术。

读取本地模拟数据（aki.xlsx），采用 Excel 格式。

```
In [1]: import pandas as pd
   ...: import numpy as np
   ...: import matplotlib.pyplot as plt
   ...: plt.rcParams['font.family'] = 'Times New Roman'
   ...: plt.rcParams['axes.unicode_minus'] = False
   ...:
   ...: # 忽略所有警告
   ...: import warnings
   ...: warnings.filterwarnings("ignore")
   ...:
   ...: path = r"d:\AKI\aki.xlsx"
   ...: df = pd.read_excel(path)
   ...: df
Out[1]:
     X_1  X_2  X_3  X_4  X_5  X_6  X_7  ...    X_42   X_43  X_44  X_45  X_46  y
0      1    0    0    0    1    0    0  ...   1.350  16.90  6.75   6.0    47  1
1      1    0    0    0    1    0    0  ...   1.490  12.80  4.71   5.8    63  0
2      1    0    0    1    0    0    0  ...   4.440  15.30  4.26   6.4    48  1
3      0    0    0    0    0    0    0  ...   1.640  14.40  4.12   5.5    67  0
4      1    0    0    0    1    1    0  ...   1.210  13.70  3.91   7.0    55  1
..   ...  ...  ...  ...  ...  ...  ...  ...     ...    ...   ...   ...   ... ..
251    0    0    0    0    0    0    0  ...   1.907   0.90  2.04   5.4    69  0
252    0    0    0    0    0    0    0  ...   1.075   1.50  2.60   5.5    69  0
253    1    0    0    1    1    1    0  ...   1.279   1.15  1.83   7.4    51  0
254    0    0    1    0    0    0    0  ...   2.730  19.00  3.05   5.8    50  1
255    1    0    1    0    0    0    0  ...   2.220   1.06  2.59   5.8    55  1

[256 rows x 47 columns]
```

上面的数据显示，该模拟数据有 256 行 47 列，即有 256 个病例，每个病例记录有 47 个特征。

为了对数据进行全面的了解，需要查看数据是否有缺失值等。

```
In [2]: has_missing = df.isnull().values.any() # 检查数据中是否存在缺失值
   ...: print(f"has_missing:{has_missing}")

has_missing:False
```

该数据比较完好，没有缺失值。当存在缺失值时，一般情况下，中位数插值法是一种处理缺失值的有效方法，它用中位数来填充数据中的缺失值。例如对 df 数据中的每列采用中位数插值法来填充，代码如下：

```
# 使用中位数插值法处理缺失值
for column in df.columns:
    median = df[column].median()
    df[column].fillna(median, inplace=True)
```

上面提到总共有 47 个特征，其中最后一列是每个病例的结果，也就是标签，所以将使用前面的 46 个特征来开发预测模型。该论文中采用的 11 个机器学习模型分别是：自适应增强（AdaBoost）、人工神经网络（ANN）、决策树（DT）、额外树（ET）、梯度增强机（GBM）、k- 近邻（KNN）、轻梯度增强机（LightGBM）、逻辑回归（LR）、随机森林

（RF）、支持向量机（SVM）和极限梯度增强（XGboost）。文中为了优化预测模型，还采用了网格搜索结合手动微调的方法，来获得最终的超参数。

12.2 构建模型

为了训练和测试模型，需要对数据进行分割。这里选用训练数据占 70%，测试数据占 30%。还需要将特征数据（X）和标签数据（y）分开，这里使用 sklearn.model_selection 自带的 train_test_split() 函数进行分割。

```
In [3]: from sklearn.model_selection import train_test_split
   ...:
   ...: # 划分特征和目标变量
   ...: X = df.drop(['y'], axis=1)
   ...: y = df['y']
   ...: # 划分训练集和测试集
   ...: X_train, X_test, y_train, y_test = train_test_split(X, y, test_size=0.3,
        random_state=42, stratify=df['y'])

In [4]: print(len(X_train),
   ...:       len(X_test),
   ...:       len(y_train),
   ...:       len(y_test))

179 77 179 77
```

在 train_test_split() 函数中，stratify 参数用于指定按某个标签进行分层抽样。分层抽样是一种抽样方法，它确保在划分数据集时，训练集和测试集中各类别的比例与原始数据集中各类别的比例相同。这在处理不平衡数据集时尤为重要，因为不平衡数据集可能导致模型在训练过程中偏向于多数类，而对少数类的预测效果较差。通过分层抽样，可以保证训练集和测试集中各类别的分布相对均衡，从而使模型能够更好地学习各类别的特征。

上面的输出值数据按照 7：3 进行划分，训练数据的特征和其对应标签为 179 条，测试数据的特征和其对应标签均为 77 条。

下面将用前面给出的 11 个机器学习模型逐个对划分好的数据进行训练并给出测试结果，然后比较优劣。

12.2.1 AdaBoost

AdaBoost（Adaptive Boosting，自适应增强）是一种集成学习算法，由 Yoav Freund 和 Robert Schapire 在 1995 年提出。

优点：不易过拟合。

缺点：对异常值敏感。

应用领域：数据分布不均衡问题、二分类问题（如在医学诊断中）和多分类问题。

```
In [5]: from sklearn.ensemble import AdaBoostClassifier
   ...: from sklearn.model_selection import GridSearchCV
   ...: from sklearn.metrics import log_loss, classification_report
   ...: from sklearn.datasets import make_classification
   ...: from sklearn.metrics import classification_report
   ...:
   ...: # 定义 AdaBoost 的基础参数
   ...: params_ada = {
   ...:     'learning_rate': 1.0,                 # 默认学习率
   ...:     'random_state': 42,                   # 随机种子
   ...:     'n_estimators': 50,                   # 默认基学习器数量
   ...:     'algorithm': 'SAMME.R'                # 默认算法
   ...: }
   ...:
   ...: # 初始化 AdaBoost 分类模型
   ...: model_ada = AdaBoostClassifier(**params_ada)
   ...:
   ...: # 定义参数网格
   ...: param_grid_ada = {
   ...:     'n_estimators': [5,10,30,50,70],      # 调整数量，初始为 [50,100,200]
   ...:     'learning_rate': [0.005,0.01,0.05],   # 学习率范围，初始为 [0.1,0.5,1.0]
   ...: }
   ...:
   ...: # 使用 GridSearchCV 进行网格搜索和 k 折交叉验证
   ...: grid_search_ada = GridSearchCV(
   ...:     estimator=model_ada,
   ...:     param_grid=param_grid_ada,
   ...:     scoring='neg_log_loss',               # 评价指标为负对数损失
   ...:     cv=5,                                 # 5 折交叉验证
   ...:     n_jobs=-1,                            # 并行计算
   ...:     verbose=1                             # 输出详细进度信息
   ...: )
   ...:
   ...: # 训练模型
   ...: grid_search_ada.fit(X_train, y_train)
   ...:
   ...: # 使用最优参数训练模型
   ...: print(f"Best parameters found: {grid_search_ada.best_params_}")
   ...: best_model_ada = grid_search_ada.best_estimator_
   ...:
   ...: # 在测试集上预测
   ...: y_pred = best_model_ada.predict(X_test)
   ...: # 输出模型报告，查看评价指标
   ...: print(classification_report(y_test, y_pred))
Fitting 5 folds for each of 15 candidates, totalling 75 fits
Best parameters found: {'learning_rate': 0.01, 'n_estimators': 10}
              precision    recall  f1-score   support

           0       0.93      0.81      0.87        52
           1       0.69      0.88      0.77        25

    accuracy                           0.83        77
   macro avg       0.81      0.84      0.82        77
weighted avg       0.85      0.83      0.84        77
```

上述代码中的参数 "n_estimators" 是基学习器数量，通过将多个弱学习器（也称为基学习器）组合成一个强学习器来提高预测性能。在进行网格搜索时，需要先对参数给定范围

值，如基学习器数量在训练前是不知道多少较为合适，所以需要给出一些初始值，上述代码中的初始值为 [50,100,200]，最后发现训练后给出的值为 50，这说明我们给出的初始值很可能都高了，合适的值可能会比 50 还要低，所以需要手动调整可能的值的范围，给出范围为 [5,10,30,50,70]，同样，学习率 "learning_rate" 的初始值给出为 [0.1,0.5,1.0]，也需要进行手动调整。

上面代码的输出结果中，初始准确率为 78%，调整后为 83%。

12.2.2　ANN

ANN（Artificial Neural Network，人工神经网络）是模仿人类神经系统的计算模型。人工神经网络能够学习和逼近任意复杂的非线性函数关系，这使得它在处理具有高度非线性特征的数据时表现出色，例如图像、语音和自然语言等领域的数据通常具有复杂的非线性结构，ANN 可以有效地捕捉这些复杂关系，从而实现准确的建模和预测。

优点：非线性映射强，自适应学习且容错性好。

缺点：计算资源需求大，模型解释性较差。

应用领域：图像、语音识别、自然语言处理及金融、医疗等。

```
In [6]: from sklearn.neural_network import MLPClassifier
   ...: # 定义 ANN 的基础参数
   ...: params_ann = {
   ...:               'random_state': 42,              # 随机种子
   ...:               'max_iter': 200                  # 最大迭代次数
   ...:              }
   ...:
   ...: # 初始化 ANN 分类模型
   ...: model_ann = MLPClassifier(**params_ann)
   ...:
   ...: # 定义参数网格
   ...: param_grid_ann = {
   ...:     'hidden_layer_sizes': [(50,), (100,), (100, 50)],
   ...:                         # 隐藏层大小，初始为 [(50,), (100,), (100, 50)]
   ...:     'learning_rate_init': [0.05,0.1,0.3,0.5],
   ...:                         # 学习率，初始为 [0.001, 0.01, 0.1]
   ...:     'alpha': [0.01,0.05,0.1]     # 正则化参数，初始为 [0.0001, 0.001, 0.01]
   ...: }
   ...:
   ...: # 使用 GridSearchCV 进行网格搜索和 k 折交叉验证
   ...: grid_search_ann = GridSearchCV(
   ...:     estimator=model_ann,
   ...:     param_grid=param_grid_ann,
   ...:     scoring='neg_log_loss',           # 评价指标为负对数损失
   ...:     cv=5,                             # 5 折交叉验证
   ...:     n_jobs=-1,                        # 并行计算
   ...:     verbose=1                         # 输出详细进度信息
   ...: )
   ...:
   ...: # 训练模型
   ...: grid_search_ann.fit(X_train, y_train)
```

```
    ...: # 使用最优参数训练模型
    ...: print(f"Best parameters found: {grid_search_ann.best_params_}")
    ...: best_model_ann = grid_search_ann.best_estimator_
    ...:
    ...: # 预测测试集
    ...: y_pred = best_model_ann.predict(X_test)
    ...:
    ...: # 输出模型报告，查看评价指标
    ...: print(classification_report(y_test, y_pred))
Fitting 5 folds for each of 36 candidates, totalling 180 fits
Best parameters found: {'alpha': 0.05, 'hidden_layer_sizes': (100,),
'learning_rate_init': 0.1}
              precision    recall  f1-score   support

           0       0.68      1.00      0.81        52
           1       0.00      0.00      0.00        25

    accuracy                           0.68        77
   macro avg       0.34      0.50      0.40        77
weighted avg       0.46      0.68      0.54        77
```

上面代码的输出结果中，初始准确率为 68%，调整后仍然为 68%。

12.2.3　DT

DecisionTreeClassifier 是 scikit - learn 库中用于分类任务的决策树模型。决策树是一种基于树结构进行决策的模型，它通过对特征空间进行递归划分，构建出一个树形结构，每个内部节点是一个特征上的测试，每个分支是测试输出，每个叶子节点是一个类别标签，以此来对新的数据进行分类预测。

优点：能够处理多种类型的数据，不需要进行数据标准化和归一化等预处理，可以处理缺失值。

缺点：容易过拟合，不稳定，对小的变化敏感。

应用领域：医疗诊断、客户细分、信用风险评估等分类问题。

```
In  [7]: from sklearn.tree import DecisionTreeClassifier
    ...: # 定义 DT 的基础参数
    ...: params_dt = {'random_state': 42    # 随机种子
    ...:             }
    ...:
    ...: # 初始化决策树分类模型
    ...: model_dt = DecisionTreeClassifier(**params_dt)
    ...:
    ...: # 定义参数网格
    ...: param_grid_dt = {
    ...:     'criterion': ['gini', 'entropy'],            # 划分标准
    ...:     'max_depth': [None, 2, 10, 20],              # 最大深度，初始赋值 [None,
2, 10, 20]
    ...:     'min_samples_split': [1, 2, 5],              # 节点最小分裂样本数，初始赋
值 [1, 2, 5]
    ...:     'min_samples_leaf': [20, 50, 70, 90]         # 叶子节点最小样本数，初始赋
值 [20, 50, 70, 90]
```

```
                                                    # [2, 5,7,9]
    ...:    }
    ...:
    ...:   # 使用 GridSearchCV 进行网格搜索和 k 折交叉验证
    ...:   grid_search_dt = GridSearchCV(
    ...:       estimator=model_dt,
    ...:       param_grid=param_grid_dt,
    ...:       scoring='neg_log_loss',              # 评价指标为负对数损失
    ...:       cv=5,                                 # 5 折交叉验证
    ...:       n_jobs=-1,                            # 并行计算
    ...:       verbose=1                             # 输出详细进度信息
    ...:   )
    ...:
    ...:   # 训练模型
    ...:   grid_search_dt.fit(X_train, y_train)
    ...:
    ...:   # 使用最优参数训练模型
    ...:   print(f"Best parameters found: {grid_search_dt.best_params_}")
    ...:   best_model_dt = grid_search_dt.best_estimator_
    ...:
    ...:   # 预测测试集
    ...:   y_pred = best_model_dt.predict(X_test)
    ...:
    ...:   # 输出模型报告，查看评价指标
    ...:   print(classification_report(y_test, y_pred))
Fitting 5 folds for each of 96 candidates, totalling 480 fits
Best parameters found: {'criterion': 'gini', 'max_depth': None, 'min_
samples_leaf': 50, 'min_samples_split': 2}
              precision    recall  f1-score   support

           0       0.93      0.81      0.87        52
           1       0.69      0.88      0.77        25

    accuracy                           0.83        77
   macro avg       0.81      0.84      0.82        77
weighted avg       0.85      0.83      0.84        77
```

DT 的初始准确率为 65%, 调整后为 83%。

12.2.4 ET

ExtraTreesClassifier 是一种基于决策树的集成学习模型，属于机器学习中的分类算法。

优点：抗过拟合强，计算快，能评估特征重要性，可高维数据分类，对缺失数据有一定的鲁棒性。

缺点：可解释性比单决策树弱，调参复杂。

应用领域：生物信息学、金融风险评估、图像分类等。

```
In [8]: from sklearn.ensemble import ExtraTreesClassifier
    ...:
    ...:   # 定义 ET 的基础参数
    ...:   params_et = {
    ...:       'random_state': 42                   # 随机种子
    ...:   }
```

```
   ...: # 初始化 Extra Trees 分类模型
   ...: model_et = ExtraTreesClassifier(**params_et)
   ...:
   ...: # 定义参数网格
   ...: param_grid_et = {
   ...:     'n_estimators': [50, 100, 200],        # 树的数量
   ...:     'criterion': ['gini', 'entropy'],      # 划分标准
   ...:     'max_depth': [None, 10, 20, 30],       # 最大深度
   ...:     'min_samples_split': [2, 5, 10],       # 节点最小分裂样本数
   ...:     'min_samples_leaf': [1, 2, 5]          # 叶子节点最小样本数
   ...: }
   ...:
   ...: # 使用 GridSearchCV 进行网格搜索和 k 折交叉验证
   ...: grid_search_et = GridSearchCV(
   ...:     estimator=model_et,
   ...:     param_grid=param_grid_et,
   ...:     scoring='neg_log_loss',                # 评价指标为负对数损失
   ...:     cv=5,                                  # 5 折交叉验证
   ...:     n_jobs=-1,                             # 并行计算
   ...:     verbose=1                              # 输出详细进度信息
   ...: )
   ...:
   ...: # 训练模型
   ...: grid_search_et.fit(X_train, y_train)
   ...:
   ...: # 使用最优参数训练模型
   ...: print(f"Best parameters found: {grid_search_et.best_params_}")
   ...: best_model_et = grid_search_et.best_estimator_
   ...:
   ...: # 预测测试集
   ...: y_pred = best_model_et.predict(X_test)
   ...:
   ...: # 输出模型报告，查看评价指标
   ...: print(classification_report(y_test, y_pred))
Fitting 5 folds for each of 216 candidates, totalling 1080 fits
Best parameters found: {'criterion': 'entropy', 'max_depth': None, 'min_
samples_leaf': 1, 'min_samples_split': 10, 'n_estimators': 50}
              precision    recall  f1-score   support

           0       0.88      0.88      0.88        52
           1       0.76      0.76      0.76        25

    accuracy                           0.84        77
   macro avg       0.82      0.82      0.82        77
weighted avg       0.84      0.84      0.84        77
```

ET 的输出准确率为 0.84。

12.2.5　GBM

GradientBoostingClassifier 即梯度提升分类器，是一种基于梯度提升算法的机器学习模型，在数据挖掘、机器学习竞赛等领域应用广泛。

优点：准确率高，对数据分布的适应性较强，能够处理多种数据类型，可输出特征重要性。

缺点：容易过拟合，对异常值敏感。

应用领域：广泛应用于信用评分和各种预测任务，如销售预测、天气预测、疾病预测等。

```
In  [9]: from sklearn.ensemble import GradientBoostingClassifier
    ...:
    ...: # 定义 GBM 的基础参数
    ...: params_gbm = {
    ...:     'random_state': 42   # 随机种子
    ...: }
    ...:
    ...: # 初始化梯度增强机分类模型
    ...: model_gbm = GradientBoostingClassifier(**params_gbm)
    ...:
    ...: # 定义参数网格
    ...: param_grid_gbm = {
    ...:     'n_estimators': [50, 100, 200],              # 树的数量
    ...:     'learning_rate': [0.01, 0.1, 0.2],           # 学习率
    ...:     'max_depth': [3, 5, 10],                     # 最大深度
    ...:     'min_samples_split': [2, 5, 10],             # 节点最小分裂样本数
    ...:     'min_samples_leaf': [1, 2, 5]                # 叶子节点最小样本数
    ...: }
    ...:
    ...: # 使用 GridSearchCV 进行网格搜索和 k 折交叉验证
    ...: grid_search_gbm = GridSearchCV(
    ...:     estimator=model_gbm,
    ...:     param_grid=param_grid_gbm,
    ...:     scoring='neg_log_loss',                      # 评价指标为负对数损失
    ...:     cv=5,                                        # 5 折交叉验证
    ...:     n_jobs=-1,                                   # 并行计算
    ...:     verbose=1                                    # 输出详细进度信息
    ...: )
    ...:
    ...: # 训练模型
    ...: grid_search_gbm.fit(X_train, y_train)
    ...:
    ...: # 使用最优参数训练模型
    ...: print(f"Best parameters found: {grid_search_gbm.best_params_}")
    ...: best_model_gbm = grid_search_gbm.best_estimator_
    ...:
    ...: # 预测测试集
    ...: y_pred = best_model_gbm.predict(X_test)
    ...:
    ...: # 输出模型报告，查看评价指标
    ...: print(classification_report(y_test, y_pred))
Fitting 5 folds for each of 243 candidates, totalling 1215 fits
Best parameters found: {'learning_rate': 0.01, 'max_depth': 3, 'min_samples_
leaf': 5, 'min_samples_split': 2, 'n_estimators': 200}
              precision    recall  f1-score   support

           0       0.84      0.90      0.87        52
           1       0.76      0.64      0.70        25

    accuracy                           0.82        77
   macro avg       0.80      0.77      0.78        77
weighted avg       0.81      0.82      0.81        77
```

GBM 的输出准确率为 0.82。

12.2.6 KNN

KNeighborsClassifier 即 K 近邻分类器，是一种基本且常用的机器学习分类模型。

优点：原理简单易理解，无须训练过程，可处理多分类；对数据分布没有特定的要求，对边界不规则的数据有较好的分类效果。

缺点：计算开销大，对数据规模和特征敏感，需要选择合适的 K 值。

应用领域：适用于小数据集、多分类、数据分布不规则的分类问题，如手写数字识别、客户分类、推荐系统等。

```
In [10]: from sklearn.neighbors import KNeighborsClassifier
    ...: # 初始化 KNN 分类模型
    ...: model_knn = KNeighborsClassifier()
    ...:
    ...: # 定义参数网格
    ...: param_grid_knn = {
    ...:     'n_neighbors': [3, 5, 10],                        # 邻居数量
    ...:     'weights': ['uniform', 'distance'],               # 权重方式
    ...:     'metric': ['euclidean', 'manhattan', 'minkowski']# 距离度量方式
    ...: }
    ...:
    ...: # 使用 GridSearchCV 进行网格搜索和 k 折交叉验证
    ...: grid_search_knn = GridSearchCV(
    ...:     estimator=model_knn,
    ...:     param_grid=param_grid_knn,
    ...:     scoring='neg_log_loss',                           # 评价指标为负对数损失
    ...:     cv=5,                                             # 5 折交叉验证
    ...:     n_jobs=-1,                                        # 并行计算
    ...:     verbose=1                                         # 输出详细进度信息
    ...: )
    ...:
    ...: # 训练模型
    ...: grid_search_knn.fit(X_train, y_train)
    ...:
    ...: # 使用最优参数训练模型
    ...: best_model_knn = grid_search_knn.best_estimator_
    ...:
    ...: # 输出最优参数的值
    ...: print("最优参数: ", grid_search_knn.best_params_)
    ...:
    ...: # 预测测试集
    ...: y_pred = best_model_knn.predict(X_test)
    ...:
    ...: # 输出模型报告，查看评价指标
    ...: print(classification_report(y_test, y_pred))
Fitting 5 folds for each of 18 candidates, totalling 90 fits
最优参数: {'metric': 'euclidean', 'n_neighbors': 10, 'weights':
'distance'}
              precision    recall  f1-score   support

           0       0.88      0.83      0.85        52
           1       0.68      0.76      0.72        25

    accuracy                           0.81        77
```

macro avg	0.78	0.79	0.78	77
weighted avg	0.81	0.81	0.81	77

KNN 的输出准确率为81%。

12.2.7　LightGBM

LightGBM 是由微软开发的快速、高效、低内存占用的梯度提升框架，在数据挖掘和机器学习领域应用广泛。

优点：支持大规模数据，能够处理类别特征。

缺点：对数据格式要求较高（Dataset 对象），可能会过拟合，参数复杂，对参数调整敏感，模型解释性一般。

应用领域：广告点击率预测、恶意软件检测、销售预测等。

```
In [11]: from lightgbm import LGBMClassifier
    ...:
    ...: # 初始化 LightGBM 分类模型
    ...: model_lgbm = LGBMClassifier(random_state=42, verbose= -1)
    ...:
    ...: # 定义参数网格
    ...: param_grid_lgbm = {
    ...:     'n_estimators': [50, 100, 200],          # 树的数量
    ...:     'learning_rate': [0.01, 0.1, 0.2],       # 学习率
    ...:     'max_depth': [-1, 10, 20],               # 最大深度
    ...:     'num_leaves': [31, 50, 100],             # 叶子节点数
    ...:     'min_child_samples': [10, 20, 30]        # 最小叶子节点样本数
    ...: }
    ...:
    ...: # 使用 GridSearchCV 进行网格搜索和 k 折交叉验证
    ...: grid_search_lgbm = GridSearchCV(
    ...:     estimator=model_lgbm,
    ...:     param_grid=param_grid_lgbm,
    ...:     scoring='neg_log_loss',                  # 评价指标为负对数损失
    ...:     cv=5,                                    # 5 折交叉验证
    ...:     n_jobs=-1,                               # 并行计算
    ...:     verbose=1                                # 输出详细进度信息
    ...: )
    ...:
    ...: # 训练模型
    ...: grid_search_lgbm.fit(X_train, y_train)
    ...:
    ...: # 使用最优参数训练模型
    ...: print(f"Best parameters found: {grid_search_lgbm.best_params_}")
    ...: best_model_lgbm = grid_search_lgbm.best_estimator_
    ...:
    ...: # 预测测试集
    ...: y_pred = best_model_lgbm.predict(X_test)
    ...:
    ...: # 输出模型报告，查看评价指标
    ...: print(classification_report(y_test, y_pred))
Fitting 5 folds for each of 243 candidates, totalling 1215 fits
Best parameters found: {'learning_rate': 0.01, 'max_depth': -1, 'min_child_
samples': 20, 'n_estimators': 200, 'num_leaves': 31}
```

```
              precision    recall  f1-score   support

           0       0.86      0.92      0.89        52
           1       0.81      0.68      0.74        25

    accuracy                           0.84        77
   macro avg       0.83      0.80      0.81        77
weighted avg       0.84      0.84      0.84        77
```

LightGBM 的输出准确率为 0.84。

12.2.8　LR

LogisticRegression 即逻辑回归，是一种经典的机器学习分类算法。

优点：原理清晰易懂，计算效率高，可输出概率，能正则化防过拟合。

缺点：对非线性数据处理能力弱，对特征相关性敏感，不适用于大规模高维数据。

应用领域：医学领域疾病诊断、金融领域信用评估、市场营销中的客户购买预测等。

```
In [12]: from sklearn.linear_model import LogisticRegression
    ...:
    ...: # 初始化逻辑回归分类模型
    ...: model_lr = LogisticRegression(random_state=42, max_iter=500)
    ...:
    ...: # 定义参数网格
    ...: param_grid_lr = {
    ...:     'penalty': ['l1', 'l2', 'elasticnet', 'none'],    # 正则化方式
    ...:     'C': [0.01, 0.1, 1, 10, 100],                     # 正则化强度
    ...:     'solver': ['lbfgs', 'liblinear', 'saga']          # 优化算法
    ...: }
    ...:
    ...: # 使用 GridSearchCV 进行网格搜索和 k 折交叉验证
    ...: grid_search_lr = GridSearchCV(
    ...:     estimator=model_lr,
    ...:     param_grid=param_grid_lr,
    ...:     scoring='neg_log_loss',                # 评价指标为负对数损失
    ...:     cv=5,                                  # 5 折交叉验证
    ...:     n_jobs=-1,                             # 并行计算
    ...:     verbose=1                              # 输出详细进度信息
    ...: )
    ...:
    ...: # 训练模型
    ...: grid_search_lr.fit(X_train, y_train)
    ...:
    ...: # 使用最优参数训练模型
    ...: print(f"Best parameters found: {grid_search_lr.best_params_}")
    ...: best_model_lr = grid_search_lr.best_estimator_
    ...:
    ...: # 预测测试集
    ...: y_pred = best_model_lr.predict(X_test)
    ...:
    ...: # 输出模型报告，查看评价指标
    ...: print(classification_report(y_test, y_pred))
Fitting 5 folds for each of 60 candidates, totalling 300 fits
Best parameters found: {'C': 0.1, 'penalty': 'l1', 'solver': 'liblinear'}
```

	precision	recall	f1-score	support
0	0.78	0.90	0.84	52
1	0.71	0.48	0.57	25
accuracy			0.77	77
macro avg	0.74	0.69	0.71	77
weighted avg	0.76	0.77	0.75	77

LR 的输出准确率为 0.77。

12.2.9　RF

RandomForestClassifier 即随机森林分类器，是一种基于决策树的集成学习算法。

优点：准确率高，抗过拟合强，能评估特征重要性，可处理不平衡数据，对缺失数据不敏感。

缺点：模型解释性弱，训练时间长，不适用于高维稀疏数据。

应用领域：生物信息学基因分类、金融风险评估、图像目标识别等。

```
In [13]: from sklearn.ensemble import RandomForestClassifier
    ...:
    ...: # 初始化随机森林分类模型
    ...: model_rf = RandomForestClassifier(random_state=42)
    ...:
    ...: # 定义参数网格
    ...: param_grid_rf = {
    ...:     'n_estimators': [50, 100, 200],              # 树的数量
    ...:     'max_depth': [None, 10, 20, 30],             # 最大深度
    ...:     'min_samples_split': [2, 5, 10],             # 节点最小分裂样本数
    ...:     'min_samples_leaf': [1, 2, 5],               # 叶子节点最小样本数
    ...:     'criterion': ['gini', 'entropy']             # 划分标准
    ...: }
    ...:
    ...: # 使用 GridSearchCV 进行网格搜索和 k 折交叉验证
    ...: grid_search_rf = GridSearchCV(
    ...:     estimator=model_rf,
    ...:     param_grid=param_grid_rf,
    ...:     scoring='neg_log_loss',                      # 评价指标为负对数损失
    ...:     cv=5,                                        # 5 折交叉验证
    ...:     n_jobs=-1,                                   # 并行计算
    ...:     verbose=1                                    # 输出详细进度信息
    ...: )
    ...:
    ...: # 训练模型
    ...: grid_search_rf.fit(X_train, y_train)
    ...:
    ...: # 使用最优参数训练模型
    ...: print(f"Best parameters found: {grid_search_rf.best_params_}")
    ...: best_model_rf = grid_search_rf.best_estimator_
    ...:
    ...: # 预测测试集
    ...: y_pred = best_model_rf.predict(X_test)
    ...:
```

```
    ...: # 输出模型报告，查看评价指标
    ...: print(classification_report(y_test, y_pred))
Fitting 5 folds for each of 216 candidates, totalling 1080 fits
Best parameters found: {'criterion': 'gini', 'max_depth': None, 'min_
samples_leaf': 2, 'min_samples_split': 2, 'n_estimators': 50}
              precision    recall  f1-score   support

           0       0.81      0.92      0.86        52
           1       0.78      0.56      0.65        25

    accuracy                           0.81        77
   macro avg       0.80      0.74      0.76        77
weighted avg       0.80      0.81      0.80        77
```

RF 的输出准确率为 0.81。

12.2.10　SVM

SVM 即支持向量机（Support Vector Machine），是一种有监督的机器学习模型，主要用于分类、回归等任务。

优点：在小样本上泛化强，可处理高维数据，能有效解决非线性问题，对异常值不敏感。

缺点：不适合大规模数据，对大规模数据集训练慢，参数和核函数（核函数可以将数据从低维的原始空间映射到高维的特征空间）选择难，解释性相对较差。

应用领域：文本分类、图像识别、生物信息学中的蛋白质分类等。

```
In [14]: from sklearn.svm import SVC
    ...:
    ...: # 初始化支持向量机分类模型
    ...: model_svm = SVC(probability=True, random_state=42)
    ...:
    ...: # 定义参数网格
    ...: param_grid_svm = {
    ...:     'C': [0.1, 1, 10, 100],            # 惩罚参数
    ...: }
    ...:
    ...: # 使用 GridSearchCV 进行网格搜索和 k 折交叉验证
    ...: grid_search_svm = GridSearchCV(
    ...:     estimator=model_svm,
    ...:     param_grid=param_grid_svm,
    ...:     scoring='neg_log_loss',            # 评价指标为负对数损失
    ...:     cv=5,                              # 5 折交叉验证
    ...:     n_jobs=-1,                         # 并行计算
    ...:     verbose=1                          # 输出详细进度信息
    ...: )
    ...:
    ...: # 训练模型
    ...: grid_search_svm.fit(X_train, y_train)
    ...:
    ...: # 使用最优参数训练模型
    ...: print(f"Best parameters found: {grid_search_svm.best_params_}")
    ...: best_model_svm = grid_search_svm.best_estimator_
    ...:
    ...: # 预测测试集
```

```
    ...: y_pred = best_model_svm.predict(X_test)
    ...:
    ...: # 输出模型报告，查看评价指标
    ...: print(classification_report(y_test, y_pred))
Fitting 5 folds for each of 4 candidates, totalling 20 fits
Best parameters found: {'C': 100}
              precision    recall  f1-score   support

           0       0.80      0.87      0.83        52
           1       0.67      0.56      0.61        25

    accuracy                           0.77        77
   macro avg       0.74      0.71      0.72        77
weighted avg       0.76      0.77      0.76        77
```

SVM 的输出准确率为 0.77。

12.2.11　XGBoost

XGBoost（eXtreme Gradient Boosting）是一种高效的、可扩展的梯度提升框架，在机器学习领域应用广泛。

优点：能处理缺失数据和多种数据类型，可处理稀疏数据，可输出特征重要性，既可以处理数值型数据也可以处理类别型数据。对于类别型数据，可以通过独热编码或其他编码方式将其转换为数值型，再用 XGBoost 对其进行有效的处理。

缺点：虽然可以处理缺失数据，但在某些情况下，如果缺失数据的比例过高，可能需要对缺失数据的处理进行更细致的调整，以达到最佳性能。

应用领域：金融风控、电商推荐、医疗疾病预测等各类预测分类场景。

```
In [15]: from xgboost import XGBClassifier
    ...: # 初始化 XGBoost 分类模型
    ...: model_xgb = XGBClassifier(use_label_encoder=False, eval_
    metric='logloss', random_state=42)
    ...:
    ...: # 定义参数网格
    ...: param_grid_xgb = {
    ...:     'n_estimators': [50, 100, 200],          # 树的数量
    ...:     'learning_rate': [0.01, 0.1, 0.2],       # 学习率
    ...:     'max_depth': [3, 5, 10],                 # 最大深度
    ...:     'subsample': [0.8, 1.0],                 # 子采样比率
    ...:     'colsample_bytree': [0.8, 1.0]           # 树的列采样比率
    ...: }
    ...:
    ...: # 使用 GridSearchCV 进行网格搜索和 k 折交叉验证
    ...: grid_search_xgb = GridSearchCV(
    ...:     estimator=model_xgb,
    ...:     param_grid=param_grid_xgb,
    ...:     scoring='neg_log_loss',                  # 评价指标为负对数损失
    ...:     cv=5,                                    # 5 折交叉验证
    ...:     n_jobs=-1,                               # 并行计算
    ...:     verbose=1                                # 输出详细进度信息
    ...: )
```

```
        ...:
        ...: # 训练模型
        ...: grid_search_xgb.fit(X_train, y_train)
        ...:
        ...: # 使用最优参数训练模型
        ...: print(f"Best parameters found: {grid_search_xgb.best_params_}")
        ...: best_model_xgb = grid_search_xgb.best_estimator_
        ...:
        ...: # 预测测试集
        ...: y_pred = best_model_xgb.predict(X_test)
        ...:
        ...: # 输出模型报告，查看评价指标
        ...: print(classification_report(y_test, y_pred))
Fitting 5 folds for each of 108 candidates, totalling 540 fits
Best parameters found: {'colsample_bytree': 0.8, 'learning_rate': 0.01,
'max_depth': 3, 'n_estimators': 200, 'subsample': 0.8}
              precision    recall  f1-score   support

           0       0.87      0.90      0.89        52
           1       0.78      0.72      0.75        25

    accuracy                           0.84        77
   macro avg       0.83      0.81      0.82        77
weighted avg       0.84      0.84      0.84        77
```

XGBoost 的输出准确率为 0.84。

12.3　模型特征的选择

选择模型时需要对模型的预测情况进行评价。评价一个模型优劣的方法、指标有很多，常见的有 AUC 的值，以及 Sensitivity、Specificity、PPV、NPV、Accuracy、F1 Score 等。但是特征选择能否对机器学习模型进行正确的解释是一项挑战。而 Shap 方法是一种可以对输入特征的重要性进行排序并解释预测模型结果的方法，它的实现是为了克服"黑箱问题"。

12.3.1　模型选择

评估一个分类模型的优劣，需要综合考虑多种方法和指标。在急性肾损伤预测模型的评估中，AUC 和 F1 分数是两个重要的指标。AUC（Area Under Curve）是指 ROC 曲线下的面积，它能够综合反映模型在不同分类阈值下的性能。ROC 曲线以假正率（FPR）为横坐标，真正率（TPR）为纵坐标。AUC 值越接近 1，表示模型的分类性能越好；AUC 值为 0.5 时，则意味着模型的预测效果与随机猜测无异。在医学诊断中，AUC 能帮助用户全面评估模型对患病和未患病样本的区分能力。

F1 分数是精确率和召回率的调和平均值，计算公式为 F1=2×[精确率 × 召回率 /（精确率 ＋ 召回率）]。在急性肾损伤的临床诊断中，精确率代表预测为患病且实际患病的样本

比例，召回率代表实际患病且被正确预测出来的样本比例。F1 分数综合考虑了两者的平衡，对于避免漏诊（提高召回率）和减少不必要的误诊（提高精确率）具有重要意义。当希望在精确率和召回率之间找到一个平衡，同时考虑这两个方面的性能时，F1 分数是一个很好的选择。

下面通过 11 个模型对 46 个特征的训练，计算各个模型的 AUC、敏感性（Sensitivity，等同于召回率）、特异性（Specificity）、正预测值（PPV）、负预测值（NPV）、准确率（Accuracy）、F1 分数等指标，并进行比较，从而选出排名较优的几个模型。

```
In [16]: from sklearn.metrics import roc_auc_score, confusion_matrix, precision_
score, recall_score, f1_score, accuracy_score
    ...: # 定义函数计算模型评价指标
    ...: def calculate_metrics(model, X, y):
    ...:     """
    ...:
    ...:     """
    ...:     y_pred = model.predict(X)
    ...:     # 计算混淆矩阵
    ...:     tn, fp, fn, tp = confusion_matrix(y, y_pred).ravel()
    ...:     # 计算 AUC
    ...:     auc = roc_auc_score(y, model.predict_proba(X)[:, 1])
    ...:     # 计算敏感性 (Sensitivity) 或召回率 (Recall)
    ...:     sensitivity = recall_score(y, y_pred)
    ...:     # 计算特异性 (Specificity)
    ...:     specificity = tn / (tn + fp)
    ...:     # 计算正预测值 (PPV)
    ...:     ppv = precision_score(y, y_pred)
    ...:     # 计算负预测值 (NPV)
    ...:     npv = tn / (tn + fn)
    ...:     # 计算准确率 (Accuracy)
    ...:     accuracy = accuracy_score(y, y_pred)
    ...:     # 计算 F1 分数 (F1 Score)
    ...:     f1 = f1_score(y, y_pred)
    ...:
    ...:     return [auc, sensitivity, specificity, ppv, npv, accuracy, f1]

In [17]: # 模型列表
    ...: models = [best_model_ada, best_model_ann, best_model_dt, best_model_et,
        best_model_gbm, best_model_knn, best_model_lgbm, best_model_lr, best_
        model_rf, best_model_svm, best_model_xgb]
    ...:
    ...: # 模型名称
    ...: model_names = ['AdaBoost', 'ANN', 'DT', 'ET', 'GBM', 'KNN',
        'LightGBM', 'LR', 'RF', 'SVM', 'XGboost']

In [18]: # 创建训练集和测试集的评价指标数据框
    ...: def evaluate_models_separate(models, model_names, X_train, y_train,
        X_test, y_test):
    ...:     train_results = []
    ...:     test_results = []
    ...:
    ...:     for model, name in zip(models, model_names):
    ...:         # 计算训练集指标
    ...:         train_metrics = calculate_metrics(model, X_train, y_train)
    ...:         train_results.append([name] + train_metrics)
```

```
        ...:                 # 计算测试集指标
        ...:                 test_metrics = calculate_metrics(model, X_test, y_test)
        ...:                 test_results.append([name] + test_metrics)
        ...:         train_metrics_df = pd.DataFrame(train_results, columns=['Model',
        'AUC', 'Sensitivity', 'Specificity', 'PPV', 'NPV',
        'Accuracy', 'F1 Score'])
        ...:         test_metrics_df = pd.DataFrame(test_results, columns=['Model',
        'AUC', 'Sensitivity', 'Specificity', 'PPV', 'NPV',
        'Accuracy', 'F1 Score'])
        ...:
        ...:         return train_metrics_df, test_metrics_df
        ...:
        ...: # 计算训练集和测试集的评价指标，并返回两个 DataFrame
        ...: train_metrics_df, test_metrics_df = evaluate_models_separate(models,
        ...:                                                              model_names,
        ...:                                                              X_train,
        ...:                                                              y_train,
        ...:                                                              X_test,
        ...:                                                              y_test)

In [19]: train_metrics_df.sort_values(by=['AUC',"F1 Score"],ascending=False)
Out[19]:
         Model       AUC  Sensitivity  ...       NPV  Accuracy  F1 Score
5          KNN  1.000000     1.000000  ...  1.000000  1.000000  1.000000
8           RF  1.000000     0.982456  ...  0.991870  0.994413  0.991150
3           ET  0.999856     0.964912  ...  0.983871  0.988827  0.982143
4          GBM  0.992091     0.894737  ...  0.952000  0.949721  0.918919
10     XGboost  0.988783     0.842105  ...  0.929688  0.932961  0.888889
6     LightGBM  0.975841     0.771930  ...  0.900000  0.899441  0.830189
7           LR  0.842393     0.403509  ...  0.767123  0.754190  0.511111
9          SVM  0.808743     0.368421  ...  0.751724  0.726257  0.461538
2           DT  0.806730     0.684211  ...  0.848739  0.782123  0.666667
0     AdaBoost  0.756040     0.684211  ...  0.848739  0.782123  0.666667
1          ANN  0.499425     0.000000  ...  0.681564  0.681564  0.000000

[11 rows x 8 columns]
```

再利用测试集计算各个评价指标，并对评价指标"AUC"和"F1 Score"进行排序。

```
In [20]: test_metrics_df.sort_values(by=["AUC","F1 Score"],ascending=False)
Out[20]:
         Model       AUC  Sensitivity  ...       NPV  Accuracy  F1 Score
8           RF  0.895385         0.56  ...  0.813559  0.805195  0.651163
10     XGboost  0.886923         0.72  ...  0.870370  0.844156  0.750000
3           ET  0.883846         0.76  ...  0.884615  0.844156  0.760000
6     LightGBM  0.880769         0.68  ...  0.857143  0.844156  0.739130
4          GBM  0.860000         0.64  ...  0.839286  0.818182  0.695652
0     AdaBoost  0.843846         0.88  ...  0.933333  0.831169  0.771930
2           DT  0.835769         0.88  ...  0.933333  0.831169  0.771930
9          SVM  0.820769         0.56  ...  0.803571  0.766234  0.608696
5          KNN  0.813077         0.76  ...  0.877551  0.805195  0.716981
7           LR  0.790769         0.48  ...  0.783333  0.766234  0.571429
1          ANN  0.519231         0.00  ...  0.675325  0.675325  0.000000

[11 rows x 8 columns]
```

通过对比训练集和测试集的评价指标，可以发现两者差异较大。在训练集上模型表现良好，但在测试集上表现一般，这表明模型可能存在过拟合现象。过拟合产生的原因可能是模型复杂度较高，例如部分模型包含较多的参数，使得模型在训练过程中过度学习了训练数据的细节，包括噪声和局部特征，而未能很好地捕捉数据的整体规律。同时，训练数据量相对较少，也可能导致模型无法充分学习到数据的真实分布，从而在面对测试集这种新数据时表现不佳。为了缓解过拟合问题，可以考虑增加训练数据量，使模型能够学习更广泛的数据特征，剔除冗余特征，采用正则化技术，如 L1 和 L2 正则化，对模型参数进行约束，避免模型过拟合。

模型一般利用测试集上的指标进行评价，因为测试集的主要作用是评估模型在未知数据上的泛化能力，其反映了模型对新数据的分类性能，能更真实地体现模型在实际应用中的表现。此处选择 AUC 和 F1 排名靠前的 RF 等 5 个模型。

为前 5 个（RF、XGboost、ET、LightGBM、GBM）模型做出 ROC 曲线图。

```
In [21]: from sklearn.metrics import roc_curve, auc
    ...: y_pred_rf = best_model_rf.predict_proba(X_test)[:, 1]
    ...: y_pred_lgbm = best_model_lgbm.predict_proba(X_test)[:, 1]
    ...: y_pred_gbm = best_model_gbm.predict_proba(X_test)[:, 1]
    ...: y_pred_xgb = best_model_xgb.predict_proba(X_test)[:, 1]
    ...: #y_pred_ada = best_model_ada.predict_proba(X_test)[:, 1]
    ...: y_pred_et = best_model_et.predict_proba(X_test)[:, 1]
    ...: print(f"best_model_rf.predict_proba(X_test):\n{best_model_rf.predict_
         proba(X_test)[:10]}\n\
    ...:        \ny_pred_rf:\n{y_pred_rf[:10]}")
best_model_rf.predict_proba(X_test):
[[0.59935714 0.40064286]
 [0.24947619 0.75052381]
 [0.71333333 0.28666667]
 [0.61533333 0.38466667]
 [0.54680952 0.45319048]
 [0.589      0.411     ]
 [0.80433333 0.19566667]
 [0.56733333 0.43266667]
 [0.43066667 0.56933333]
 [0.854      0.146     ]]

y_pred_rf:
[0.40064286 0.75052381 0.28666667 0.38466667 0.45319048 0.411
 0.19566667 0.43266667 0.56933333 0.146      ]

In [22]: # 计算每个模型的 ROC 曲线和 AUC
    ...: fpr_rf, tpr_rf, _ = roc_curve(y_test, y_pred_rf)
    ...: roc_auc_rf = auc(fpr_rf, tpr_rf)
    ...:
    ...: fpr_lgbm, tpr_lgbm, _ = roc_curve(y_test, y_pred_lgbm)
    ...: roc_auc_lgbm = auc(fpr_lgbm, tpr_lgbm)
    ...:
    ...: fpr_gbm, tpr_gbm, _ = roc_curve(y_test, y_pred_gbm)
    ...: roc_auc_gbm = auc(fpr_gbm, tpr_gbm)
    ...:
    ...: fpr_xgb, tpr_xgb, _ = roc_curve(y_test, y_pred_xgb)
    ...: roc_auc_xgb = auc(fpr_xgb, tpr_xgb)
    ...:
    ...: fpr_ada, tpr_ada, _ = roc_curve(y_test, y_pred_ada)
```

```
    ...: roc_auc_ada = auc(fpr_ada, tpr_ada)
    ...:
    ...: fpr_et, tpr_et, _ = roc_curve(y_test, y_pred_et)
    ...: roc_auc_et = auc(fpr_et, tpr_et)
    ...: print(f"roc_auc_rf:{roc_auc_rf}")
roc_auc_rf:0.8953846153846153

In [23]: # 绘制 ROC 曲线
    ...: plt.figure(figsize=(10, 8))
    ...: plt.plot(fpr_rf, tpr_rf,
    ...:          label=f"RF: AUC={roc_auc_rf:.3f}",
    ...:          color="blue", linewidth=2)
    ...: plt.plot(fpr_lgbm, tpr_lgbm,
    ...:          label=f"LightGBM: AUC={roc_auc_lgbm:.3f}",
    ...:          color="#F7C2CD", linewidth=2)
    ...: plt.plot(fpr_gbm, tpr_gbm,
    ...:          label=f"GBM: AUC={roc_auc_gbm:.3f}",
    ...:          color="#A6DAEF", linewidth=2)
    ...: plt.plot(fpr_xgb, tpr_xgb,
    ...:          label=f"XGBoost: AUC={roc_auc_xgb:.3f}",
    ...:          color="#B0D9A5", linewidth=2)
    ...: plt.plot(fpr_ada, tpr_ada,
    ...:          label=f"AdaBoost: AUC={roc_auc_ada:.3f}",
    ...:          color="#E68D3D", linewidth=2)
    ...: plt.plot(fpr_et, tpr_et,
    ...:          label=f"ET: AUC={roc_auc_et:.3f}",
    ...:          color="red", linewidth=2)
    ...: plt.plot([0, 1], [0, 1], 'r--', linewidth=1.5, alpha=0.8)
    ...:
    ...: # 图形细节设置
    ...: plt.title("ROC Curve - Test Set Model Comparison", fontsize=20,
       fontweight="bold")
    ...: plt.xlabel("False Positive Rate (1-Specificity)", fontsize=18)
    ...: plt.ylabel("True Positive Rate (Sensitivity)", fontsize=18)
    ...: plt.xticks(fontsize=16)
    ...: plt.yticks(fontsize=16)
    ...: plt.legend(loc="lower right", fontsize=16)
    ...:
    ...: # 去除顶部和右侧边框
    ...: plt.gca().spines['top'].set_visible(False)
    ...: plt.gca().spines['right'].set_visible(False)
    ...: plt.gca().spines['left'].set_linewidth(1.5)
    ...: plt.gca().spines['bottom'].set_linewidth(1.5)
    ...:
    ...: # 关闭网格线
    ...: plt.grid(False)
    ...: plt.savefig('ROC.pdf', format='pdf', bbox_inches='tight', dpi=120)
    ...: plt.tight_layout()
    ...: plt.show()
```

绘制的 ROC 曲线如图 12-1 所示，可以看出，不同模型的曲线形状和 AUC 值存在差异。例如，RF 模型的 AUC 值为 0.895，在几个模型中相对较高，这表明 RF 模型在区分急性肾损伤患者和非患者方面具有较好的性能，其真正率随着假正率的增加而上升较为明显，意味着在保证一定特异性的同时，能较好地识别出患病样本。而其他模型的 AUC 值相对较低，说明其区分能力稍弱，在相同的假正率下，真正率低于 RF 模型，可能会出现更多的漏诊或误诊情况。通过对 ROC 曲线进行分析，能够更直观地比较不同模型的性能差异，为模型选择提供更有力的依据。

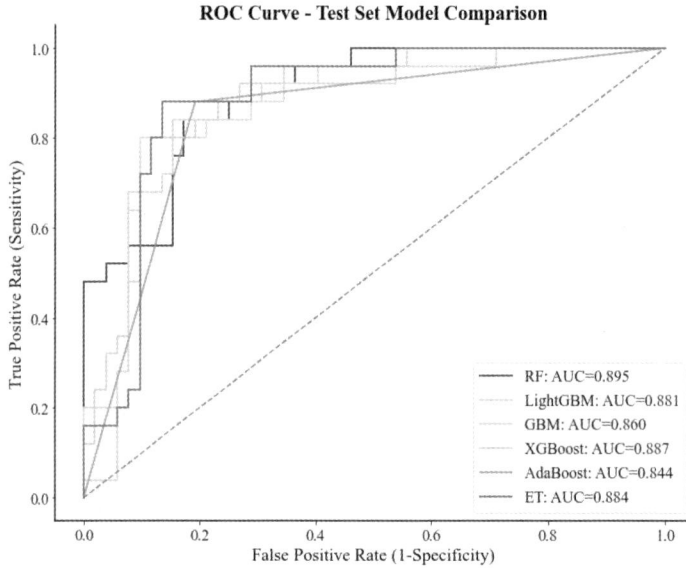

图 12-1　ROC 曲线比较

12.3.2　基于 Shap 的特征选择

采用 Shap 值辅助特征选择，根据特征重要性排序，将预测模型从 46 个特征限制到较少的特征，从而选出以最少的特征达到预测能力最好的最终模型。Shap 方法为模型解释提供了全局解释和局部解释。全局解释可以为模型中的每个特征提供一致和准确的属性值，以显示输入特征与 AKI 之间的关联。局部解释可以通过输入特定数据来展示对单个患者的特定预测。

Shap 值基于博弈论中的 Shapley 值，用于量化每个特征对模型预测的贡献。在特征选择中，Shap 值可以帮助识别哪些特征对模型输出影响最大，从而选择最重要的特征，提高模型效率和可解释性。计算 Shap 值是为了理解特征的影响，筛选特征是为了减少冗余或无关特征，提高模型效果。不同模型可能对 Shap 值的计算有不同的处理方式，比如树模型使用 TreeExplainer，而非树模型可能使用 KernelExplainer。

Shap 值辅助特征选择的一般步骤如下：

- 训练模型：Shap 值依赖模型预测结果，需要先有一个训练好的模型。
- 计算 Shap 值：Shap 值表示每个特征对单个样本预测的贡献度。
- 分析特征重要性：高重要性特征对模型预测影响更大；低重要性特征可能是噪声或冗余。
- 特征筛选：减少维度灾难，提升模型训练效率；去除噪声特征，降低过拟合风险。
- 验证模型性能变化：避免误删除重要特征（Shap 值可能低估某些非线性或交互特征的作用），确保特征选择后模型性能不下降。

前面已经把 11 个模型都训练过了，并且挑选出了较优的 5 个模型。下面对这 5 个模型计算 Shap 值。

```
In [24]: import shap
   ...:
   ...: # 随机森林 Shap 值计算
   ...: rf_explainer = shap.TreeExplainer(best_model_rf)
   ...: rf_shap_values = rf_explainer.shap_values(X_train)
   ...: rf_shap_df=pd.DataFrame(rf_shap_values[:,:,0],columns=X_train.columns)
   ...:
   ...: # LightGBM Shap 值计算
   ...: lgbm_explainer = shap.TreeExplainer(best_model_lgbm)
   ...: lgbm_shap_values = lgbm_explainer.shap_values(X_train)
   ...: lgbm_shap_df = pd.DataFrame(lgbm_shap_values, columns=X_train.columns)
   ...:
   ...: # 梯度提升 Shap 值计算
   ...: gb_explainer = shap.TreeExplainer(best_model_gbm)
   ...: gb_shap_values = gb_explainer.shap_values(X_train)
   ...: gb_shap_df = pd.DataFrame(gb_shap_values, columns=X_train.columns)
   ...:
   ...: # XGBoost Shap 值计算
   ...: xgb_explainer = shap.TreeExplainer(best_model_xgb)
   ...: xgb_shap_values = xgb_explainer.shap_values(X_train)
   ...: xgb_shap_df = pd.DataFrame(xgb_shap_values, columns=X_train.columns)
   ...:
0%|          | 0/100 [00:00<?, ?it/s]

In [25]: # 将 5 个 Shap 值 DataFrame 存入字典，便于统一管理和遍历
   ...: shap_dfs = {
   ...:     "RandomForest": rf_shap_df,
   ...:     "GradientBoosting": gb_shap_df,
   ...:     "XGBoost": xgb_shap_df,
   ...:     "LightGBM": lgbm_shap_df,
   ...:     "ET": et_shap_df,
   ...: }
```

接下来对特征进行重要性排序可视化，用 Shap 值生成多个模型的特征重要性图。

```
In [26]: # Shap 可视化：模型的特征贡献图
   ...: n_models = len(shap_dfs)                          # 模型数
   ...: n_cols = 3                                         # 每行列数
   ...: n_rows = (n_models + n_cols - 1) // n_cols         # 行数
   ...: fig, axes = plt.subplots(n_rows, n_cols, figsize=(5 * n_cols, 4 * n_
   ...: rows))                                             # 创建子图
   ...: axes = axes.flatten()                              # 将轴展平
   ...:
   ...: # 遍历模型，绘制 Shap 特征贡献条形图，如图 12-2 所示
   ...: for i, (name, shap_df) in enumerate(shap_dfs.items()):
   ...:     try:
   ...:         plt.sca(axes[i])
   ...:         shap.summary_plot(
   ...:             shap_values=shap_df.values,
   ...:             features=X_train,
   ...:             feature_names=X_train.columns,
   ...:             plot_type="bar",
   ...:             show=False                             # 不直接显示，添加到子图中
   ...:         )
```

```
...:            axes[i].set_title(f"{name}", fontsize=10)   # 设置标题
...:            axes[i].set_xlabel('')                        # 删除 x 轴标签
...:        except Exception as e:
...:            print(f"Error plotting SHAP bar plot for model {name}: {e}")
...:
...: # 删除多余的子图
...: for j in range(i + 1, len(axes)):
...:     fig.delaxes(axes[j])
...:
...: # 添加全局 x 轴注释
...: fig.text(
...:     0.5, 0.01,                                           # 坐标轴位置
...:     "mean(|SHAP value|) (average impact on model output magnitude)",
...:     ha="center",
...:     fontsize=12 )
...:
...: # 布局调整并设置标题
...: plt.tight_layout(rect=[0, 0.02, 1, 1])
...: fig.suptitle("SHAP Sorted Feature", fontsize=16, y=1.02)
...: plt.savefig("Sorted_Feature_Importance.pdf",format='pdf', bbox_inches
    ='tight')
...: plt.show()
```

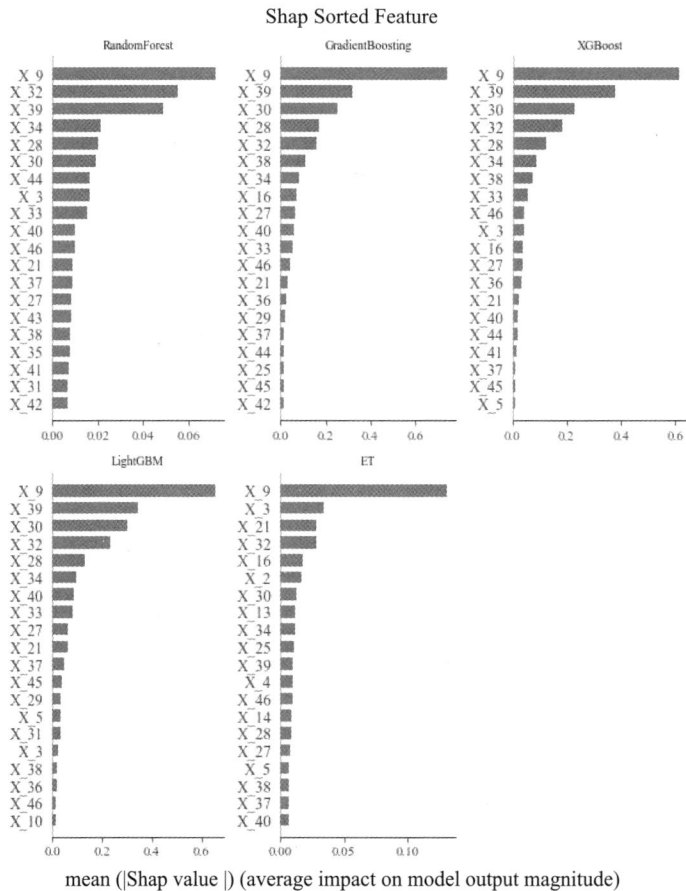

图 12-2　Shap 特征贡献条形图

接下来进行特征选择，并评估不同模型在不同数量特征下的性能。具体是通过 Shap 值的特征重要性来逐步增加特征的个数，并训练模型和计算 AUC 指标。

```
In [27]: from sklearn.metrics import roc_auc_score
    ...: # 获取 Shap 特征排名
    ...: shap_feature_importances = {
    ...:     model_name: np.abs(shap_df).mean().sort_values(ascending=False).
    index.tolist()
    ...:     for model_name, shap_df in shap_dfs.items()
    ...: }
    ...:
    ...: # 模型初始化（未训练的模型）
    ...: models_init = {
    ...:     "RandomForest": RandomForestClassifier(random_state=42),
    ...:     "GradientBoosting": GradientBoostingClassifier(random_state=42),
    ...:     "XGBoost": XGBClassifier(use_label_encoder=False, eval_
    metric="logloss", random_state=42),
    ...:     "LightGBM": LGBMClassifier(random_state=42, verbose=-1),
    ...:     "ET": ExtraTreesClassifier(random_state=42),
    ...: }
    ...:
    ...: # 创建保存结果的 DataFrame
    ...: results = []
    ...:
    ...: # 递归特征选择并训练模型
    ...: for num_features in range(1, len(X_train.columns) + 1): # 从 1 到所有特征
    ...:     row = {"Number_of_Features": num_features}
    ...:
    ...:     # 遍历每个模型
    ...:     for model_name, model_init in models_init.items():
    ...:         try:
    ...:             # 获取当前模型的特征排名
    ...:             top_features = shap_feature_importances[model_name][:num_
    features]
    ...:
    ...:             # 使用这些特征重新训练模型
    ...:             X_train_subset = X_train[top_features]
    ...:             X_test_subset = X_test[top_features]
    ...:
    ...:             # 重新初始化并训练模型
    ...:             model = model_init
    ...:             model.fit(X_train_subset, y_train)
    ...:
    ...:             # 在测试集上预测并计算 AUC
    ...:             if hasattr(model, "predict_proba"):
    ...:                 y_pred = model.predict_proba(X_test_subset)[:, 1]
                                        # 获取预测概率
    ...:             else:
    ...:                 y_pred = model.predict(X_test_subset)
                                        # 如果没有 predict_proba，直接用预测值
    ...:
    ...:             auc_score = roc_auc_score(y_test, y_pred)  # 计算 AUC 值
    ...:         except Exception as e:
    ...:             print(f"Error for model {model_name} with {num_features}
    features: {e}")
    ...:             auc_score = np.nan          # 如果出现问题，设置为 NaN
```

```
    ...:
    ...:             row[model_name] = auc_score      # 保存 AUC 值
    ...:
    ...:         # 保存每次特征选择的结果
    ...:         results.append(row)
    ...:
    ...: results_df = pd.DataFrame(results)
    ...: results_df
Out[27]:
    Number_of_Features  RandomForest  ...        ET  AdaBoost
0                    1      0.843846  ...  0.843846  0.843846
1                    2      0.769615  ...  0.875000  0.844231
2                    3      0.852308  ...  0.864615  0.844615
3                    4      0.871538  ...  0.703077  0.825385
4                    5      0.869615  ...  0.744231  0.848462
5                    6      0.856154  ...  0.751154  0.841538
..                 ...           ...  ...       ...       ...
40                  41      0.880385  ...  0.865385  0.861154
41                  42      0.880000  ...  0.877308  0.861154
42                  43      0.893077  ...  0.872692  0.861154
43                  44      0.896923  ...  0.864231  0.861154
44                  45      0.879615  ...  0.888846  0.861154
45                  46      0.860000  ...  0.877308  0.856154

[46 rows x 7 columns]
```

上面这段代码的主要作用是通过递归选择特征，结合 Shap 值的特征重要性排序，评估不同机器学习模型在逐步增加特征数量时的性能变化（以 AUC 为指标）。

通过上面代码计算出的特征个数，逐个增加与之对应的 AUC 值，并可视化不同模型在逐步减少特征数量时的性能变化（AUC 指标），通过图形化展示找到模型性能稳定或最优时的特征数量阈值。注意，此处对特征的增加并非逐个增加，而是设置了步长为 5，即特征数量可能是 3，8，13，…这样做的目的是减少绘图的数据点，使图表更加清晰，尤其是当特征数量很多时，避免线条过于密集。

```
In [28]: step_size = 5                    # 步长设置为 5
    ...: initial_value = 3                # 初始值设置为 3
    ...:
    ...: filtered_results_df = results_df[
    ...:     results_df["Number_of_Features"] >= initial_value].iloc[::step_
          size, :].reset_index(drop=True)
    ...:
    ...: # 按 "Number_of_Features" 列从大到小排序
    ...: filtered_results_df.sort_values(by="Number_of_Features",
          ascending=False, inplace=True)
    ...:
    ...: # 定义新的配色方案
    ...: colors = ["#FAC074", "#F28147", "#9FDA4E", "#68BD48", "#0D8B43"]
    ...:
    ...: # 绘制图形
    ...: plt.figure(figsize=(8, 6))          # 设置画布大小
    ...: for idx, column in enumerate(filtered_results_df.columns[1:]):
    ...:                                      # 遍历所有模型的列（从第 2 列开始）
    ...:     plt.plot(
    ...:         filtered_results_df["Number_of_Features"],   # X 轴：特征数量
    ...:         filtered_results_df[column],                 # Y 轴：对应模型的 AUC 分数
```

```
    ...:          label=column,                        # 设置图例为模型名称
    ...:          marker='o',                          # 在曲线上标记点
    ...:          linewidth=1.5,                       # 设置线条宽度
    ...:          color=colors[idx % len(colors)]      # 使用优化后的配色
    ...:      )
```

通过图 12-3 可以看出，特征在 13 的时候，应该是一个特殊的位置，此时特征数量较少，AUC 值最大。在 X=13 处绘制一条垂直虚线，表示此特征数量下的模型性能达到最优或稳定，并对图形进行美化标注，如图 12-4 所示。

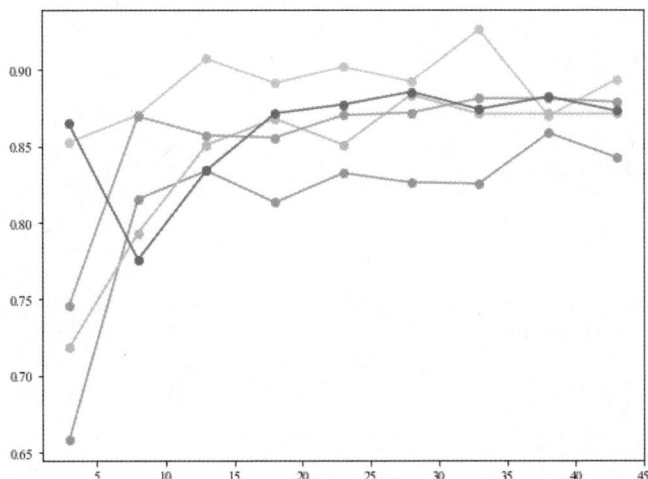

图 12-3　特征数量与 ROC 曲线关系

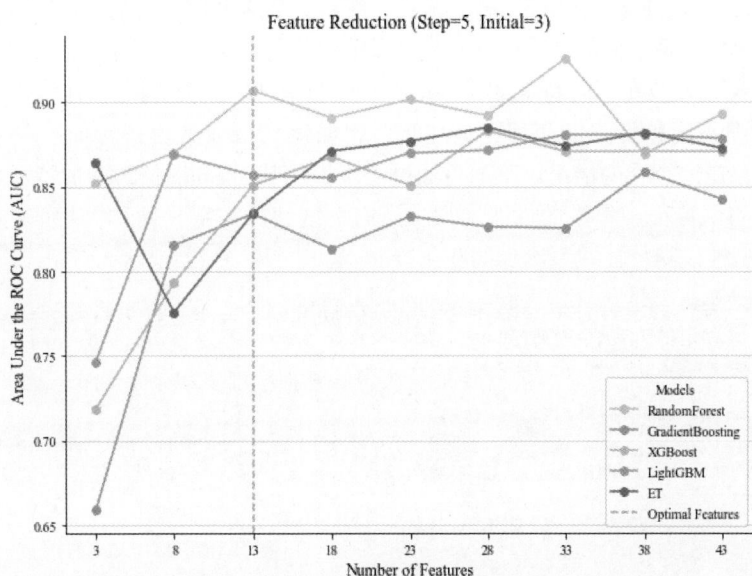

图 12-4　特征数量 13 时与 ROC 曲线关系

```
In [29]: # 绘制最佳特征数量的垂直虚线
    ...: optimal_features = 13                        # 最佳特征数量
    ...: plt.axvline(
    ...:     x=optimal_features,                       # 垂直线的位置
    ...:     color='darkgray',                         # 设置线的颜色为淡灰色
    ...:     linestyle='--',                           # 设置线型为虚线
    ...:     label='Optimal Features'                  # 图例说明
    ...: )
    ...: # 设置图表标题和坐标轴标签
    ...: plt.title('Feature Reduction (Step=5, Initial=3)', fontsize=14)
    ...:                                               # 图表标题
    ...: plt.xlabel('Number of Features', fontsize=12)          # X轴标签
    ...: plt.ylabel('Area Under the ROC Curve (AUC)', fontsize=12)   # Y轴标签
    ...: # 设置 X 轴的刻度值和字体大小
    ...: plt.xticks(
    ...:     ticks=filtered_results_df["Number_of_Features"],
    ...:                                               # 设置刻度值为筛选后的特征数量
    ...:     fontsize=10                               # 设置字体大小
    ...: )
    ...: plt.yticks(fontsize=10)                       # 设置 Y 轴字体大小
    ...: plt.legend(title="Models", fontsize=10, loc="best")
    ...:                                               # 图例标题、字体大小及位置
    ...: plt.grid(axis='y', alpha=0.5)                 # 添加 Y 轴方向的网格线，并设置透明度
    ...: plt.gca().spines['top'].set_visible(False)    # 隐藏顶部边框
    ...: plt.gca().spines['right'].set_visible(False)  # 隐藏右侧边框
    ...: plt.savefig('optimized_plot.pdf', format='pdf', bbox_inches='tight',
    ...:     dpi=1200)
    ...: plt.tight_layout()
...: plt.show()
```

多数模型的 AUC 值随特征数量增加呈上升趋势，但在特征数超过 13 后部分模型出现性能波动。作垂直虚线标记 X=13，表明此为性能饱和点。通过图 12-4 可知，RF 模型的 AUC 值最优，所以将选择 RF 模型进行预测。其实，在特征数为 8 时，尽管 RF 没达到全局最优，但在几个模型中仍然是最好的。

评估随机森林模型在不同特征数量下的其他指标表现，从而确定最佳特征数量。同时，还能了解模型在不同指标下的表现如何变化，比如某些指标是否在特征数量增加时提升更快，或者是否存在过拟合的情况。下面将通过逐步增加基于 Shap 值排序的特征数量，评估随机森林模型在不同特征子集下的性能（AUC、F1、敏感性和特异性），从而确定最佳特征数量，并分析模型性能随特征数量增加的变化情况。

```
In [30]: from sklearn.metrics import roc_auc_score, f1_score, confusion_matrix
    ...: # 初始化保存结果的列表
    ...: results_rf = []
    ...:
    ...: # 递归特征选择并训练 RF 模型
    ...: for num_features in range(1, len(X_train.columns) + 1):  # 从 1 到所有特征
    ...:     row = {"Number_of_Features": num_features}
    ...:
    ...:     # 获取当前 RF 模型的特征排名
    ...:     top_features_rf = shap_feature_importances["RandomForest"][:num_
    ...:     features]
    ...:
    ...:     # 使用这些特征重新训练模型
```

```
...:        X_train_subset = X_train[top_features_rf]
...:        X_test_subset = X_test[top_features_rf]
...:
...:        # 初始化并训练随机森林模型
...:        rf_model = RandomForestClassifier(random_state=42)
...:        rf_model.fit(X_train_subset, y_train)
...:
...:        # 在测试集上预测
...:        y_pred_proba = rf_model.predict_proba(X_test_subset)[:, 1]
                                                             # 获取预测概率
...:        y_pred = rf_model.predict(X_test_subset)          # 获取预测标签
...:
...:        # 计算 AUC
...:        auc_score = roc_auc_score(y_test, y_pred_proba)
...:
...:        # 计算 Sensitivity（召回率）
...:        tn, fp, fn, tp = confusion_matrix(y_test, y_pred).ravel()
...:        sensitivity = tp / (tp + fn) if (tp + fn) > 0 else 0
...:
...:        # 计算 Specificity（特异性）
...:        specificity = tn / (tn + fp) if (tn + fp) > 0 else 0
...:
...:        # 计算 F1 score
...:        f1 = f1_score(y_test, y_pred)
...:
...:        # 保存结果
...:        row["AUC"] = auc_score
...:        row["Sensitivity"] = sensitivity
...:        row["Specificity"] = specificity
...:        row["F1 score"] = f1
...:
...:        results_rf.append(row)
...:
...: # 转换为 DataFrame
...: results_rf_df = pd.DataFrame(results_rf)
...:
...: # 显示结果
...: results_rf_df
Out[30]:
    Number_of_Features      AUC  Sensitivity    Specificity  F1 score
0                    1  0.843846         0.88       0.807692  0.771930
1                    2  0.769615         0.64       0.826923  0.640000
2                    3  0.852308         0.72       0.826923  0.692308
3                    4  0.871538         0.72       0.846154  0.705882
4                    5  0.869615         0.76       0.788462  0.690909
5                    6  0.856154         0.68       0.846154  0.680000
...........
41                  42  0.880000         0.52       0.923077  0.619048
42                  43  0.893077         0.52       0.884615  0.590909
43                  44  0.896923         0.44       0.961538  0.578947
44                  45  0.879615         0.64       0.942308  0.727273
45                  46  0.860000         0.56       0.923077  0.651163
```

上面代码对 RF 模型的 4 个评价指标计算出了不同特征数量相应的值，4 个评价指标作用如下：

- AUC：模型整体区分能力。

- **F1 Score**：精确率与召回率的平衡。
- **Sensitivity**：召回率，正类识别能力。
- **Specificity**：特异性，负类识别能力。

为了更直观地进行表现，接下来对各指标进行可视化。下面的代码开始部分筛选了数据，设定步长为5，初始值为3。然后对数据进行排序，定义了配色方案，并绘制了图表，包括各个指标的变化曲线和一条最佳特征数量的垂直线。最后，还进行了一些图表的美化和保存。

```
In [31]: step_size = 5                        # 步长设置为5
    ...: initial_value = 3                     # 初始值设置为3
    ...:
    ...: filtered_results_rf_df = results_rf_df[results_rf_df["Number_of_
    Features"] >= initial_value].iloc[::step_size, :].reset_index(drop=True)
    ...:
    ...: # 按 "Number_of_Features" 列从大到小排序
    ...: filtered_results_rf_df.sort_values(by="Number_of_Features",
     ascending=False, inplace=True)
    ...:
    ...: # 定义新的配色方案
    ...: colors = ["#FAC074", "#F28147", "#9FDA4E", "#68BD48", "#0D8B43"]
    ...:
    ...: # 绘制图形
    ...: plt.figure(figsize=(8, 6))            # 设置画布大小
    ...: for idx, column in enumerate(filtered_results_rf_df.columns[1:]):
                                               # 遍历所有模型的列（从第 2 列开始）
    ...:     plt.plot(
    ...:         filtered_results_rf_df["Number_of_Features"], # X 轴: 特征数量
    ...:         filtered_results_rf_df[column],        # Y 轴: 对应模型的分数
    ...:         label=column,                          # 设置图例为模型名称
    ...:         marker='o',                            # 在曲线上标记点
    ...:         linewidth=1.5,                         # 设置线条宽度
    ...:         color=colors[idx % len(colors)]        # 使用优化后的配色
    ...:     )
    ...:
    ...: # 绘制最佳特征数量的垂直虚线
    ...: optimal_features = 13                           # 最佳特征数量
    ...: plt.axvline(
    ...:     x=optimal_features,                         # 垂直线的位置
    ...:     color='darkgray',                           # 设置线的颜色为淡灰色
    ...:     linestyle='--',                             # 设置线型为虚线
    ...:     label='Optimal Features'                    # 图例说明
    ...: )
    ...:
    ...: # 设置图表标题和坐标轴标签
    ...: plt.title('Feature Reduction of RF Model', fontsize=14,
    fontweight='bold')                                  # 图表标题
    ...: plt.xlabel('Number of Features', fontsize=12) # X 轴标签
    ...: plt.ylabel('Metric Scores', fontsize=12)       # Y 轴标签
    ...:
    ...: # 设置 X 轴的刻度值和字体大小
    ...: plt.xticks(
    ...:     ticks=filtered_results_rf_df["Number_of_Features"],
                                               # 设置刻度值为筛选后的特征数量
    ...:     fontsize=10                                 # 设置字体大小
    ...: )
    ...: plt.yticks(fontsize=10)                         # 设置 Y 轴字体大小
```

```
    ...:
    ...: plt.legend(title="Metrics", fontsize=10, loc="best")
                                            # 图例标题、字体大小及位置
    ...: plt.grid(axis='y', alpha=0.5)      # 添加 Y 轴方向的网格线，
                                            # 并设置透明度
    ...: plt.gca().spines['top'].set_visible(False)    # 隐藏顶部边框
    ...: plt.gca().spines['right'].set_visible(False)  # 隐藏右侧边框
    ...: plt.savefig('Feature Reduction of RF Model.pdf', format='pdf', bbox_
         inches='tight', dpi=1200)
    ...: plt.tight_layout()
    ...: plt.show()
```

从图 12-5 中可以看到，AUC、Specificity 和 F1 score 这 3 个指标在特征数量为 8、13 和 33 时达到了较高的值，而 Sensitivity 虽然在这几个点上不是最高的，但整体表现也相对较好。特别是特征数量为 8 时，所有指标都表现得比较均衡且良好，这表明使用 8 个特征是一个较优的选择，并且在其他模型中特征达到 8 时，RF 也是其他几个模型中最优的。

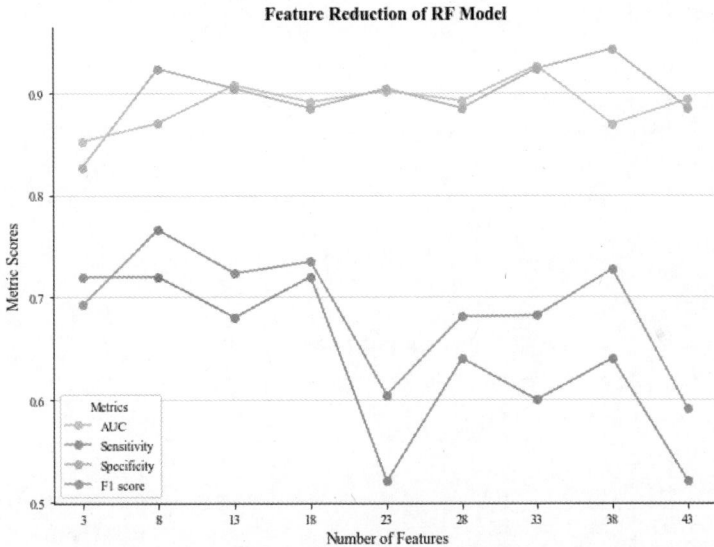

图 12-5　RF 模型特征数量与各指标关系

具体来说：

（1）特征数量为 8：此时 AUC、Specificity 和 F1 score 都达到了较高的值，Sensitivity 虽然不是最高，但也表现良好。这表明使用 8 个特征可以在保持较高特异性和 F1 分数的同时，获得较好的 AUC 值。

（2）特征数量为 13 和 33：虽然在这些点上 AUC 和 Specificity 也表现良好，但引入了更多的特征，这可能会导致模型更复杂，增加过拟合的风险，同时也可能增加计算成本。

综上所述，从图 12-5 中的表现来看，选择 8 个特征是最合适的。

12.4　模型重构

通过前面的步骤已经选择了最优 RF 模型和特征数量，接下来重新对 RF 模型进行训练并进行 Shap 计算，给出最优的 8 个特征，并训练这个模型。

首先获取 Shap 计算的 RF 各特征的贡献排序。

```
In [32]: shap_feature_importances['RandomForest'][:8]
    ...: col_8
Out[32]: ['X_9', 'X_32', 'X_39', 'X_34', 'X_28', 'X_30', 'X_44', 'X_3']
```

下面开始用 col_8 里的特征训练 RF 模型，使用网格搜索（GridSearch）进行超参数优化，并计算评价指标值。

```
In [33]: from sklearn.ensemble import RandomForestClassifier
    ...: model_rf = RandomForestClassifier(random_state=42)
    ...:
    ...: # 定义参数网格
    ...: param_grid_rf = {
    ...:     'n_estimators': [50, 100, 200],          # 树的数量
    ...:     'max_depth': [None, 10, 20, 30],         # 最大深度
    ...:     'min_samples_split': [2, 5, 10],         # 节点最小分裂样本数
    ...:     'min_samples_leaf': [1, 2, 5],           # 叶子节点最小样本数
    ...:     'criterion': ['gini', 'entropy']         # 划分标准
    ...: }
    ...:
    ...: # 使用 GridSearchCV 进行网格搜索和 k 折交叉验证
    ...: grid_search_rf = GridSearchCV(
    ...:     estimator=model_rf,
    ...:     param_grid=param_grid_rf,
    ...:     scoring='neg_log_loss',                  # 评价指标为负对数损失
    ...:     cv=5,                                    # 5 折交叉验证
    ...:     n_jobs=-1,                               # 并行计算
    ...:     verbose=1                                # 输出详细进度信息
    ...: )
    ...:
    ...: # 训练模型
    ...: grid_search_rf.fit(X_train, y_train)
    ...:
    ...: # 使用最优参数训练模型
    ...: rf = grid_search_rf.best_estimator_
    ...:
    ...: # 预测测试集
    ...: y_pred = rf.predict(X_test)
    ...:
    ...: # 输出模型报告，查看评价指标
    ...: print(classification_report(y_test, y_pred))
Fitting 5 folds for each of 216 candidates, totalling 1080 fits
              precision    recall  f1-score   support
```

0	0.85	0.88	0.87	52
1	0.74	0.68	0.71	25
accuracy			0.82	77
macro avg	0.80	0.78	0.79	77
weighted avg	0.82	0.82	0.82	77

77 个测试样本中有 82% 被正确分类，模型性能整体准确率为 82%，表现较好。

12.5　利用 Shap 对模型进行解释

以下将使用 Shap（SHapley Additive exPlanations）对随机森林模型（RF）进行可解释性分析，具体包括以下几个方面：

- 计算 Shap 值：量化每个特征对模型预测的贡献。
- 可视化特征重要性：通过条形图和点图展示全局特征重要性。
- 分析单个特征的影响：通过散点图展示特征值与 Shap 值的关系。
- 解释单个样本的预测：通过瀑布图展示单个样本的特征贡献。

1. 计算 Shap 值

使用 TreeExplainer 计算随机森林模型在测试集 X_test 上的 Shap 值。Shap 值量化了每个特征对模型预测的贡献，正值表示正向贡献，负值表示负向贡献。

```
In [34]: explainer = shap.TreeExplainer(rf)
   ...: shap_values = explainer.shap_values(X_test)
   ...: # 提取每个类别的 Shap 值
   ...: shap_values_class_0 = shap_values[:, :, 0]
   ...: shap_values_class_1 = shap_values[:, :, 1]
```

2. 可视化特征重要性

绘制类别 0 的全局特征重要性条形图，按 Shap 值的平均绝对值排序。展示哪些特征对类别 0 的预测贡献最大，如图 12-6 所示。

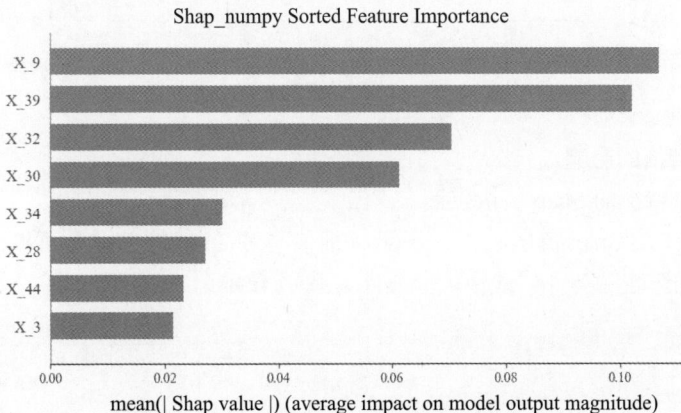

图 12-6　类别 0 的全局特征重要性条形图

```
In [35]: plt.figure(figsize=(10, 5), dpi=120)
    ...: shap.summary_plot(shap_values_class_0, X_test, plot_type="bar", show=False)
    ...: plt.title('SHAP_numpy Sorted Feature Importance')
    ...: plt.tight_layout()
    ...: plt.savefig("SHAP_numpy Sorted Feature Importance.pdf",
        format='pdf',bbox_inches='tight')
    ...: plt.show()
```

上面输出的图形中横轴表示的是平均 Shap 值（mean(|Shap value|)），即特征对模型输出的平均影响大小。数值越大，表示该特征对模型预测的影响越大。从图 12-6 中可以看出，X_9 和 X_39 的平均 Shap 值远高于其他特征，表明它们在模型中的重要性更高。

绘制类别 0 的 Shap 值点图，展示每个样本的特征贡献分布。点图可以同时展示特征重要性和特征值对预测的影响（颜色表示特征值大小）。

```
In [36]: plt.figure()
    ...: shap.summary_plot(shap_values_class_0, X_test, feature_names=X_test.
        columns, plot_type="dot", show=False)
    ...: plt.savefig("SHAP_numpy summary_plot.pdf", format='pdf',bbox_
        inches='tight')
    ...: plt.show()
```

图 12-7 中的横轴表示 Shap 值，表示特征对模型输出的影响。Shap 值越大，表示该特征对模型预测的影响越大。正值表示正向贡献，负值表示负向贡献。从图 12-7 中可以看出，X_9 和 X_39 的 Shap 值分布较广，表明它们对模型预测的影响较大。

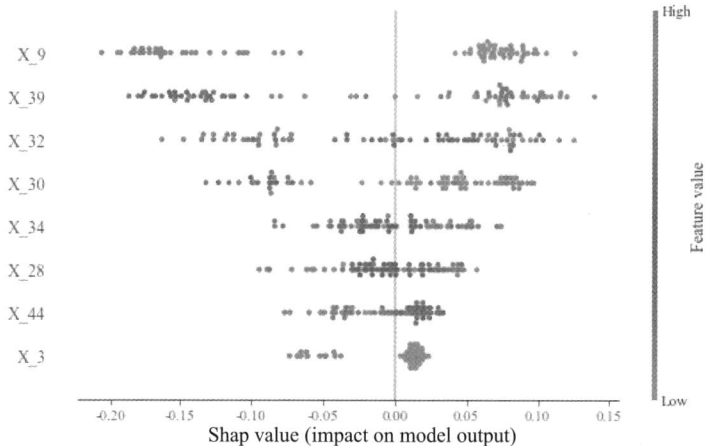

图 12-7 类别 0 的 Shap 值点图

3. 分析单个特征的影响

首先绘制单个特征的 Shap 值散点图。

绘制特征 X_9 的 Shap 值散点图，展示特征值与 Shap 值的关系。可以直观地看到特征 X_9 对模型预测的影响趋势（如线性、非线性关系），如图 12-8 所示。

```
In [37]: shap_values_df_0 = pd.DataFrame(shap_values_class_0, columns=X_test.
    columns)
    ...: shap_values_df_0.head()
```

```
...: plt.figure(figsize=(6, 4),dpi=120)
...: plt.scatter(X_test['X_9'], shap_values_df_0['X_9'], s=10,
    color="#6A9ACE")
...: # 添加 shap=0 的横线
...: plt.axhline(y=0, color='black', linestyle='-.', linewidth=1)
...: plt.xlabel('X_9', fontsize=12)
...: plt.ylabel('SHAP value for\nX_9', fontsize=12)
...: ax = plt.gca()
...: ax.spines['top'].set_visible(False)
...: ax.spines['right'].set_visible(False)
...: plt.savefig("SHAP value for X_9.png", format='png', bbox_
    inches='tight')
...: plt.show()
```

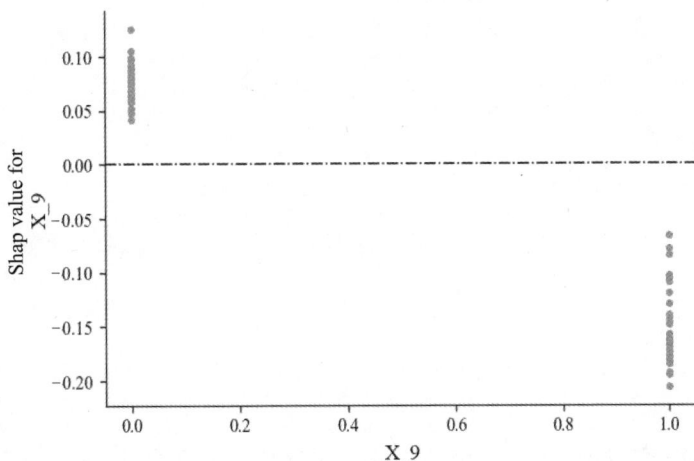

图 12-8　特征 X_9 的 Shap 值散点图

输出的散点图横轴表示特征 X_9 的值，纵轴表示 X_9 的 Shap 值，即该特征对模型预测的贡献。图中的每个点代表一个样本，点的位置由其 X_9 的值和对应的 Shap 值决定。

从图 12-8 中可以看出，当 X_9 的值较低时（接近 0），其 Shap 值主要为正值，表示这些样本中 X_9 的值对类别 0 的预测有正向贡献。当 X_9 的值较高时（接近 1），其 Shap 值主要为负值，表示这些样本中 X_9 的值对类别 0 的预测有负向贡献。散点图还显示了 X_9 的值与 Shap 值之间的非线性关系。这种关系表明，X_9 对模型预测的影响并不是简单的线性关系，而是随着 X_9 的值的变化而变化。由于 Shap 值的分布范围较大（从 -0.2 到 0.1），这进一步证实了 X_9 是模型中一个重要的特征，对类别 0 的预测有显著影响。

下面绘制多个特征的 Shap 值散点图，展示每个特征值与 Shap 值的关系。批量分析多个特征对模型预测的影响，适合特征数量较多时使用，如图 12-9 所示。

```
In [38]: features = shap_values_df_0.columns.tolist()  # 获取所有的特征名称
    ...: # 设置画布和子图结构（3 行 3 列）
    ...: fig, axes = plt.subplots(3, 3, figsize=(15, 9), dpi=120)
    ...: axes = axes.flatten()
    ...: # 循环绘制每个特征的散点图
    ...: for i in range(len(axes)):
```

```
    ...:        if i < len(features):                    # 如果还有特征未绘制
    ...:            feature = features[i]
    ...:            if feature in X_test.columns and feature in shap_values_df_0.
            columns:
    ...:                ax = axes[i]
    ...:                ax.scatter(X_test[feature], shap_values_df_0[feature],
            s=10, color="#6A9ACE")
    ...:                ax.axhline(y=0, color='black', linestyle='-.', linewidth=1)
                                                          # 添加横线
    ...:                ax.set_xlabel(feature, fontsize=10)
    ...:                ax.set_ylabel(f'SHAP value for\n{feature}', fontsize=10)
    ...:                ax.spines['top'].set_visible(False)
    ...:                ax.spines['right'].set_visible(False)
    ...:            else:
    ...:                # 如果特征不存在，隐藏对应的子图
    ...:                axes[i].axis('off')
    ...:        else:
    ...:            # 如果超过了特征数量，关闭剩余的子图
    ...:            axes[i].axis('off')
    ...: # 调整布局
    ...: plt.tight_layout()
    ...: plt.savefig("SHAP_values_for_multiple_features.png", format='png',
        bbox_inches='tight')
    ...: plt.show()
```

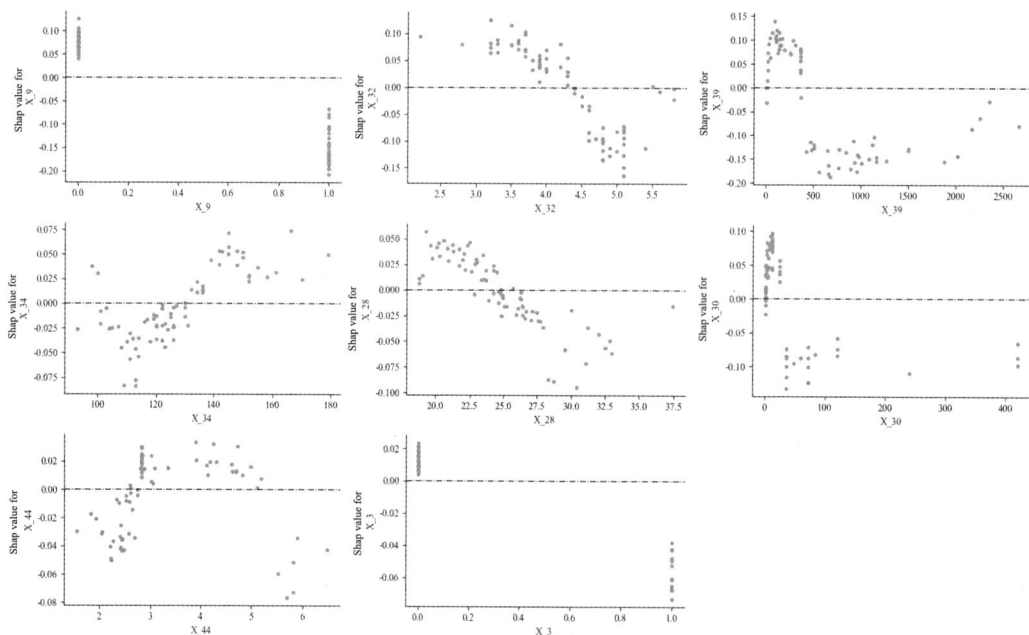

图 12-9　多特征散点图

输出的散点图每个子图的横轴表示一个特征的值，纵轴表示该特征的 Shap 值，即该特征对模型预测的贡献。散点图中的每个点代表一个样本，点的位置由其特征值和对应的 Shap 值决定。

4. 解释单个样本的预测

分别绘制类别 0 和类别 1 的瀑布图。

绘制第 3 个样本在类别 0 上的 Shap 瀑布图，展示每个特征对该样本预测的贡献，以解释单个样本的预测结果，帮助用户理解模型决策过程。

```
In [39]: explainer = shap.TreeExplainer(rf)
   ...: # 计算 Shap 值为 Explanation 格式
   ...: shap_values_Explanation = explainer(X_test)
   ...: # 提取类别 0 的 Shap 值
   ...: shap_values_class_0 = shap_values_Explanation[:, :, 0]
   ...: # 提取类别 1 的 Shap 值
   ...: shap_values_class_1 = shap_values_Explanation[:, :, 1]
   ...:
   ...:
   ...: plt.figure(figsize=(10, 5), dpi=120)
   ...: # 绘制第 3 个样本在类别 0 上的 Shap 瀑布图
   ...: shap.plots.waterfall(shap_values_class_0[2], show=False, max_
        display=13)
   ...: plt.savefig("1.pdf", format='pdf', bbox_inches='tight')
   ...: plt.tight_layout()
...: plt.show()
```

在图 12-10 中，蓝色条形表示负向贡献（减小预测值），而红色条形表示正向贡献（增加预测值），特征贡献从底部的基础值（期望值）开始累积，最终达到顶部的模型预测值 $f(x)=0.756$。X_39：图中显示为蓝色，值为 −0.13，表示 X_39 对模型预测有最大的负向贡献。X_9：图中显示为红色，值为 +0.09，表示 X_9 对模型预测有较大的正向贡献。

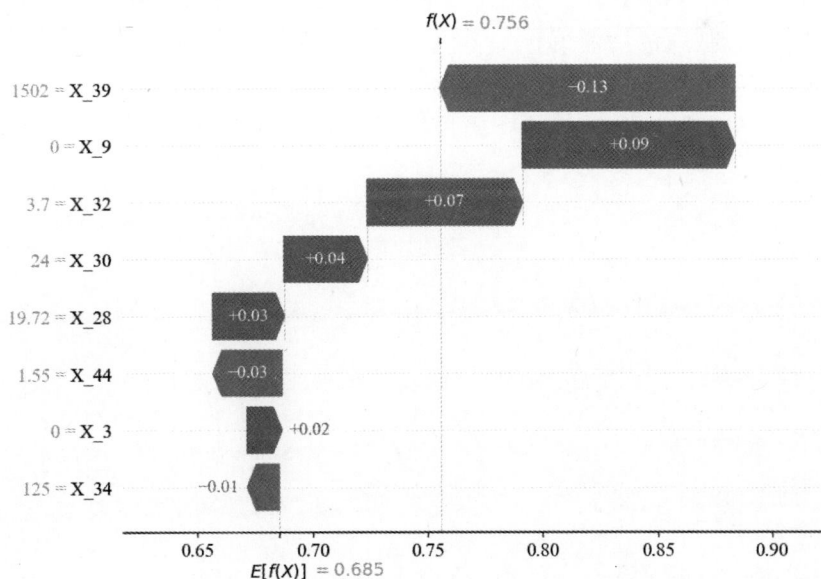

图 12-10　样本 3 在类别 0 上的 Shap 瀑布图

```
In [40]: plt.figure(figsize=(10, 5), dpi=120)
   ...: # 绘制第 3 个样本类别 1 的 Shap 瀑布图
```

```
...: shap.plots.waterfall(shap_values_class_1[2], show=False, max_
    display=13)
...: plt.savefig("2.pdf", format='pdf', bbox_inches='tight')
...: plt.tight_layout()
...: plt.show()
```

在图 12-11 中，每个特征的贡献被依次添加到模型的预测中，最终得到顶部的 $f(x)=0.244$，这是考虑所有特征后模型对该样本类别 1 的预测值。从图 12-11 中可以看出，尽管基础预测值是 0.315，但特征的贡献使得最终预测值降低到了 0.244。

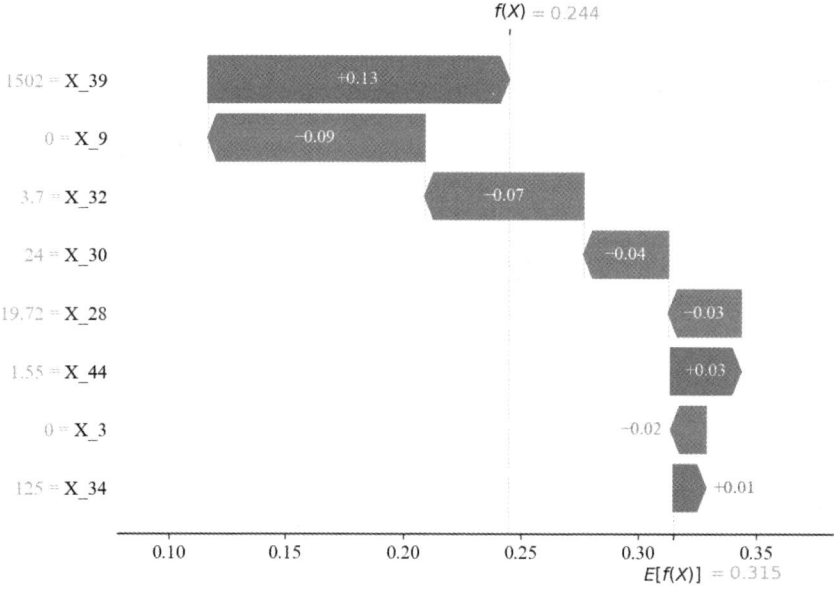

图 12-11　样本 3 在类别 1 上的 Shap 瀑布图

高级 AI 篇

第13章
PandasAI 智能分析

随着大语言模型爆发式的增长，其功能也越来越强大，对数据分析的影响是革命性的，具备代码编写、可视化呈现及辅助机器学习流程自动化等强大功能。

PandasAI 是一个 Pandas 结合大语言模型的库，读取数据后可以调用 chat() 函数用语言描述来完成指令任务并直接输出结果。比如求数据集中简单的描述性统计：最大数、平均数、中位数等，也可以对数据集的某个类别列进行统计并制作出饼图、柱状图等，甚至还可以直接给指令让 PandasAI 训练某个算法模型，并给出该模型的评价，如 AUC 值。这些都无须手动写代码，直接给指令让 PandasAI 输出结果。

13.1 安装 PandasAI

首先需要安装 PandasAI 库。打开 Anaconda Prompt，输入以下命令并按【Enter】键：

```
pip install "pandasai>=3.0.0b2"
```

打开如图 13-1 所示的界面，开始安装 PandasAI 库。

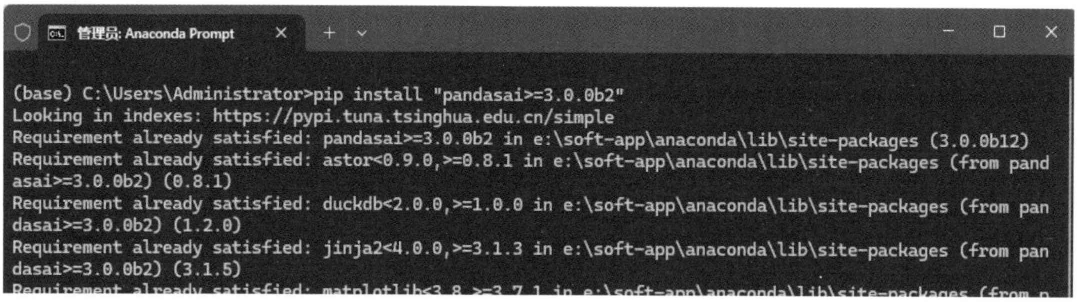

图 13-1 安装 PandasAI 库

由于 PandasAI 库背后是以大模型作为支撑的，所以它接收到的指令是回到大模型中去寻找答案并生成代码再运行，返回的是运行的结果。所以 PandasAI 调用的是背后的大语言模型的 API，而调用大模型需要其 API 密钥，因此在使用前需要到 https://app.pandabi.ai 网站免费注册一个账号，账号下会自动分配一个 API 密钥，如图 13-2 所示。

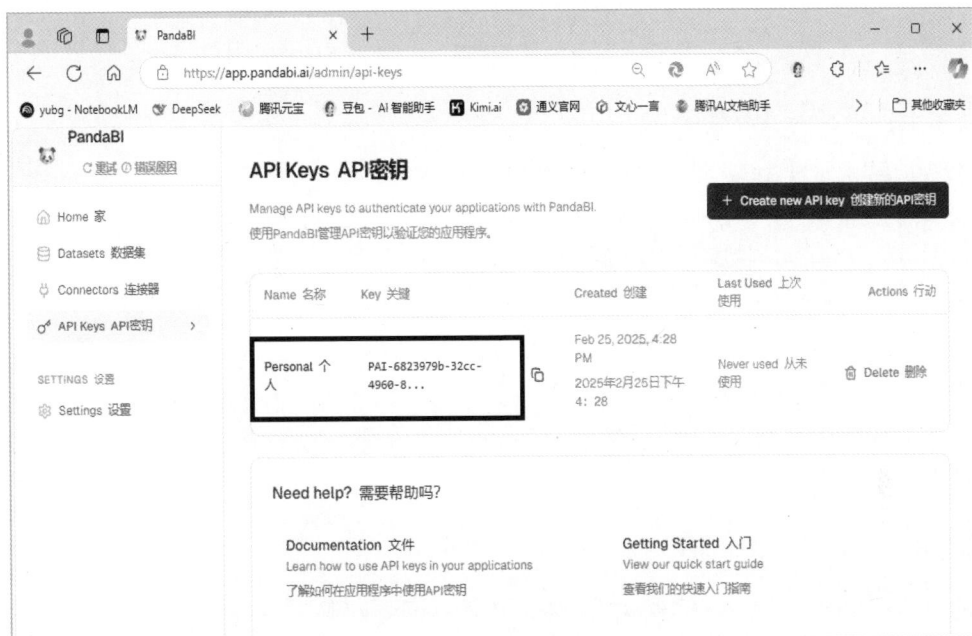

图 13-2　注册 API 密钥

13.2　开始使用

在使用 PandasAI 时，需要先导入库并调用大模型，再读取数据生成数据框，最后在数据框上调用 chat() 函数以完成指令任务。

```
In [1]: import pandasai as pai
   ...:
   ...: # Get your API key from https://app.pandabi.ai
   ...: pai.api_key.set("PAI-6823979b……7884d")        # 设置 API 调用大模型
```

加载数据。注意：目前只能读取 .csv 格式的数据，且数据文件的名称必须小写。

```
In [2]: df = pai.read_csv(r"c:\Users\Administrator\Desktop\11.csv")
   ...: df
Out[2]:
PandaAI DataFrame(name='table_11')
    Outcome_Occlusion_MI     Age      HR   ...   tamp_V4   tamp_V5   tamp_V6
0                      0    78.0   116.0   ...     125.0      59.0     -65.0
1                      0    84.0    71.0   ...     172.0    -153.0      23.0
2                      0    76.0    73.0   ...     155.0     101.0      60.0
3                      0    53.0    76.0   ...     545.0     656.0     272.0
4                      0    34.0    76.0   ...     103.0     127.0     150.0
...                  ...     ...     ...   ...       ...       ...       ...
```

```
4021              0  73.0   71.0  ...    357.0   -241.0   -266.0
4022              0  87.0   65.0  ...    158.0     98.0     68.0
4023              0  46.0   99.0  ...    201.0    357.0    192.0
4024              0  37.0  113.0  ...     19.0   -119.0    -71.0
4025              1  61.0   74.0  ...    843.0    343.0    210.0

[4026 rows x 75 columns]
```

数据的第 2 列为 Age，试着给出指令计算出平均年龄。

```
In [3]: response = df.chat("What is the average age?")
   ...: print(f"平均年龄: {response}")
平均年龄: 59.119391824526424
```

给出了答案 59.1，可以用 mean() 函数验证一下。

```
In [4]: df.Age.mean()
Out[4]: 59.119391824526424
```

结果完全一致。

下面尝试让其使用 XGBoost 模型进行训练，并给出排名靠前的 15 个特征的条形图，如图 13-3 所示。

```
In [5]: df.chat(" 根据数据第一列为类别，即标签 y，剩下的其他列都是特征 x, \
   ...:           请以 XGBoost 模型进行训练，并输出排名靠前的 15 个特征的横向条形图 ")
Out[5]: ErrorResponse(type='error', value='Unfortunately, I was not able to
get your answer. Please try again.')
```

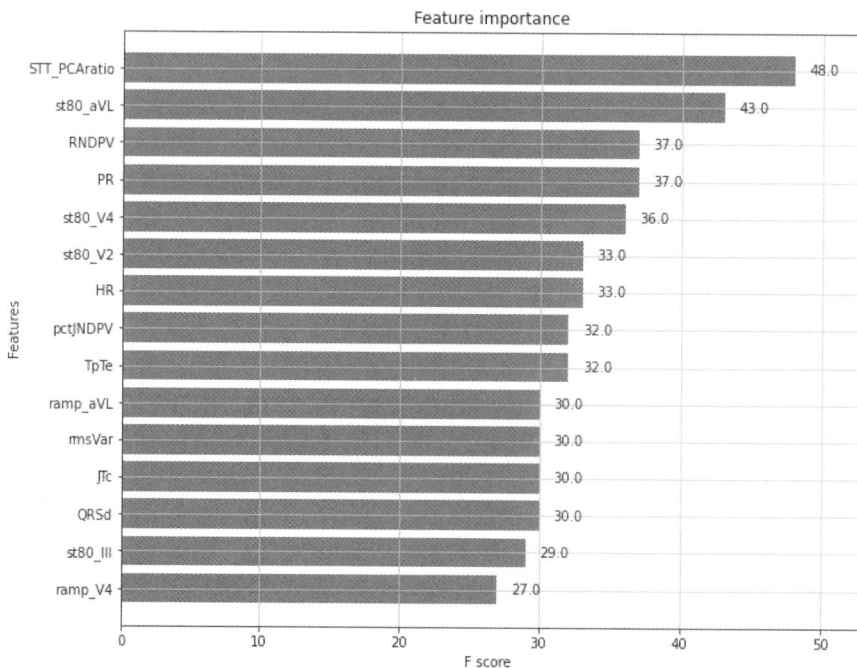

图 13-3　排名靠前的 15 个特征的条形图

虽然输出响应错误，但是好在图被画出来了。接着让其对模型进行评价，输出 AUC 的值并画出 ROC 曲线，如图 13-4 所示。

```
In [6]: df.chat(" 请计算 AUC 的值，并画出 XGBoost 模型训练结果的 ROC 曲线 ")
Out[6]: StringResponse(type='string', value='The ROC-AUC score is
0.8698868165152239.')
```

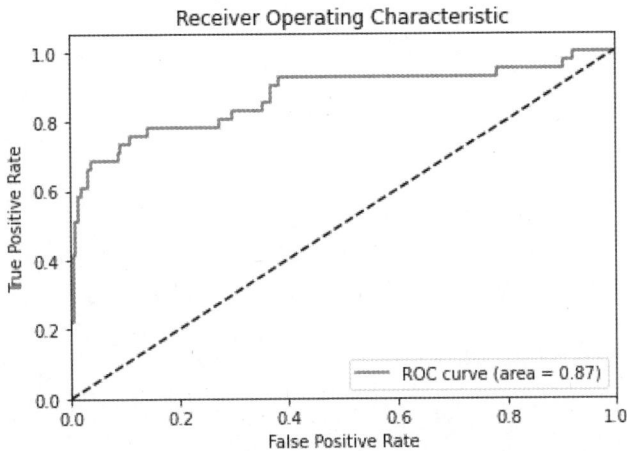

图 13-4　输出 AUC 值并画出 ROC 曲线

可以发现，完美输出了结果。

当然，有些时候想知道具体的实现代码是怎么写的，也可以调出执行代码，如下：

```
In [7]: resp2 = df.chat(" 请计算 AUC 的值，并画出 XGBoost 模型训练结果的 ROC 曲线 ")
   ...: print(resp2,"\n",resp2.last_code_executed)
The ROC-AUC score is 0.8698868165152239.


import pandas as pd
from sklearn.metrics import roc_curve, roc_auc_score
from xgboost import XGBClassifier
from sklearn.model_selection import train_test_split
import matplotlib.pyplot as plt
query = 'SELECT * FROM table_11'
df = execute_sql_query(query)
X = df.drop('Outcome_Occlusion_MI', axis=1)
y = df['Outcome_Occlusion_MI']
X_train, X_test, y_train, y_test = train_test_split(X, y, test_size=0.2, random_
state=42)
xgb = XGBClassifier()
xgb.fit(X_train, y_train)
y_pred_proba = xgb.predict_proba(X_test)[:, 1]
roc_auc = roc_auc_score(y_test, y_pred_proba)
fpr, tpr, _ = roc_curve(y_test, y_pred_proba)
plt.figure()
plt.plot(fpr, tpr, label='ROC curve (area = %0.2f)' % roc_auc)
plt.plot([0, 1], [0, 1], 'k--')
```

```
plt.xlim([0.0, 1.0])
plt.ylim([0.0, 1.05])
plt.xlabel('False Positive Rate')
plt.ylabel('True Positive Rate')
plt.title('Receiver Operating Characteristic')
plt.legend(loc='lower right')
result = {'type': 'string', 'value': f'The ROC-AUC score is {roc_auc}.'}
result
```

通过 .last_code_executed 方法获取到了执行代码。

13.3　存储数据集

也可以将数据制作成数据集保存在网上，生成在线数据集，随时取用。格式如下：

```
# Define a companies dataset with explicit schema
companies = pai.create(
  path="my-org/companies",
  df=df,
  description="Customer companies dataset",
  columns=[
    {
      "name": "company_name",
      "type": "string",
      "description": "The name of the company"
    },
    {
      "name": "revenue",
      "type": "float",
      "description": "The revenue of the company"
    },
    {
      "name": "region",
      "type": "string",
      "description": "The region of the company"
    }
  ]
)
```

这里创建的数据集需要指定路径、数据框，并且对数据进行描述。另外，针对数据的各列，也要用字典的形式对其列名 name、类型 type、说明 description 进行记录，当然这不是必要的。

需要注意的是，路径必须是 my-org/companies 这种格式，如 yu-bg/python，其中首字母不可以大写。

```
In [7]: dieat = pai.create(
   ...:     path="yu-bg/a1",
```

```
   ...:    df=df,
   ...:    description="dieat dataset")
```

已完成上传，制作成了在线数据集。

13.4　加载数据集

对于在线的数据集，可以随时加载使用。

```
In [1]: import pandasai as pai
   ...: df = pai.load("yu-bg/a1")# 获取在线数据集
Dataset loaded successfully.
```

验证数据集是否可用，代码如下：

```
In [2]: pai.api_key.set("PAI-6823979b-32cc-4960-86d2-089d03c7884d")

In [3]: response = df.chat("What is the average age?")
   ...: print(f" 平均年龄：{response}")
平均年龄：59.119391824526424
```

跟前面的结果一致。

假如有在线数据集 yu-bg/coca_cola_stock 和 yu-bg/companies，可以对多个数据集进行混合分析，格式如下：

```
# 加载路径下存在的数据集
stocks = pai.load("yu-bg/coca_cola_stock")
companies = pai.load("yu-bg/companies")

# 给出指令进行自动分析
response = stocks.chat("What is the volatility of the Coca Cola stock?")
response = companies.chat("What is the average revenue by region?")

# 可以对多个数据集混合分析
result = pai.chat("Compare the revenue between Coca Cola and Apple", stocks,
companies)
```

第 14 章
Trae 智能分析

随着大模型的兴起，尤其是 DeepSeek 的出现，彻底改变了人们的工作方式，对于大部分程序员来说，Trae 彻底改变了他们编写代码的方式。

Trae 是字节跳动于 2025 年 3 月 3 日正式推出的国内首个 AI 原生集成开发环境（AI IDE）。作为中国首个实现端到端开发能力的 AI 编程工具，Trae 通过深度整合人工智能技术，为开发者提供了从项目构建到代码优化的全流程智能协作体验，支持切换至满血版 DeepSeek-R1 和 V3 模型，并且其迭代速度非常快。

Trae 的 1.3.2 版本发布了 MCP、自定义规则、智能体、上下文理解等四大重磅功能，其能力已与国外的 Cursor 等看齐，甚至体验更胜一筹。例如可以自定义智能体，配上 MCP 和 prompt，能一次集结多个专属 AI 专家为己所用。

- 智能体创建：支持基于提示词和 MCP 工具自定义智能体，使用 @ 即可，不需要每次都输入复杂指令。
- 智能工具（MCP）：支持 MCP，而且内置了常用的 MCP Server，只需要点击即可使用。
- 更多上下文：新增联网搜索和文档集上下文理解能力，可以指定上下文供 AI 助手阅读和理解，使 AI 助手的答复更精准。
- 个人/项目规则：支持配置个人规则和项目规则，不需要反复强调基础的编码要求。

此外，Trae 还具备智能代码补全、上下文感知（支持引用代码文件/文件夹）、Webview 实时预览等功能，显著提升开发效率。

14.1 安装 Trae

同 Anaconda 一样，选择跟自己机器匹配的版本下载，如图 14-1 所示。

Trae 首次启动时，单击界面上的"开始"按钮，并一直单击"继续"即可，"安装 trae 命令"这一步可以跳过。首次登录需要注册，打开 IDE 界面，如图 14-2 所示。

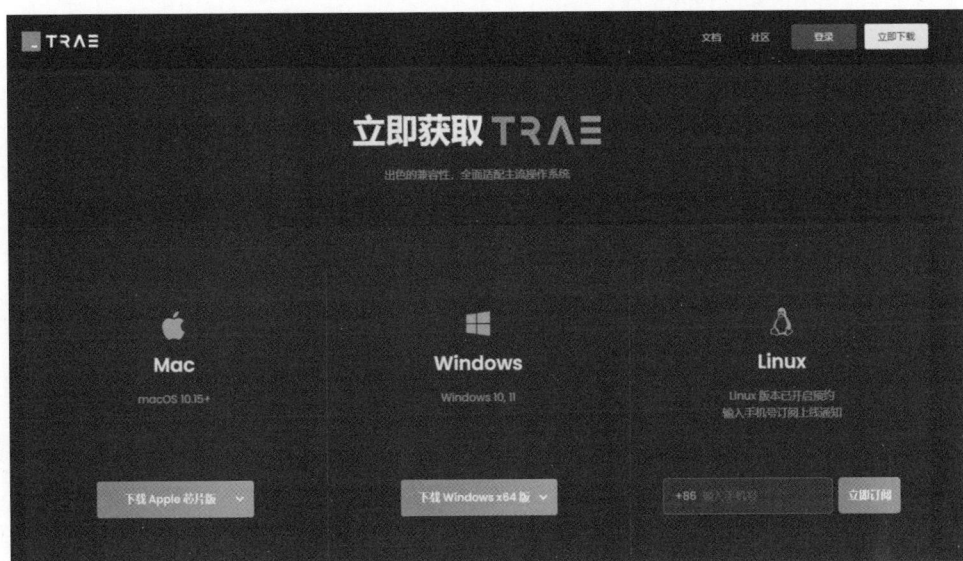

图 14-1　Trae 下载界面

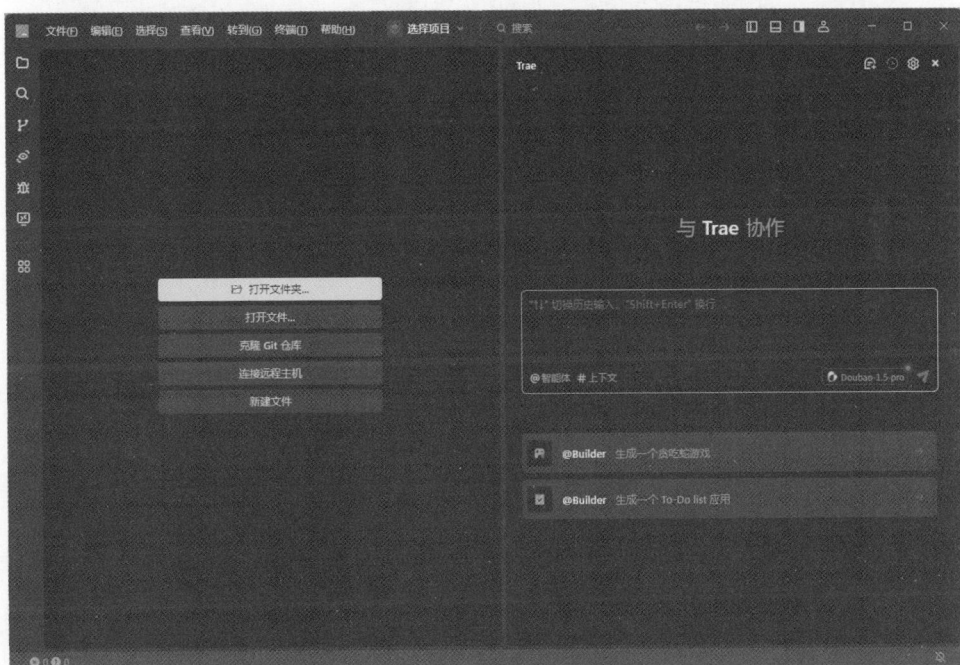

图 14-2　Trae 界面

Trae 提供了多种创建项目的方式，这里介绍导入本地文件夹的方式。

单击图 14-2 中左侧中间的"打开文件夹"或者"打开文件"，也可单击菜单栏上的"文件"中的"打开文件夹"。这里选择打开 D 盘下的 tare 文件夹，弹出如图 14-3 所示的界面。单击"信任文件夹并继续"按钮，在随后的对话框中单击"是，我信任此作者"按钮即可。

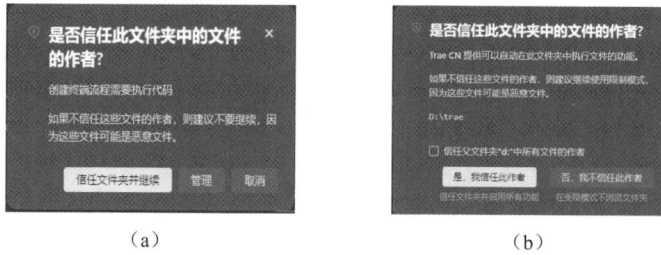

（a）　　　　　　　　　　（b）

图 14-3　信任文件夹

打开后，界面如图 14-4 所示，右侧为 AI 对话区，中间为代码显示运行区，左侧为应用功能菜单栏和文件管理区。我们在右侧 AI 对话区内可以输入工作任务，跟 DeepSeek 或者豆包等 AI 工具使用一致。如果在代码区想修改代码可以有两种方式，第一，直接在中间的代码区自己手动修改代码，如果不会修改代码，也可以让 AI 代为修改，只需要说出目标即可。可按 Ctrl+I 或 Ctrl+U 快捷键返回对话模式，Ctrl+U 是直接定位到右侧下面的对话框内输入任务命令；Ctrl+I 则是在代码区弹出对话框输入任务命令，其效果一致。

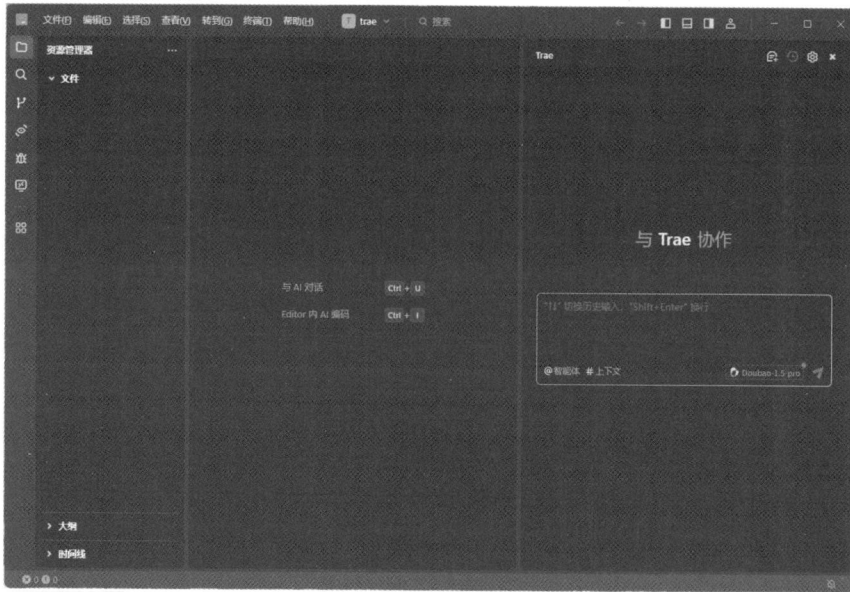

图 14-4　Trae 启动界面

在右侧的对话区中输入 @ 即出现可选择 Builder 或者 Builder with MCP 模式，如图 14-5 所示。

在代码编写过程中，Builder 模式和普通的 Chat 模式具有显著的差异，主要体现在交互方式、适用场景和输出结果等方面，以下是详细说明。

Builder 模式：以自然语言描述任务，适合从 0 到 1 搭建项目，可生成完整项目代码。适用于需要快速搭建项目框架的场景，如开发新 Web 应用、游戏等，用户可输入需求快速生成基础代码框架。

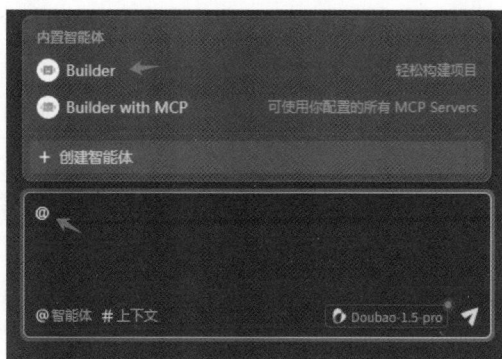

图 14-5　Builder 模式

Chat 模式：以侧边栏或内嵌对话框实时交互，用户可随时提问、获取代码片段或修复错误，交互性强，适合代码编写过程中的实时辅助，输出针对具体问题的代码片段或修改建议，聚焦于代码局部优化和完善，帮助用户解决具体问题。

Builder 模式适合快速搭建项目框架，生成完整代码，提高初始开发效率；Chat 模式适合已有代码的优化和完善，实时提供帮助，提升编码质量和效率。二者相辅相成，满足不同开发阶段需求，合理选择可显著提高开发效率和质量。

在编写代码前，最好进行"规则"配置。在图 14-4 的右上角第二排中，单击"设置" ⊙ 按钮下的"规则"，即可对"个人规则"进行修改，目的是规定 Trae 帮我们写代码时按照我们的习惯编写，如每行代码是否要加注释，对话时使用中文等等。配置完成后要记得保存，如图 14-6 所示，项目规则可暂时不用配置。

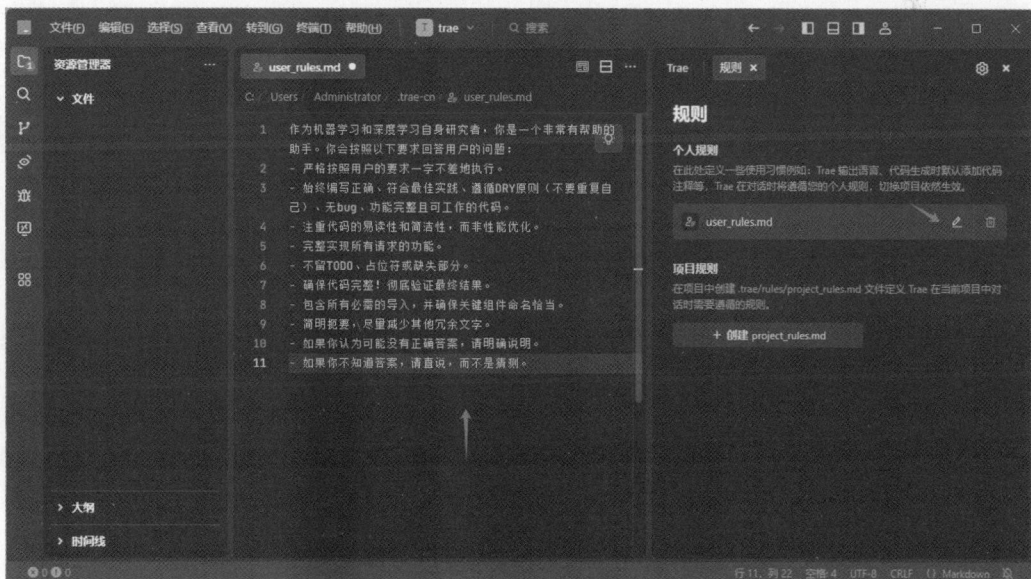

图 14-6　配置个人规则

按 Ctrl+U 快捷键，回到对话模式操作界面。

14.2　AI 编写代码

本章将以第 7 章为例，使用 AI 进行零代码编写，以实现机器学习模型训练，并给出模型效果评估。

在图 15-4 界面上输入 @ 选择"Builder"，在对话框内输入如下任务命令：

本案例使用的是 Heart Disease 数据集，包含 76 个属性，数据略有改动，把 "target" 字段变成了二分类，用 1 表示患有心脏病，0 表示没有患病。数据保存在 C:\Users\Administrator\OneDrive\ 出版 \2025 卫生出版社 \ 重庆 python\Dataset.csv。

为了利用该心脏病数据进行建模训练，以达到预测的效果，请你帮我选择决策树、随机森林、XGBoost、CatBoost 等算法模型进行训练，并对其预测结果进行比较，选择较好的模型作为最终确定模型，并可对有心脏病风险的病人进行有效预测评估。

单击发送后，AI 对话区开始分析任务，并在代码区生成代码。对话区会自动调试代码，并出现 "接受"或"拒绝"的选择项，同时在代码区也会出现"接受"和"拒绝"的选择项，一般选择"接受"即可；在调试代码的同时，AI 会检测到是否安装所需要的模块或库，对于未安装的则会在对话区给出"运行"按钮，单击"运行"按钮或者"安装"按钮，即可开始安装，安装完成后系统会继续调试和检测代码，如图 14-7 所示。

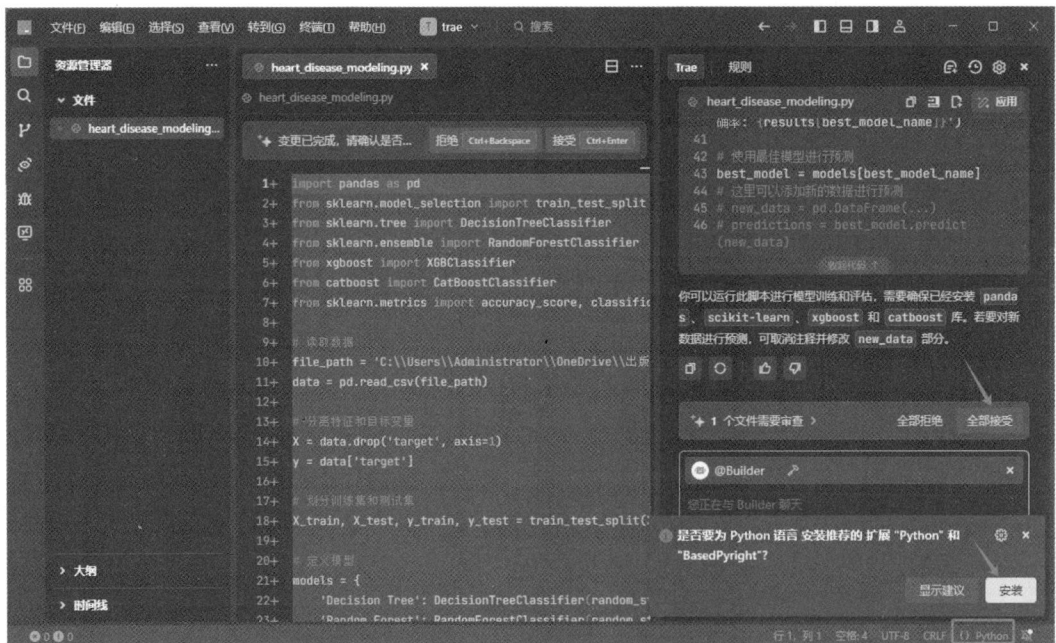

图 14-7　对话调试界面

在图 14-7 中，第一次运行会出现安装 Python 的对话框，单击"安装"按钮即可。如果本地已安装有 Python，也可以单击图 14-7 中右下角的 Python 区域，弹出如图 14-8 所示的 "Select Interpreter（选择语言模式）"对话框。图 14-8 中 A 处是图 14-5 选择安装 Python

完成后选择的交互语言——Python3.11.9 版本。从图 14-8 中"Select Interpreter"对话框（B 处）也可以选择本地已安装的 Anaconda 下的 Python（如此处在 E 盘安装 Anaconda 的 Python：Python 3,12,3（'base'）E:\soft-app\anaconda\python.exe），或者选择其他路径下的语言 Enter interpreter path... 。

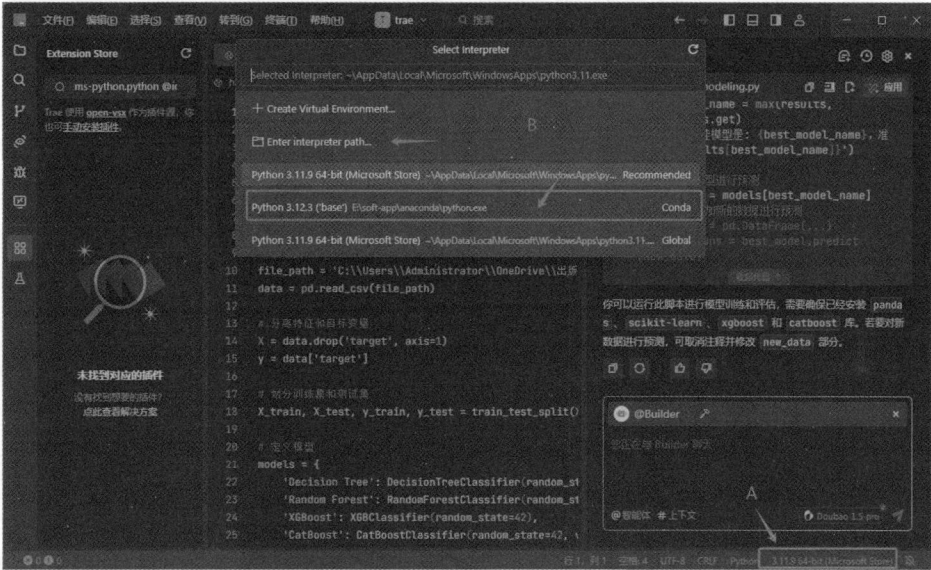

图 14-8　选择交互语言界面

第一次运行代码时，点击代码区上面的"运行" ▷ 按钮，可能会出现如图 14-9 所示的错误对话框，直接单击 ➕ 添加到对话 Ctrl+U 按钮，可将其错误自动添加到右下角的对话框内，单击"发送"按钮即可。

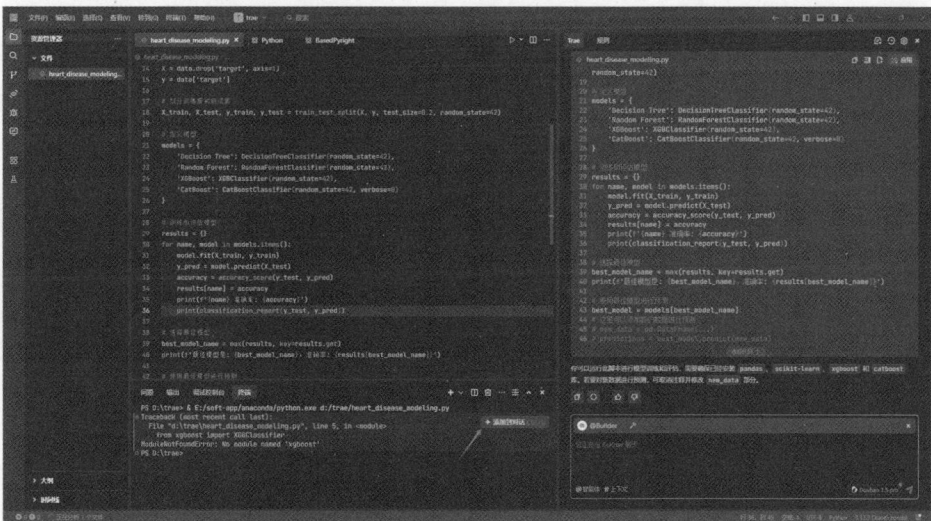

图 14-9　错误修正

此处的错误提示是运行代码时，未检测到安装 'xgboost' 模块。按照提示单击"运行"按钮或者"安装"按钮即可，如图 14-10 所示。

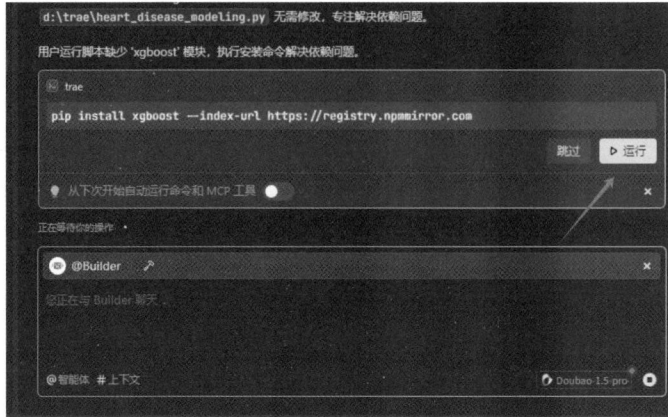

图 14-10　安装 xgboost

后续还会有提示安装 catboost 模块。

再次单击代码区上方的"运行"按钮，即可完整运行该代码，并给出运行结果，如图 14-11 所示。至此，我们自己没有编写一行代码，整个代码全部自动由 AI 生成。

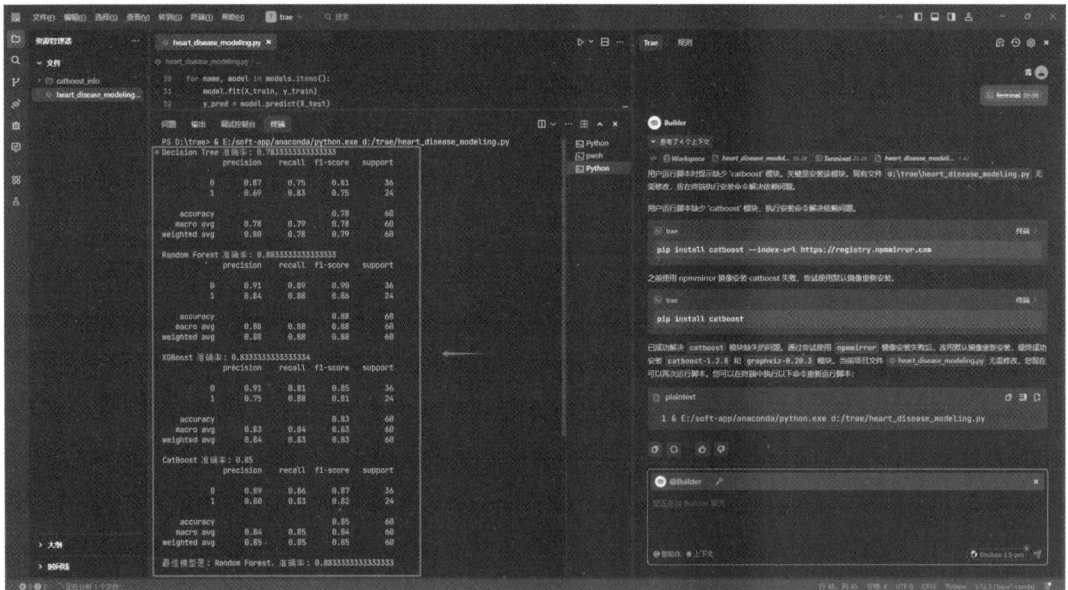

图 14-11　运行结果

运行结果显示如下：

```
Decision Tree 准确率：0.7833333333333333
          precision    recall  f1-score   support
       0       0.87      0.75      0.81        36
```

```
            1      0.69       0.83      0.75         24
       accuracy                         0.78         60
      macro avg    0.78       0.79      0.78         60
   weighted avg    0.80       0.78      0.79         60

Random Forest 准确率：0.8833333333333333
             precision   recall  f1-score   support
            0    0.91       0.89      0.90         36
            1    0.84       0.88      0.86         24
       accuracy                       0.88         60
      macro avg    0.88     0.88      0.88         60
   weighted avg    0.88     0.88      0.88         60

XGBoost 准确率：0.8333333333333334
             precision   recall  f1-score   support
            0    0.91      0.81       0.85         36
            1    0.75      0.88       0.81         24
       accuracy                       0.83         60
      macro avg    0.83    0.84       0.83         60
   weighted avg    0.84    0.83       0.83         60

CatBoost 准确率：0.85
             precision   recall  f1-score   support
            0    0.89      0.86       0.87         36
            1    0.80      0.83       0.82         24
       accuracy                       0.85         60
      macro avg    0.84    0.85       0.84         60
   weighted avg    0.85    0.85       0.85         60

最佳模型是：Random Forest，准确率：0.8833333333333333
```

最优模型为随机森林 RF，这与我们第 7 章的结论不一致，第 7 章结论为 XGBoost 最优。

其实这里 AI 生成的代码在运行时，使用的是默认参数，没有进行调参。而第 7 章使用了调参技术，如网格搜索技术，所以在第 7 章中各模型的准确率都有所提升。调参后的各模型中，XGBoost 相对来说较优。

14.3　AI 生成完整代码

AI 生成的完整代码如下：

```python
# 导入必要的库
import pandas as pd
from sklearn.model_selection import train_test_split
from sklearn.tree import DecisionTreeClassifier
from sklearn.ensemble import RandomForestClassifier
from xgboost import XGBClassifier
from catboost import CatBoostClassifier
from sklearn.metrics import accuracy_score, classification_report
```

```python
    # 读取数据
    file_path = 'C:\\Users\\Administrator\\OneDrive\\出版\\2025卫生出版社\\重庆
python\\Dataset.csv'
    data = pd.read_csv(file_path)

    # 分离特征和目标变量
    X = data.drop('target', axis=1)
    y = data['target']

    # 划分训练集和测试集
    X_train, X_test, y_train, y_test = train_test_split(X, y, test_size=0.2, random_
state=42)

    # 定义模型
    models = {
        'Decision Tree': DecisionTreeClassifier(random_state=42),
        'Random Forest': RandomForestClassifier(random_state=42),
        'XGBoost': XGBClassifier(random_state=42),
        'CatBoost': CatBoostClassifier(random_state=42, verbose=0)
    }

    # 训练和评估模型
    results = {}
    for name, model in models.items():
        model.fit(X_train, y_train)
        y_pred = model.predict(X_test)
        accuracy = accuracy_score(y_test, y_pred)
        results[name] = accuracy
        print(f'{name} 准确率: {accuracy}')
        print(classification_report(y_test, y_pred))

    # 选择最佳模型
    best_model_name = max(results, key=results.get)
    print(f'最佳模型是: {best_model_name}，准确率: {results[best_model_name]}')

    # 使用最佳模型进行预测
    best_model = models[best_model_name]
    # 这里可以添加新的数据进行预测
    # new_data = pd.DataFrame(...)
    # predictions = best_model.predict(new_data)
```

附录 A
模型 App 部署

为了方便大家使用训练好的模型，需要将模型部署到网络上，大家只需直接输入需要预测的病例数据，便可显示预测结果。为了实现这个功能，可以选用在线应用程序 Streamlit 框架来搭建，以便更好地对训练好的模型进行应用。

Streamlit 是一个快速构建数据应用程序的框架，支持用户界面开发和数据可视化，此处选用版本：streamlit==1.30.0。

```
In [1]: import sys, streamlit,joblib, shap
   ...:
   ...: print(f"python:{sys.version}")
   ...: print(f"streamlit:{streamlit.__version__}")
   ...: print(f"joblib:{joblib.__version__}")
   ...:
   ...: print(f"scikit-learn:{sklearn.__version__}")

python:3.12.3 | (main, Apr 15 2024, 18:20:11) [MSC v.1938 64 bit (AMD64)]
streamlit:1.32.0
joblib:1.4.2
scikit-learn:1.4.2
```

A.1 部署准备

* 要成功部署这个心脏病预测应用，需要准备以下 3 个文件：
* Python 文件（heart_disease_predictor.py）。
* 模型文件（best_model_xgboost.pkl）。
* 依赖库文件（requirements.txt）。

Python 文件包含了 Streamlit 应用的所有代码，负责处理用户输入、加载模型、生成预测结果并显示 Shap 可解释性图像。确保代码已经在本地正确运行，模型文件是训练好的随机森林模型的保存文件，依赖库文件列出了项目所需的所有库及其版本，它将被 Streamlit Cloud 用来安装部署应用时的所有依赖。

模型文件在前面已经保存好了——best_model_xgboost.pkl，这里只需要准备 heart_disease_ predictor.py 和 requirements.txt 两个文件。

（1）准备部署所需的 heart_disease_predictor.py 文件。

```
import streamlit as st
import joblib
import numpy as np
import pandas as pd
import shap
import matplotlib.pyplot as plt

# 加载训练好的 XGBoost 模型
model = joblib.load('best_model_xgboost.pkl')

# 定义分类特征选项，如胸痛类型、静息心电图结果等，供用户选择
cp_options = {
    1: 'Typical angina (1)',                    # 典型心绞痛
    2: 'Atypical angina (2)',                   # 非典型心绞痛
    3: 'Non-anginal pain (3)',                  # 非心绞痛
    4: 'Asymptomatic (4)'                       # 无症状
}

restecg_options = {
    0: 'Normal (0)',                            # 正常
    1: 'ST-T wave abnormality (1)',             # ST-T 波异常
    2: 'Left ventricular hypertrophy (2)'       # 左心室肥大
}

slope_options = {
    1: 'Upsloping (1)',                         # 上升型
    2: 'Flat (2)',                              # 平坦型
    3: 'Downsloping (3)'                        # 下降型
}

thal_options = {
    1: 'Normal (1)',                            # 正常
    2: 'Fixed defect (2)',                      # 固定缺陷
    3: 'Reversible defect (3)'                  # 可逆缺陷
}

# 定义特征名称，用于 Shap 值的解释
feature_names = [
    "Age", "Sex", "Chest Pain Type", "Resting Blood Pressure", "Serum
    Cholesterol",
    "Fasting Blood Sugar", "Resting ECG", "Max Heart Rate", "Exercise Induced
    Angina",
    "ST Depression", "Slope", "Number of Vessels", "Thal"
]

# Streamlit 用户界面标题
st.title("Heart Disease Predictor")

# 收集用户输入的特征信息
# 年龄：数值输入，范围从 1 到 120，默认值为 50
age = st.number_input("Age:", min_value=1, max_value=120, value=50)

# 性别：分类选择，0 代表女性，1 代表男性
sex = st.selectbox("Sex (0=Female, 1=Male):", options=[0, 1], format_func=lambda
```

```
    x: 'Female (0)' if x == 0 else 'Male (1)')

# 胸痛类型：分类选择，根据定义的 cp_options 显示具体选项
cp = st.selectbox("Chest pain type:", options=list(cp_options.keys()), format_
func=lambda x: cp_options[x])

# 静息血压：数值输入，范围从 50 到 200，默认值为 120
trestbps = st.number_input("Resting blood pressure (trestbps):", min_value=50,
max_value=200, value=120)

# 血清胆固醇：数值输入，范围从 100 到 600，默认值为 200
chol = st.number_input("Serum cholesterol in mg/dl (chol):", min_value=100, max_
value=600, value=200)

# 空腹血糖：分类选择，0 代表低于 120 mg/dl，1 代表高于 120 mg/dl
fbs = st.selectbox("Fasting blood sugar > 120 mg/dl (fbs):", options=[0, 1],
 format_func=lambda x: 'False (0)' if x == 0 else 'True (1)')

# 静息心电图结果：分类选择
restecg = st.selectbox("Resting electrocardiographic results:",
options=list(restecg_options.keys()), format_func=lambda x: restecg_options[x])

# 最大心率：数值输入，范围从 50 到 250，默认值为 150
thalach = st.number_input("Maximum heart rate achieved (thalach):", min_
value=50, max_value=250, value=150)

# 运动诱发型心绞痛：分类选择，0 代表没有，1 代表有
exang = st.selectbox("Exercise induced angina (exang):", options=[0, 1], format_
func=lambda x: 'No (0)' if x == 0 else 'Yes (1)')

# 运动引起的 ST 段压低：数值输入，范围从 0.0 到 10.0，默认值为 1.0
oldpeak = st.number_input("ST depression induced by exercise relative to rest
 (oldpeak):", min_value=0.0, max_value=10.0, value=1.0)

# 峰值运动 ST 段的斜率：分类选择
slope = st.selectbox("Slope of the peak exercise ST segment (slope):",
options=list(slope_options.keys()), format_func=lambda x: slope_options[x])

# 荧光显示的主要血管数量：数值输入，范围从 0 到 4，默认值为 0
ca = st.number_input("Number of major vessels colored by fluoroscopy (ca):", min_
value=0, max_value=4, value=0)

# 地中海贫血类型：分类选择
thal = st.selectbox("Thal (thal):", options=list(thal_options.keys()), format_
func=lambda x: thal_options[x])

# 将所有输入的特征组合成一个数组用于模型预测
feature_values = [age, sex, cp, trestbps, chol, fbs, restecg, thalach, exang,
oldpeak, slope, ca, thal]
features = np.array([feature_values])

# 当用户单击 "Predict" 按钮时，进行预测
if st.button("Predict"):
    # 使用模型预测类别（0 或 1）和概率
    predicted_class = model.predict(features)[0]  # 预测类别
    predicted_proba = model.predict_proba(features)[0]  # 预测类别的概率

    # 显示预测结果
```

```
        st.write(f"**Predicted Class:** {predicted_class}")
        st.write(f"**Prediction Probabilities:** {predicted_proba}")

        # 根据预测结果生成建议
        probability = predicted_proba[predicted_class] * 100  # 将概率转换为百分比

        # 如果模型预测为类别 1（心脏病风险），提供风险建议
        if predicted_class == 1:
            advice = (
                f"According to our model, you have a high risk of heart disease. "
                f"The model predicts that your probability of having heart disease
    is {probability:.1f}%. "
                "While this is just an estimate, it suggests that you may be at
    significant risk. "
                "I recommend that you consult a cardiologist as soon as possible for
    further evaluation and "
                "to ensure you receive an accurate diagnosis and necessary
    treatment."
            )
        # 如果模型预测为类别 0（低风险），提供健康维护建议
        else:
            advice = (
                f"According to our model, you have a low risk of heart disease. "
                f"The model predicts that your probability of not having heart
    disease is {probability:.1f}%. "
                "However, maintaining a healthy lifestyle is still very important. "
                "I recommend regular check-ups to monitor your heart health, "
                "and to seek medical advice promptly if you experience any
    symptoms."
            )

        st.write(advice)  # 在界面上显示建议

        # 使用 Shap 值计算并解释模型输出
        explainer = shap.TreeExplainer(model)  # 初始化 Shap 解释器
        shap_values = explainer.shap_values(pd.DataFrame([feature_values],
    columns=feature_names))  # 计算输入特征的 Shap 值

        # 根据预测类别显示 Shap 力图
        shap.force_plot(explainer.expected_value, shap_values[0],
    pd.DataFrame([feature_values], columns=feature_names), matplotlib=True)

        # 将 Shap 力图保存为图片文件
        plt.savefig("shap_force_plot.png", bbox_inches='tight', dpi=1200)
```

代码通过构建一个 Streamlit 应用，收集用户的心脏健康相关特征，利用预训练的随机森林模型进行心脏病风险预测，并生成 Shap 力图解释模型的预测结果

（2）准备 requirements.txt 文件。

以下是 requirements.txt 文件的内容。

```
streamlit==1.30.0
joblib==1.4.2
numpy==1.26.4
pandas==2.2.2
matplotlib==3.8.0
xgboost==2.0.3
scikit-learn==1.5.1
```

```
shap==0.45.1
```

A.2　生成 URL

最后，只需要把这 3 个文件上传到 Github 仓库，并利用 Streamlit Cloud 进行部署，它会根据 requirements.txt 文件安装依赖库，并自动运行应用生成在线 App（上传部署等详情请观看视频学习），Streamlit Cloud 将生成一个可共享的 URL，可以通过该链接分享此应用。应用将自动处理用户输入，进行心脏病预测，并显示 Shap 解释结果，这里得到的网址为：

```
https://nhrgy7finuvkrxcp8zrblz.streamlit.app/
```

图 A-1 所示为展示结果。

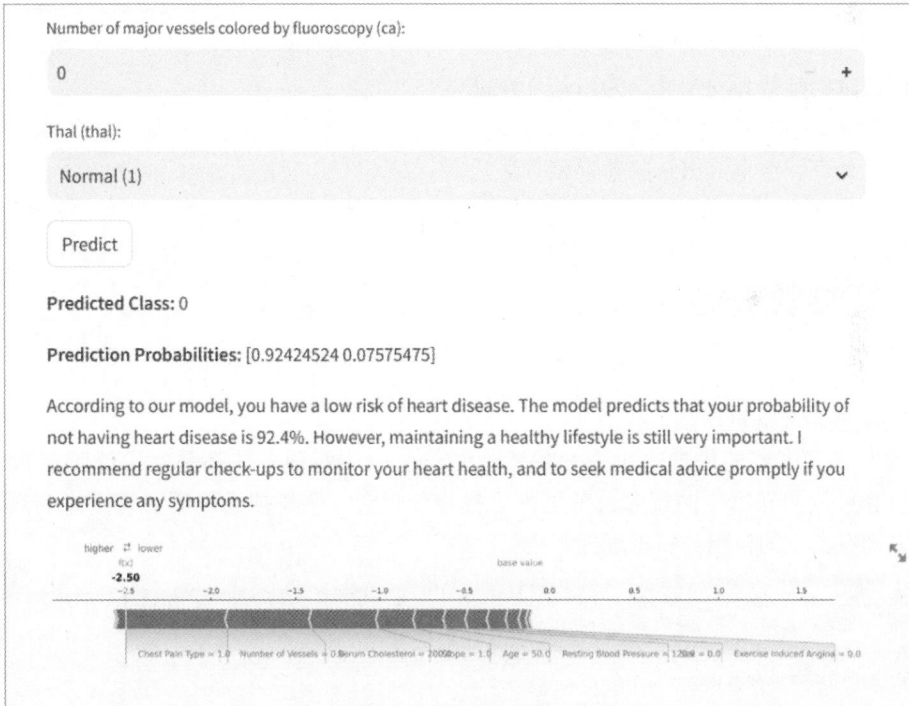

图 A-1　展示结果

附录 B
随机森林参数调优与缺失值处理

随机森林是一种集成学习方法，通过构建多个决策树并结合它们的预测结果来提高模型的准确性和鲁棒性。被誉为"最强算法模型"的随机森林，在实际应用中展现出了强大的性能。

在医学领域中，随机森林模型的使用相当广泛。这种强大的机器学习算法以其高准确性、强鲁棒性和处理复杂数据的能力，成为医学研究和临床应用中不可或缺的工具。构建随机森林模型可预测患者是否患有某种疾病，还可用于疾病分类、预后评估及药物疗效预测，以及预测药物的疗效和安全性，为新药开发提供有力支持。

但是随机森林中有一些超参数需要调整，包括树的数量、深度、特征子集的大小等，以及缺失值的处理，这里给出一些建议和方法。

B.1 超参数调优

1. 网格搜索和随机搜索

使用网格搜索或随机搜索来搜索超参数的组合。这两种方法都是常用的超参数调优技术，可以帮助用户在给定的超参数范围内寻找最优组合。网格搜索遍历所有可能的组合，而随机搜索则在给定的范围内随机选择组合。

```
from sklearn.model_selection import GridSearchCV, RandomizedSearchCV
from sklearn.ensemble import RandomForestClassifier

# 初始化随机森林分类模型
model_rf = RandomForestClassifier(random_state=42)

# 定义参数范围
param_grid = {'n_estimators': [50, 100, 200],
              'max_depth': [None, 10, 20],
              'max_features': ['auto', 'sqrt', 'log2']}
# 1. 使用网格搜索
grid_search = GridSearchCV(model_rf, param_grid, cv=5)

## 此处接 "12.1 数据读取" 和 "12.2 构建模型" 的数据
```

```
import pandas as pd
import numpy as np
import matplotlib.pyplot as plt
plt.rcParams['font.family'] = 'Times New Roman'
plt.rcParams['axes.unicode_minus'] = False

# 忽略所有警告
import warnings
warnings.filterwarnings("ignore")
path = r"D:\OneDrive\ 出版 \2025 卫生出版社 \aki.xlsx"
df = pd.read_excel(path)
has_missing = df.isnull().values.any()# 检查数据中是否存在缺失值
from sklearn.model_selection import train_test_split
# 划分特征和目标变量
X = df.drop(['y'], axis=1)
y = df['y']
# 划分训练集和测试集
X_train, X_test, y_train, y_test = train_test_split(X, y, test_size=0.3, random_
state=42, stratify=df['y'])

grid_search.fit(X_train, y_train)
# 输出最优参数和最优得分
print(f"Best parameters found: {grid_search.best_params_}")
print(f"Best cross-validation score: {grid_search.best_score_:.4f}")

# 使用最优参数进行预测
best_gb = grid_search.best_estimator_
y_pred = best_gb.predict(X_test)

# 计算测试集上的准确率
accuracy = np.mean(y_pred == y_test)
print(f"Test set accuracy: {accuracy:.4f}")

# 2. 使用随机搜索
random_search = RandomizedSearchCV(RandomForestClassifier(), param_
distributions=param_grid, n_iter=10, cv=5)
random_search.fit(X_train, y_train)
```

2. 使用交叉验证（Cross-Validation）

通过交叉验证来评估不同超参数组合的性能，以确保模型的泛化能力，这有助于避免过拟合或欠拟合。

```
from sklearn.model_selection import cross_val_score

# 评估随机森林性能
rf = RandomForestClassifier(n_estimators=100,max_depth=10,max_features='sqrt')
scores = cross_val_score(rf, X_train, y_train, cv=5)
average_accuracy = np.mean(scores)
```

3. 特征重要性分析

查看每个特征在模型中的重要性，选择重要性参数重新训练随机森林模型（或其他模型）。

```
# 训练模型
rf.fit(X_train, y_train)

# 获取特征重要性
feature_importances = rf.feature_importances_

# 可视化特征重要性
plt.bar(range(len(feature_importances)), feature_importances)
plt.xticks(range(len(feature_importances)), X_train.columns, rotation=45)
plt.xlabel('Feature')
plt.ylabel('Importance')
plt.show()

# 根据阈值选定重要的特征，使用选定的特征子集重新训练随机森林模型（或其他模型），并评估模型的性
能。根据需要，可以重复上述步骤，以进一步优化特征选择
# 排序特征并打印重要性
sorted_indices = np.argsort(feature_importances)[::-1]
sorted_feature_importances = feature_importances[sorted_indices]
for idx, feature, importance in zip(sorted_indices, X.columns, sorted_feature_
importances):
    print(f"Feature: {feature}, Importance: {importance:.4f}")

# 选择重要性排名前 2 的特征（例如）
selected_features = X.columns[sorted_indices[:2]]
X_train_selected = X_train[selected_features]
X_test_selected = X_test[selected_features]

# 使用选定的特征子集重新训练模型
rf_selected = RandomForestClassifier(n_estimators=100, random_state=42)
rf_selected.fit(X_train_selected, y_train)

# 评估模型性能
from sklearn.metrics import accuracy_score
y_pred_selected = rf_selected.predict(X_test_selected)
accuracy = accuracy_score(y_test, y_pred_selected)
print(f"Accuracy with selected features: {accuracy:.4f}")
```

4. 集成学习方法

使用集成学习中的方法，如自适应提升（AdaBoost）或梯度提升（Gradient Boosting），它们可以进一步提高模型性能。

```
from sklearn.ensemble import AdaBoostClassifier, GradientBoostingClassifier
# 使用 AdaBoost
ada_boost = AdaBoostClassifier(
estimator=RandomForestClassifier(n_estimators=100,
                                                        max_depth=10,
                                                        max_features='sqrt'))
ada_boost.fit(X_train, y_train)

# 使用 Gradient Boosting
grad_boost = GradientBoostingClassifier(n_estimators=100,
max_depth=10,
```

```
max_features='sqrt')
grad_boost.fit(X_train, y_train)
```

以上是一些常用的方法，在实际超参数调优时，可能因数据集和问题而异。在调整超参数时，应关注模型的性能指标，如准确度、精确度、召回率等，并选择最适合问题的指标。

B.2　随机森林缺失值处理

随机森林可以处理缺失值，在存在缺失值的数据集上表现良好。以下是处理缺失值的 3点建议：

（1）不处理缺失值：随机森林对于缺失值具有鲁棒性，因此可以选择不对缺失值进行任何处理，让模型自行处理。这是因为在构建每个决策树的过程中，随机森林使用了随机子集的特征，因此即使某些样本存在缺失值，其他决策树可能仍能利用其他特征进行预测。

（2）填充缺失值：另一种常见的方法是在输入数据中填充缺失值。可以使用均值、中位数、众数等统计量填充缺失值。可以使用 SimpleImputer 类来实现，该类是 Scikit-learn 库中的一部分。

```
from sklearn.impute import SimpleImputer
from sklearn.ensemble import RandomForestRegressor
from sklearn.model_selection import train_test_split
from sklearn.metrics import mean_squared_error
import numpy as np

# 假设 X 是特征数据，y 是目标变量
X_train, X_test, y_train, y_test = train_test_split(X, y, test_size=0.2, random_
state=42)

# 使用均值填充缺失值
imputer = SimpleImputer(strategy='mean')
X_train_imputed = imputer.fit_transform(X_train)
X_test_imputed = imputer.transform(X_test)

# 构建随机森林模型
rf_model = RandomForestRegressor(n_estimators=100, random_state=42)
rf_model.fit(X_train_imputed, y_train)

# 预测并评估模型
y_pred = rf_model.predict(X_test_imputed)
mse = mean_squared_error(y_test, y_pred)
print(f'Mean Squared Error: {mse}')
```

（3）使用专门的缺失值指示器：可以考虑将缺失值视为一个特殊的类别，并使用专门的缺失值指示器来指示每个样本中的缺失值情况。可以通过 MissingIndicator 类来实现，该类同

样是 Scikit-learn 库的一部分。

```python
from sklearn.impute import MissingIndicator
from sklearn.pipeline import make_pipeline

# 使用缺失值指示器填充缺失值
from sklearn.compose import make_column_transformer
from sklearn.pipeline import make_pipeline

# 创建列转换器合并原始特征和缺失指示器
transformer = make_column_transformer(
    (SimpleImputer(strategy='mean'), slice(0, None)),        # 原始特征
    (MissingIndicator(), slice(0, None))                     # 缺失指示器
)

pipeline = make_pipeline(
    transformer,
    RandomForestRegressor(n_estimators=100, random_state=42)
)
pipeline.fit(X_train, y_train)
y_pred = pipeline.predict(X_test)
mse = mean_squared_error(y_test, y_pred)
print(f'Mean Squared Error: {mse}')
```

以上 3 种方式具有灵活性，具体的选择取决于数据集特征及缺失值的分布情况。